Kohlhammer

Der Autor

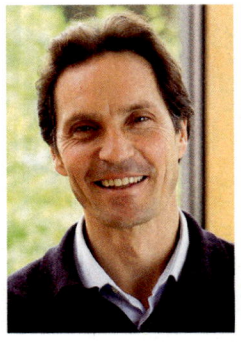

Prof. Dr. med. Friedrich Edelhäuser ist Neurologe und Leiter der Abteilung für Frührehabilitation am Gemeinschaftskrankenhaus Herdecke. Er ist Inhaber der Professur für Aus-, Fort- und Weiterbildung in der Anthroposophischen Medizin an der Universität Witten/Herdecke. Mit Kollegen hat er seit 2004 das Integrierte Begleitstudium Anthroposophische Medizin mit vielen studentisch impulsierten und mitgestalteten Projekten an der Universität Witten/Herdecke aufgebaut. Ein Ziel ist dabei, auszuloten und auszuprobieren, was die Anthroposophische Medizin zur Weiterentwicklung der Medizin und der ärztlichen Ausbildung im Sinne einer humanistischen Vertiefung beitragen kann. Seine thematischen Schwerpunkte sind der Zusammenhang von Wahrnehmen und Bewegen, Introspektionsforschung im Sinne einer Ausdifferenzierung der Erste-Person-Perspektive, moderne aktivitäts- und teambasierte Unterrichtsdidaktik, Teambildungs-, Aus- und Weiterbildungsfragen in der Medizin.

Friedrich Edelhäuser

Wahrnehmen und Bewegen

Grundlagen einer allgemeinen
Bewegungslehre

Mit Geleitworten von Thomas Fuchs
und Christian Rittelmeyer

Verlag W. Kohlhammer

Dieses Werk einschließlich aller seiner Teile ist urheberrechtlich geschützt. Jede Verwendung außerhalb der engen Grenzen des Urheberrechts ist ohne Zustimmung des Verlags unzulässig und strafbar. Das gilt insbesondere für Vervielfältigungen, Übersetzungen, Mikroverfilmungen und für die Einspeicherung und Verarbeitung in elektronischen Systemen.

Pharmakologische Daten, d. h. u. a. Angaben von Medikamenten, ihren Dosierungen und Applikationen, verändern sich fortlaufend durch klinische Erfahrung, pharmakologische Forschung und Änderung von Produktionsverfahren. Verlag und Autoren haben große Sorgfalt darauf gelegt, dass alle in diesem Buch gemachten Angaben dem derzeitigen Wissensstand entsprechen. Da jedoch die Medizin als Wissenschaft ständig im Fluss ist, da menschliche Irrtümer und Druckfehler nie völlig auszuschließen sind, können Verlag und Autoren hierfür jedoch keine Gewähr und Haftung übernehmen. Jeder Benutzer ist daher dringend angehalten, die gemachten Angaben, insbesondere in Hinsicht auf Arzneimittelnamen, enthaltene Wirkstoffe, spezifische Anwendungsbereiche und Dosierungen anhand des Medikamentenbeipackzettels und der entsprechenden Fachinformationen zu überprüfen und in eigener Verantwortung im Bereich der Patientenversorgung zu handeln. Aufgrund der Auswahl häufig angewendeter Arzneimittel besteht kein Anspruch auf Vollständigkeit.

Die Wiedergabe von Warenbezeichnungen, Handelsnamen und sonstigen Kennzeichen in diesem Buch berechtigt nicht zu der Annahme, dass diese von jedermann frei benutzt werden dürfen. Vielmehr kann es sich auch dann um eingetragene Warenzeichen oder sonstige geschützte Kennzeichen handeln, wenn sie nicht eigens als solche gekennzeichnet sind.

Es konnten nicht alle Rechtsinhaber von Abbildungen ermittelt werden. Sollte dem Verlag gegenüber der Nachweis der Rechtsinhaberschaft geführt werden, wird das branchenübliche Honorar nachträglich gezahlt.

Dieses Werk enthält Hinweise/Links zu externen Websites Dritter, auf deren Inhalt der Verlag keinen Einfluss hat und die der Haftung der jeweiligen Seitenanbieter oder -betreiber unterliegen. Zum Zeitpunkt der Verlinkung wurden die externen Websites auf mögliche Rechtsverstöße überprüft und dabei keine Rechtsverletzung festgestellt. Ohne konkrete Hinweise auf eine solche Rechtsverletzung ist eine permanente inhaltliche Kontrolle der verlinkten Seiten nicht zumutbar. Sollten jedoch Rechtsverletzungen bekannt werden, werden die betroffenen externen Links soweit möglich unverzüglich entfernt.

1. Auflage 2022

Alle Rechte vorbehalten
© W. Kohlhammer GmbH, Stuttgart
Gesamtherstellung: W. Kohlhammer GmbH, Stuttgart

Print:
ISBN 978-3-17-036270-3

E-Book-Formate:
pdf: ISBN 978-3-17-036271-0
epub: ISBN 978-3-17-036272-7

Geleitwort

von Thomas Fuchs

Dieses Buch stellt eine einzigartige Zusammenschau und Weiterentwicklung zentraler Ansätze der phänomenologischen und medizinischen Anthropologie dar. Zurückgreifend auf Konzeptionen der Leibphänomenologie, des Gestaltkreises von Viktor von Weizsäcker, der Dreigliederung des menschlichen Organismus von Rudolf Steiner ebenso wie auf aktuelle Embodiment-Theorien in den Kognitionswissenschaften entwickelt Friedrich Edelhäuser eine umfassende Anthropologie der menschlichen Bewegung. Als ein zentraler Ausgangspunkt seiner Analyse kann das aristotelische Konzept der spontanen *Selbstbewegung des Lebendigen* gelten, die sich nicht auf physikalische Mechanismen oder im Gehirn fixierte Programmabläufe reduzieren lässt, und die beim Menschen durch spontane Selbstinitiierung, willentliche Leitung und bewusste Gestaltung auf eine neue Stufe gehoben wird. Goethes Sicht der lebendigen Natur bietet Edelhäuser eine zusätzliche Leitlinie, um die phänomenologische Analyse aus der Ersten- und die naturwissenschaftlichen Befunde aus der Dritten-Person-Perspektive zusammenzuführen.

Der Reichtum der darauf gegründeten Untersuchungen kann hier allenfalls angedeutet werden. Der unauflösliche Zusammenhang der menschlichen Sensomotorik, im programmatischen Satz »Wahrnehmen ist Bewegen« hervorgehoben, wird nicht nur hinsichtlich der Viscomotorik, sondern auch der anderen Sinne in umsichtiger und subtiler Weise dargestellt. Die damit im Einzelnen untersuchte sensomotorische Kohärenz führt Edelhäuser zu einer umfassenden Konzeption der wechselseitigen Ermöglichung ebenso wie Ausblendung von Wahrnehmung und Bewegung. Seine besondere Aufmerksamkeit gilt dabei der Analyse menschlicher Bewegungshandlungen; hier gelingt ihm unter anderem die Entdeckung eines Hiatus von Unbewusstheit zwischen Handlungsideation und -vollzug. Diese Selbstverborgenheit des eigentlichen Willensmoments ändert nichts daran, dass der Handelnde sich als Verursacher der Bewegung erfährt und sie darüber hinaus in ihrem Ablauf zu modifizieren und zu leiten vermag. Damit ist dem Gestaltkreis von Wahrnehmung und Bewegung eine inhärente Zukünftigkeit zu eigen, die Wahrnehmung schlechthin als aufgegebene, nicht vorgegebene Wirklichkeit erweist.

Folgerichtig ergibt sich aus dieser dynamischen Konzeption die Untersuchung der therapeutischen Wirksamkeit von Bewegung, durchgeführt anhand der von Steiner entwickelten Methode der Eurythmie, die Bewegungsvorstellung und -ausführung in spezifischer Weise verknüpft. Eine vom Autor vorgestellte Studie zur physiologischen Wirksamkeit der Eurythmie bzw. intensivierter Bewegungsvorstellungen belegt eine signifikante Beeinflussung physiologischer Parameter im Sinne einer verbesserten Selbstregulationsfähigkeit des Organismus. Indem er den Bogen zur therapeutischen Praxis schlägt, vermag Edelhäuser die klassischen und die aktuellen Theorien der Verkörperung überzeugend zu einer integrativen medizinischen Konzeption von Wahrnehmung und Bewegung zusammenzuführen.

Friedrich Edelhäuser legt eine weit gespannte, auf breiter klinischer Erfahrung und theoretischer Kenntnis beruhende Konzeption vor, die der Zielsetzung einer integrativen, phänomenologisch und anthropologisch fundierten Bewegungslehre in der Medizin in herausragender Weise gerecht wird. Er kann zudem zeigen, dass ältere Konzeptionen wie die des Gestaltkreises oder der Dreigliederung des Organismus durchaus anschlussfähig an aktuelle Theorieentwicklungen sind, wenn sie unbefangen betrachtet und genutzt werden. Das Buch erweitert und bereichert unser Verständnis der biologischen, medizinischen und therapeutischen Prozesse, die auf menschlicher Bewegung beruhen, in wertvollster Weise. Es wird ohne Zweifel interessierte, aufmerksame, ja begeisterte Leser finden.

Heidelberg, im Frühjahr 2022
Prof. Dr. Dr. Thomas Fuchs
Karl-Jaspers-Professor für Philosophische Grundlagen der Psychiatrie und Psychotherapie, Universität Heidelberg

Geleitwort

von Christian Rittelmeyer

Die sogenannte *Embodied-Cognition*-Forschung hat in den letzten beiden Jahrzehnten nicht nur in der Psychologie und in der Medizin, sondern auch in der Pädagogik zunehmend Beachtung gefunden. Dabei geht es eigentlich nicht um Forschungen zur »Verkörperung« beispielsweise kognitiver Aktivitäten, sondern um den Nachweis der *konstitutiven* Bedeutung unserer gesamten Leiblichkeit für geistige Aktivitäten. Denn mit dem Begriff *Embodied Cognition* wird die wissenschaftliche Entdeckung bezeichnet, dass unsere sämtlichen Erkenntnisprozesse, selbst sehr abstrakte Gedanken, ihre Wurzeln in elementaren körperlichen Vorgängen auch außerhalb des Gehirns haben. Die Forschungen machen deutlich, dass die menschliche Denk- und Vorstellungstätigkeit in erheblichem Ausmaß durch unsere Art der Bewegung im Raum, unsere wechselnde Körpertemperatur und Herztätigkeit, unsere Gesten und Gebärden und viele andere Körperaktivitäten bestimmt wird. Ein Grundgedanke mit Blick auf »Verkörperungen« von Erkenntnistätigkeiten besteht in einer *Körperfeedback-Hypothese*: Indem wir beispielsweise die Gesten und Gebärden anderer Menschen nicht nur zentralnervös registrieren, sondern in einer sehr feinen, äußerlich in der Regel nicht bemerkbaren Weise *körperlich imitieren bzw. simulieren*, kommt es erst zu einem wirklichen Wahrnehmen von oder zu empathischen Gefühlen für Mitmenschen. Man kann hier auch von einer *Resonanz* bestimmter Körperprozesse sprechen, durch die unsere Erkenntnis- und Wahrnehmungsprozesse in maßgebender Weise bestimmt werden.

In diesem Zusammenhang entsteht die für medizinisch-therapeutische und pädagogische Zusammenhänge wichtige Frage, worin der anthropologische Sinn einer *Ausbildung* solcher Resonanzfähigkeiten bestehen könnte. Dem Resonanzmodell zufolge wird beispielsweise die Mimik eines Gesichts zwar zentralnervös registriert: Der Seheindruck gelangt über das Auge und den Sehnerv in das Gehirn. Würde er aber nur zentral registriert, wäre dies vermutlich ein die Ereignisse gleichgültig registrierender Seh-Akt – ein »stumpfes Hinschauen« auf die Phänomene. Das engagierte Wahrnehmen, das Bewerten, Akzentuieren (z. B. nach der Erlebnisqualität eines neugierigen oder konzentrierten Gesichtsausdrucks) kommt nach dieser Theorie vielmehr erst dadurch zustande, dass ein zentralnervöser Impuls in die Peripherie erfolgt, wo sich beispielsweise der Muskeltonus oder die Hauttemperatur verändert. Durch Temperatur- und kinetische Sinne wird dieser periphere Prozess »zurückgespiegelt« in entsprechende Areale des Gehirns. Der periphere Leib fungiert, wie man in einem Bild sagen könnte, als eine Art *Resonanzkörper*, vergleichbar dem Resonanzboden der Violine, der die *Saitenschwingung* erst zum *Klang* verwandelt. Entsprechend werden Wahrnehmungen durch die synästhetische Aktivierung des gesamten Sinnessystems zu jener engagierten Weltzuwendung konfiguriert, die uns ein differenzierendes, akzentuierendes, ablehnendes oder zustimmendes, warmherziges oder kühles *Beurteilen* unserer Welt erst möglich macht. Eine sich auch neuroanatomisch manifestierende allseitige Sinnesbildung ist daher immer zugleich Bildung unserer Urteilsorgane. Damit wird die neurozentrische Blickfeld-Verengung einiger Hirnforscherinnen und -forscher evident: So ist beispielsweise das »Feuern« sogenannter Spiegelneurone beim Ansehen eines weinenden Menschen wahrscheinlich nicht nur eine bloße Spiegelung jenes beobachteten mimischen Phänomens, sondern ebenso der dadurch aktivierten *eigenen leiblichen mimetischen und synästhetischen Wahrnehmung*. Wir bilden das physiognomische Gegenüber selbst – wenn auch unmerklich – physiognomisch nach und kommen erst dadurch in die Lage, nicht »stumpf«, sondern anteilnehmend und urteilend auf jenes Gesicht zu schauen.

Der Grad dieser Anteilnahme – d. h. die Stärke der Körperresonanzen – kann allerdings, um beim Empathie-Beispiel zu bleiben, nach der einen Seite hin so abgedämpft werden, dass beispielsweise eine unberührte bzw. gleichgültige Betrachtung von Schmerzen entsteht, die anderen Menschen zugeführt werden (sogenanntes Aggressive-Conduct-Disorder-Syndrom, ACD). Auf der anderen Seite kann die mimetische bzw. empathische Resonanz allerdings so ausgeprägt werden, dass Mitmenschen dauernd imitiert werden, ohne seelische Distanz. Das wird als Krankheitsbild der Echopraxie bezeichnet. Auch diese hemmenden Impulse, die uns den inneren Abstand und die Erkenntnisfähigkeit dem anderen Menschen gegenüber ermöglichen, sind erforscht worden. In der heute verbreiteten mechanistischen Sprache vieler Hirnforscher wird von einem »Sperrmechanismus« gesprochen, der verhindert, dass wir uns mit dem anderen Menschen zu distanzlos identifizieren. Es ist jedoch offensichtlich, dass es hier um eine Ich-Tätigkeit geht, die je nach Situation stärker imitativ oder defensiv wirksam wird. Es geht im Leben ja darum, jeweils situationsangemessen und sozial nicht destruierend mal ein eher distanziertes, mal ein eher engagiertes Mitgefühl entwickeln zu können. Diese Beispiele mögen deutlich machen, dass es unerlässlich ist, aus einer medizinisch-therapeutischen und bildungstheoretischen Perspektive *stets den ganzen Menschen zu betrachten* und den professionellen Blick nicht auf Gehirnprozesse oder kognitive Fähigkeiten zu verengen. Ein solcher umfassender Blick auf die menschlichen *intentionalen* Resonanzphänomene ist es nun auch, den uns Friedrich Edelhäuser am Beispiel der Analyse von Wahrnehmen und Bewegen vorführt.

Es scheint mir für den Diskurs um die Embodiment-Theorie wegweisend zu sein, dass in der vorliegenden Publikation in einer ungewöhnlich komplexen Weise die Wechselbeziehung physiologischer Prozesse mit der menschlichen Intentionalität und der Einbettung menschlicher Handlungen in das jeweilige Umgebungsmilieu untersucht wird, zum Teil aus neuartigen epistemologischen Perspektiven. Der Autor greift aus dem umfangreichen möglichen Themenrepertoire der Embodiment-Forschung eine bestimmte und grundlegende Fragestellung heraus: Die nach dem *Zusammenhang von Körperbewegung und Wahrnehmung*, dem er eine zentrale Bedeutung im menschlichen Lebenslauf, aber auch für das Selbstverständnis des Menschen zuschreibt. Neben der umfassenden Sichtung von Forschungsliteratur zu diesem Thema sowie feinfühligen phänomenologischen Beschreibungen von Alltagswahrnehmungen (etwa in der Natur) eröffnet Friedrich Edelhäuser auch exemplarische Perspektiven für neue anthropologische Sichtweisen auf diesen Zusammenhang. So greift er beispielsweise das Modell einer funktionellen Dreigliederung des menschlichen Organismus auf: in Sinnes- und Nervensystem, rhythmisches System (Herz, Atmung) und Bewegungs- bzw. Stoffwechselsystem mit ihren psychischen Korrespondenzen von Vorstellen, Fühlen und Willensaktivitäten; sehr detailliert wird dann untersucht, wie sich die Frage nach dem Zusammenhang von Bewegung und Wahrnehmung von dieser Systematik her tiefergehend und wissenschaftlich begründet beantworten lässt.

Alltagsbeobachtungen und Forschungen zur »Verkörperung« geistiger und seelischer Aktivitäten werden in der vorliegenden Publikation also in einen fundierten anthropologischen Zusammenhang gestellt und für die medizinische Wissenschaft wie für deren Menschenbild und ihre therapeutischen Perspektiven fruchtbar gemacht – aber es dürfte kaum Probleme bereiten, solche Überlegungen auch auf pädagogische Embodiment-Ansätze der beschriebenen Art zu beziehen. Denn wie die zahlreichen empirischen Studien zu diesem Thema in der medizinischen Wissenschaft oder in der Psychologie einer anthropologischen Einbettung bedürfen, um für eine humane ärztliche bzw. therapeutische Praxis nutzbar gemacht werden zu können, so gilt dies analog auch für die Embodiment-Forschung in der Pädagogik. Zahlreiche Hinweise und Akzentsetzungen des Verfassers machen deutlich, dass diese leibanthropologische Studie letztlich einer menschenwürdigen ärztlichen Praxis Orientierung geben soll. Ein derartiges Anliegen kann auch wegweisend für analoge Überlegungen in der Pädagogik sein. Die eben beschriebene Resonanz-Theorie könnte in diesem Zusammenhang ein tieferes Verständnis der »verkörperten Erkenntnis« im Zusammenhang von Erziehungs- und Bildungsprozessen ermöglichen.

Göttingen, im Frühjahr 2022
Prof. Dr. Christian Rittelmeyer
Institut für Erziehungswissenschaft, Universität Göttingen

Vorwort

Die Frage nach der Ursache und der Steuerung der menschlichen Bewegung ist eine zentrale Frage für das menschliche Selbstverständnis. Je nach der Beantwortung dieser Frage wird dabei der sich als bewusstes Selbst erlebende Mensch in seiner Urheberschaft und seiner Verantwortung für menschliches Handeln entweder beiseite geschoben, zur Illusion erklärt und gänzlich aus der Verantwortung genommen oder er muss sich als Urheber seiner Handlungen gegen die naturwissenschaftlichen Forschungsergebnisse zur Physiologie der menschlichen Bewegung und der Bewegungssteuerung behaupten und sich mit diesen Ergebnissen in Einklang bringen. Rudolf Steiner, der Begründer der Anthroposophie, hat an unterschiedlichen Stellen in seinem Werk die *verursachende* Rolle der motorischen Nerven und Nervenzentren für die Bewegung in Frage gestellt. Er hielt die Frage nach der Funktion des Nervensystems beim Zustandekommen von Bewegungen für eine wichtige Frage der Physiologie, die unter der Methodik der modernen Naturwissenschaft erarbeitet wird. Dem Autor der vorliegenden Abhandlung war diese Fragestellung über mittlerweile fast 35 Jahre eine wesentliche Begleitung – durch das Studium, die Weiterbildung zum Neurologen und die konzeptionelle Arbeit für eine Erweiterung des Medizinstudiums durch die Einbeziehung der geistigen Aspekte des Menschen, wie sie die anthroposophische Medizin ermöglicht. In unterschiedlichen Bearbeitungen hat er versucht, diesen Überlegungen einen Niederschlag zu geben. Dann ergab sich die Möglichkeit, das Thema als Habilitationsschrift in einem umfassenden Zusammenhang auszuarbeiten. Eine überarbeitete und gekürzte Fassung liegt diesem Buch zu Grunde.

> »Es ist an der Zeit, dass in den biologischen und psychologischen Wissenschaften und insbesondere in der Humanmedizin, die sich ja dem Menschen widmet, neu und ernsthaft über das Wesen des Menschen nachgedacht wird. Denn die erfolgreiche Aufklärung der materiell-körperlichen Bedingungen des Lebens, des Seelischen und des Geistigen im Menschen haben zum Glauben geführt, Leben, Seele und Geist seien durch Materie verursacht und entbehren einer eigenständigen Realität. [...] Damit wurde aber das Menschliche im Menschen zunehmend aus dem Auge verloren« (Heusser 2011, S. VII).

So Peter Heusser in der Einleitung seiner »Beiträge zu einer Integrativen Medizinischen Anthropologie«, die als »Anthroposophische Medizin und Wissenschaft« die Buchfassung seiner Habilitationsschrift darstellen. Daran möchte die vorliegende Ausarbeitung anschließen. Sie tut dies, indem die Frage nach der Bewegung des Menschen in ihren unterschiedlichen Dimensionen verfolgt wird – als ein wesentlicher Aspekt einer umfassenden medizinischen Anthropologie.

Es wird versucht, eine Übersicht zur Bewegungsphysiologie zu skizzieren, orientiert an und aufbauend auf einer allgemeinen Sinnesphysiologie, wie sie Herbert Hensel, der frühere Lehrstuhlinhaber für Physiologie an der Universität in Marburg und Gründungsmitglied der Universität Witten/Herdecke für die Wahrnehmung in einem integrierenden Zusammenfügen von phänomenologischer und empirisch-naturwissenschaftlicher Forschung als Grundlagenwissenschaft erarbeitet hat (Hensel 1966). Die allgemeine Sinnesphysiologie kommt in ihrem Geltungsbereich vor den Detailausarbeitungen der speziellen Sinnesphysiologie zum Tragen. Ziel der vorliegenden Arbeit ist es, in vergleichbarem Sinne eine allgemeine Bewegungsphysiologie zu entwickeln, die als Voraus- und Grundlagenbetrachtung vor den Untersuchungen zu Einzelfragestellungen im Zusammenhang mit der Bewegung des Menschen Orientierung geben kann.

Es zeigte sich, dass sowohl in leiblicher wie auch in seelischer und in geistiger Hinsicht der Selbstbewegung eine zentrale Rolle im Verständnis des jeweils zu untersuchenden Phänomenbereichs zukommt. Wie weit die gesamte Konzeption tragfähig ist, muss die Rezeption zeigen. Unabhängig von den hier vorlegten Ergebnissen wurde durch die Bearbeitung in jedem Fall deutlich, dass eine allgemeine Bewegungsphysiologie ein notwendiges Desiderat für die umfangreichen Einzelbetrachtungen darstellt, die heute auf diesem Gebiet durchgeführt werden. Weiterhin wurde deutlich, dass dem Gestaltkreisansatz von Viktor von Weizsäcker und dem Ansatz einer funktionellen Dreigliederung von Rudolf Steiner auch mehr als 75 Jahre (bei von Weizsäcker) bzw. mehr als 100 Jahre (bei Steiner) nach ihrer Erstdarstellung noch immer eine strukturierende, konzeptionelle und grundlegende Fragen anregende Potenz innewohnt, die noch längst nicht ausgeschöpft ist. Sie lässt für die Zukunft hoffen, dass diese beiden Ansätze in die zunehmend sich verbreitende Embodiment-Forschung einbezogen werden und bei ihrer Ausgestaltung hilfreich werden können.

Witten/Herdecke, im Frühjahr 2022
Friedrich Edelhäuser

Inhalt

Geleitwort 5
von Thomas Fuchs

Geleitwort 7
von Christian Rittelmeyer

Vorwort 11

1 **Einleitung** 19

2 **Zur Bedeutung der richtigen Fragen** 25
   2.1 Wie bewegt sich der Mensch? 26
   2.2 Fragen, den Bereich der Wahrnehmung betreffend 26
   2.3 Fragen, den Zusammenhang von Wahrnehmen
       und Bewegen betreffend 27
   2.4 Fragen, die Bewegung, insbesondere die Bewegungs-
       steuerung und die Bewegungsverursachung, betreffend 28
   2.5 Fragen, die leibliche, die therapeutische, die medizinische
       und die didaktische Dimension von Wahrnehmen
       und Bewegen betreffend 28
   2.6 Fragen zur Methodik der Untersuchung 29

3 **Zur Methode** 31
   3.1 Als Ausgangspunkt dient eine phänomenologisch-
       lebensweltliche Betrachtung 31
   3.2 Zum Zusammenhang von phänomenaler und natur-
       wissenschaftlicher Vorgehensweise 34
   3.3 Erfordernis einer allgemeinen Bewegungsphysiologie
       oder Bewegungslehre 36
   3.4 Erfahrungsorientierte Erkenntniswissenschaft
       als übergeordneter Ausgangspunkt 39
       3.4.1 Denken und Denktätigkeit 41
       3.4.2 Begriffe und Ideen 41
       3.4.3 Wahrnehmen 42
       3.4.4 Wahrnehmen und Denken 43
       3.4.5 Erkennen 44

		3.4.6 Vorstellen	46
	3.5	Bezugnahmen und Anknüpfungen	48
		3.5.1 Leib- und Beziehungsphänomenologie bei Thomas Fuchs	48
		3.5.2 Anthropologische Medizin und der Zusammenhang von Wahrnehmen und Bewegen bei Viktor von Weizsäcker	49
		3.5.3 Allgemeine Sinnesphysiologie und deren Aufbau bei Herbert Hensel	51
		3.5.4 Anthropologie als Zusammenwirken von naturwissenschaftlichen und geisteswissenschaftlichen Zugangsweisen bei Peter Heusser	51
4	**Wahrnehmen**		**53**
	4.1	Erleben	53
	4.2	Das Wahrnehmen beobachten	54
	4.3	Differenz der erlebbaren Wahrnehmungswelt zur objektivistischen Sinnesphysiologie	55
	4.4	Notwendige Bedingungen für das Zustandekommen einer Wahrnehmung	57
	4.5	Reflexion auf das sinnesphysiologische Wahrnehmungsmodell – die Eigenständigkeit des Phänomenalen	58
	4.6	Innen und Außen sind nicht räumlich zu denken	59
	4.7	Sinnesbereiche als Erscheinungsweisen der Welt	60
	4.8	Allgemeine Sinnesphysiologie als Reflexion auf die Voraussetzungen positiver Wissenschaften	62
	4.9	Der Fokus der Aufmerksamkeit – wo verorten wir uns beim Wahrnehmen?	64
5	**Wahrnehmen und Bewegen**		**67**
	5.1	Das Sehen von Formen	67
	5.2	Blick und Körperbewegung	70
	5.3	Hören und Bewegung	71
	5.4	Vergleich von Seh- und Hörwahrnehmung	75
	5.5	Weitere Sinne und Bewegung	76
		5.5.1 Geruchsinn	76
		5.5.2 Geschmackssinn	77
		5.5.3 Wärmesinn	78
		5.5.4 Leibgerichtete Sinne	80
	5.6	Wechselweise Ursache – zirkuläre statt lineare Kausalität	82
	5.7	Wahrnehmen ist Bewegen	84
	5.8	Erbilden der Objektwelt	85

6	Zur gegenseitigen Ermöglichung von Wahrnehmen und Bewegen	87
	6.1 Der Gestaltkreis von Viktor von Weizsäcker als Einheit von Wahrnehmen und Bewegen	87
	6.2 Äquivalenz von Form und Bewegung	89
	6.3 Der Gestaltkreis als intentionaler Akt	91
	6.4 Intentionale Differenzierung: Zentrum – Peripherie	92
	6.5 Intentionale Differenzierung: Vordergrund – Hintergrund	93
	6.6 Zeitintegration	97
	6.7 Grundlegende intentionale Bewegungen	99
7	Bewegen	103
	7.1 Phänomenologische Analyse und Physiologie der Bewegungssteuerung	103
	7.2 Die Bedeutung der peripheren Afferenzen für die Bewegung	106
	7.3 Verlust der Bewegungswahrnehmung des Körpers (Propriozeption)	107
	7.4 Die Bedeutung der phänomenalen Wahrnehmung für die Bewegung	110
	7.5 Zur Problematik einer adäquaten Prägung der Begriffe (»motorische Nerven«)	115
	7.6 Zum Begriff der Information in der Bewegungssteuerung	118
	7.7 Selbst-Erfahrung, Ich-Erfahrung und Bewegungsinitiierung	119
	7.8 Die Bewegungssteuerung des Menschen erfolgt aus der psychischen Ebene der Wahrnehmung	125
8	Wahrnehmen und Bewegen als zentrale Elemente von Embodiment – die funktionelle Dreigliederung des menschlichen Organismus	129
	8.1 Konzept	133
	8.2 Rhythmus als Vermittler zwischen Lebens- und Bewusstseinsprozessen	136
	8.3 Die leibliche Realisierung von Vorstellen, Fühlen und Wollen	140
9	Wahrnehmen und Bewegen – zentrale Prozesse der Leibgestaltung im Lebenslauf	148
10	Zur therapeutischen Physiologie der Bewegung	152
	10.1 Bewegung und ihre Bedeutung für Prävention und Kuration in der Medizin	152
	10.2 Zum Körperbezug von Bewusstsein und Emotionen	154
	10.3 Bewegungsvorstellung, Bewegung und autonomes Nervensystem	156
	10.4 Eurythmie als Therapie durch innere und äußere Gestaltung der Bewegung	157

	10.5	Untersuchungen zur therapeutischen Physiologie der Bewegung	159
		10.5.1 »Ich denke die Rede«	163
		10.5.2 »Migräne B«	163
		10.5.3 Bewegungsrepetition und ihr Abdruck in der Herzschlagfolge	164
	10.6	Zusammenschau der Untersuchungen	166
11		**Embodiment-Konzepte als Brücke zwischen Natur- und Geisteswissenschaft**	**168**
	11.1	Begriffe sind leiberfahren	168
	11.2	Verständigung zwischen Anthropologie und Anthroposophie	172
12		**Zusammenschau und Resümee**	**175**
Dank			**177**
Literatur			**179**
Sachwortverzeichnis			**195**

»Der Mensch kennt nur sich selbst, insofern er die Welt kennt,
die er nur in sich und sich nur in ihr gewahr wird.
Jeder neue Gegenstand, wohl beschaut,
schließt ein neues Organ in uns auf.«

Johann Wolfgang von Goethe (2002a, S. 38)

1 Einleitung

Ist der Mensch ein bewegter Beweger oder bewegt er sich selbst?

Ist die menschliche Bewegung und damit auch menschliches Handeln die reine Fortsetzung intentionslos wirkender Naturkräfte oder kann Bewegen und Handeln des Menschen auch – in unterschiedlichen Graden – als Ergebnis eines intentionalen, gerichteten Bezugnehmens des Individuums auf die Um- und Mitwelt verstanden und untersucht werden?

Die naturwissenschaftliche Analyse, die in der Natur nur die quantifizierbaren Größen der mathematisierten Physik und Chemie kennt, fördert bei ihrer Anwendung auf den menschlichen Organismus ebenfalls nur physikalische und biochemische Sachverhalte zutage. Die für das menschliche Selbstverständnis lange Zeit wesentlichen Begriffsbildungen des »Lebens«, der »Seele« und des »menschlichen Geistes« verlieren unter dem naturwissenschaftlichen Zugang zunehmend Substanz, Bedeutung und Tragfähigkeit für das Bild des Menschen in Wissenschaft, Kultur, Medizin und Allgemeinverständnis.

Descartes' Trennung in res extensa für die leiblichen und res cogitans für die seelisch geistigen Aspekte des Menschen hat zu einem folgenreichen Auseinanderdriften von geistes- und kulturwissenschaftlichen Disziplinen auf der einen und den handlungs- und technikorientierten Naturwissenschaften auf der anderen Seite geführt. Die so veranlagte Abtrennung des Geistes von Leib und Natur hat aber gleichzeitig auch die Herausbildung eines individuumszentrierten Ich-Begriffs befördert und damit »zu einer Auffassung des Menschen als eines selbstständigen, freien und autonomen Individuums« (Fingerhut et al. 2013, S. 42) beigetragen und so eine Konzeptualisierung des Individuums bis hin zu der Formulierung »Die Würde des Menschen ist unantastbar« erst ermöglicht.

Gleichwohl wird heute die Überwindung eines ausschließend dualistischen, auf Descartes fußenden Konzepts der Anthropologie für eine zentrale Aufgabe in der zunehmend von naturwissenschaftlich-technischen Errungenschaften geprägten Welt gehalten. Dies zeigt sich kaum irgendwo deutlicher als in der Medizin, wo die Aspekte des technisch Machbaren mit der Frage nach dem Selbstverständnis des Menschen, nach seinem Verständnis als Person, seiner Würde und seinen Gestaltungswünschen bei Fragen zum Vorgehen bei Intensivbehandlung, Pränataldiagnostik, menschenwürdigem Sterben, Organtransplantation und anderen Maßnahmen nach tragfähigen Antworten rufen, die die wesentlichen Aspekte des Menschen und seine Beziehung zum Leib erfassen und in diesen Situationen zur Geltung kommen lassen. Zusammenfassend kann man formulieren: Woher nimmt die Medizin in der Anwendung der naturwissenschaftlichen Vorgehensweise ihr menschengemäßes Maß (Maio 2014)?

Vielleicht kann eine erneute philosophische und reflexive Hinwendung auf Begriffsbildungen, Modelle und Annahmen der Naturwissenschaft in Bezug auf ein Verständnis des menschlichen Leibes eine Erkenntnis des Menschen in der Natur ermöglichen, das der Mehrdimensionalität des Menschen als leibliches, seelisches und geistiges Wesen gerechter wird und das spezifisch Humane eingebettet in die Natur und den Leib des Menschen beschreiben und erfassen lässt (Heusser et al. 2012; Weger und Wagemann 2015; Weger und Herbig 2019). Ein umfassendes und die leiblichen, seelischen und geistigen Aspekte ergreifendes Verständnis von Wahrnehmen und Bewegen des Menschen ist dabei von relevanter Bedeutung.

Die res cogitans der philosophischen Moderne wird heute von den biologischen Neurowissenschaften – in der Regel unbemerkt – durch die ausschließliche Gehirnzentrierung in der Forschung nach den seelischen und geistigen Fähigkeiten des Menschen ersetzt (Churchland 2013; Roth und Strüber 2014). Alle psychischen und mentalen Funktionen (von Seele und Geist wird nicht mehr gerne gesprochen, man hält sie für überholte Begriffsbildungen aus der Philosophiegeschichte) werden als ausschließlich vom Gehirn des Menschen ursächlich hervorgebracht gedacht und untersucht. Das Gehirn wird so zur modernen res cogitans, es bringt alle nicht-räumlichen Besonderheiten des Geistes hervor und birgt sie in sich (Seung 2013; Gazzaniga 2012). Seung spricht vom »Konnektom« und meint damit die räumliche und zeitliche Verortung seelisch geistiger Fähigkeiten ausschließlich in den Gehirnfunktionen. »Um die Theorie einfacher neu zu formulieren: Du bist mehr als deine Gene. Du bist dein Konnektom. [...] Du bist die Aktivität deiner Neuronen« (Seung 2013, S. XVII f.). Als inhaltlich zugespitzte Metapher findet diese Denkfigur als das »Gehirn im Tank«-Modell Ausdruck, das unterstellt, dass ein isoliertes Gehirn bei geeigneter Reizung alle kognitiven, emotionalen und Willens-Aspekte hervorbringt, die den Menschen ausmachen (Brueckner 2016).

Der naturwissenschaftliche Ansatz der Gehirnzentierung bei der Suche nach den seelischen Fähigkeiten des Menschen führt zum gleichen trennenden Dualismus wie der philosophische, allerdings jetzt zwischen dem Gehirn (das dabei als alles Mentale hervorbringend gedacht wird) und der restlichen Welt einschließlich des menschlichen Leibes außerhalb des Gehirns, und damit in eine ähnlich inkompatibel dualistische Position (wenn auch materialisch oder naturalistisch konzipiert), wie die strikte Trennung in res cogitans und res extensa bei Descartes (Müller 2003; Fuchs 2013).

Dem entgegengesetzt entwickeln sich in den Embodiment-Konzepten der neueren Philosophie, Neurobiologie, Psychologie und Physiologie in Bezug auf die menschliche Leiblichkeit und ihre Einbettung in die Umwelt Gedankenfiguren der Überwindung der cartesianischen Spaltung und des ausschließlichen Gehirnzentrismus (Varela et al. 1991; Fuchs 2013; Storch und Tschacher 2014). Vorläufer dieser modernen Diskussion des Leibbezugs der seelischen und geistigen Fähigkeiten finden sich auf Seiten der Philosophie in der Phänomenologie Husserls und darauf aufbauend bei Heidegger und bei Merleau-Ponty (2011). Eine ausführliche Übersicht zu den historischen Vorläufern und den aktuellen Embodiment-Konzepten bieten Fingerhut et al. (2013).

In der Biologie und Medizin hat sich bei der Analyse der Nervenfunktionen früh eine Aufgliederung in ein motorisches und ein sensorisches Nervensystem entwickelt (Buchanan 1992; Sandkühler 1992). Einhergehend damit wurden und werden die Sinnesorgane und das Wahrnehmungssystem getrennt vom Bewegungssystem behandelt und analysiert. Diese Trennung findet sich in der Forschung, in der dazugehörigen Begriffsbildung und in der Lehre der zugehörigen Gebiete tief eingegraben. Die in der lebensweltlichen Erfahrung unmittelbar gegebene Einsicht des Zusammengehörens von Wahrnehmen und Bewegen fand in der naturwissenschaftlichen Erforschung der Leibesfunktionen des Menschen keine wirkliche Entsprechung und bis auf wenige Ausnahmen keine Konzeptualisierung.

Der Neurologe und Sinnesphysiologe Viktor von Weizsäcker entwickelte um die Mitte des letzten Jahrhunderts einen breit angelegten Versuch, die Einheit von Wahrnehmen und Bewegen konzeptuell zu fassen und mit der daraus folgenden »notwendigen« Einbeziehung des Subjekts und der Umwelt in einer umfassenden Betrachtung zusammenzubringen. »Jede Bewegung ist im Dienste einer Handlung, und diese setzt irgendeine Fühlungnahme mit dem äußeren Objekt voraus, also auch eine rezeptive Leistung. Und jede Wahrnehmung ist auch eine bestimmte Zuwendung, enthält also auch einen (meist motorischen) Akt, ist ein Tun. Indem dann die Untersuchungstechnik jeweils die gleichzeitige Beobachtung von Sinneserlebnis, Bewegungsgeschehnis und Gegenstand erfordert, wirkt es sich aus, dass es keine Untersuchung ohne die Anerkennung oder Einführung des Subjektes geben kann« (v. Weizsäcker 1990, S. 622). Mit seinem grundlegenden Werk »Der Gestaltkreis«, einer »Theorie der Einheit von Wahrnehmen und Bewegen« (v. Weizsäcker 1968) und weiteren fundamentalen Überlegungen zu zentralen Fragen der Medizin wie in seiner »Pathosophie« (v. Weizsäcker 2005) gilt er als der Begründer der »anthropologischen Medizin« in Deutschland. Sein Konzept greift lange vor den aktuellen Überlegungen des Embodiment-Ansatzes die Forderung nach einer Einbeziehung von Wahrnehmen und Bewegen des Menschen in die kognitiven Konzepte – explizit wurde diese Forderung in neuerer Zeit u. a. von Susan Hurley in »Perception and Action« entwickelt (Hurley 2013) – in fundamentaler Weise auf und harrt noch immer einer Einbeziehung in die aktuelle Diskussion und einer weiteren Aufarbeitung in der Forschung (Zybowski 2009).

Ein ebenfalls fundamentaler und bislang wenig beachteter Ansatz, kognitive und emotionale Funktionen verleiblicht zu denken, findet sich bei Rudolf Steiner in der von ihm sogenannten »Funktionellen Dreigliederung« des menschlichen Organismus. Die anatomische Seite dieses Ansatzes wurde von Johannes Rohen, dem langjährigen Lehrstuhlinhaber für Anatomie in den Universitäten Erlangen und Marburg, in seinen Lehrbüchern umfangreich ausgearbeitet und ist ein fester Bestandteil der funktionellen Anatomie geworden (Rohen 2001, 2005, 2007; Rohen und Lütjen-Drecoll 2000, 2004). In Steiners ursprünglicher Konzeption werden die drei Bereiche Kognition (Vorstellen), Emotion (Fühlen) und Handeln (Wollen) des Menschen mit Funktionen und Organsystemen des Organismus über das Nervensystem hinausgehend in Beziehung gebracht (Steiner 1983). Gleichzeitig wird das Übergreifen der seelischen und geistigen Funktionen in die Umwelt beim Wahrnehmen und Bewegen thematisiert. Den Begriffsprägungen der aktuellen Embodimentansätze folgend kann dabei von Überlegungen zu einem verkörperten und ausgedehnten Geist (»embodied mind« und »extended mind«) gesprochen werden (Fingerhut et al. 2013; Tschacher und Storch 2012; Niedenthal 2007).

Motiviert durch die grundsätzliche Frage nach der Verursachung und der Realisierung der menschlichen Bewegung hat sich der Autor des vorliegenden Buchs über viele Jahre mit den aktuellen Ergebnissen der physiologisch naturwissenschaftlichen Forschung zu diesem Thema beschäftigt und sich gleichzeitig intensiv mit dem Werk Rudolf Steiners zu dieser Frage und mit dem Gestaltkreis Viktor von Weizsäckers auseinandergesetzt. Der Anstoß ergab sich durch die Begegnung mit dem Werk Gerhard Kienles und die darin enthaltene Anregung, den Begriff der Intentionalität in die Frage nach der Verursachung der menschlichen Bewegung und zu einem umfassenden Verständnis der menschlichen Wahrnehmung einzubeziehen (Kienle 1966, 1968). Beim Verfolgen des Themas ergab es sich, dass interessante gegenseitige Ergänzungen in den Werken von Viktor von Weizsäcker und Rudolf Steiner zum Zusammenhang von Wahrnehmen und Bewegen zu finden waren. In den breit angelegten und physiologisch basierten Überlegungen und in den empirischen Arbeiten von Weizsäckers und den Untersuchungen seiner Mitarbeiter (z. B. Christian 1948 und Derwort 1948) fanden die prinzipiellen Überlegungen Steiners in gewissem Sinn eine (vermutlich bezüglich des Zusammenhangs nicht bewusste) physiologische Ausarbeitung. Gleichzeitig ergab sich durch die klare Gliederung Steiners eine Schärfung des Gestaltkreiskonzepts und die Anregung, die leibliche Seite des Gestaltkreises in der funktionellen Dreigliederung realisiert zu suchen.

Aus der Beschäftigung mit der Frage nach der Verursachung und der Gestaltung der menschlichen Bewegung und der Rolle des Nervensystems beim Wahrnehmen und Bewegen entstanden die wesentlichen in dieser Arbeit vorgestellten Gedanken. Die Ausrichtung auf ein umfassendes Organismuskonzept unter dem Aspekt von Wahrnehmen und Bewegen erfuhr die Bearbeitung in den letzten Jahren durch die Tätigkeit im Integrierten Begleitstudium Anthroposophische Medizin an der Universität Witten/Herdecke. Dazu gehört der Versuch einer anthropologischen Konzeption, die die Mehrdimensionalität des Menschen erfasst und die als Grundlage und Orientierung für eine integrative, d. h. die modernen naturwissenschaftlich orientierten und weitere relevante und traditionelle Konzepte umfassende Medizin, dienen kann. Andere medizinische Richtungen und deren Organismuskonzepte sollen daran anknüpfen können.

Die vorliegende Untersuchung schließt an die grundlegende Ausarbeitung von Peter Heusser »Anthroposophische Medizin und Wissenschaft – Erkenntniswissenschaftliche und konzeptionelle Beiträge zu einer ganzheitlichen medizinischen Anthropologie« an, die 2011 erstmals als Buch veröffentlicht wurde (Heusser 2011). Sie baut auf dem dort vorgestellten, in der Wissenschaftsmethodik verankerten Grundkonzept auf und stellt eine Ausarbeitung auf einem speziellen Feld dar: eine allgemeine Bewegungslehre und ein leibliche, psychische und geistige Aspekte integrierendes Verständnis von Wahrnehmen und Bewegen. Die vorliegende Untersuchung möchte damit einen Baustein für eine zukünftige medizinische Anthropologie beitragen, die die eigenaktiven und gestalterischen Aspekte des gesunden und des erkrankten Menschen konzeptionell einbezieht und fördert (Huber et al. 2011, 2016).

Die Arbeit versteht sich durch die Ausarbeitung einer anthropologischen Konzeption, die die Mehrdimensionalität des Menschen und die Frage nach dem Verständnis und der Bedeutung des Individuums in der Medizin einbezieht, auch als Beitrag zu den grundlegenden Fragen einer integrativen und personalisierten Gesundheitsversorgung, die den kranken Menschen als Individuum in einer auch allgemeinen Gesetzen gehorchenden Leiblichkeit zu verstehen erlaubt.

Der besseren Übersichtlichkeit halber wird hier zunächst eine kurze Orientierung über den Aufbau der Untersuchung gegeben: Die unterschiedlichen Aspekte, die für eine umfängliche Betrachtung der Frage nach der Verursachung und nach der Gestaltung der menschlichen Bewegung zu berücksichtigen sind, werden in den aufeinander aufbauenden ▶ Kapiteln 1 bis 8 herausgearbeitet und in ein Gesamtbild gebracht. Daran anschließend werden in den ▶ Kapiteln 9 bis 11 Themenfelder dargestellt, die durch dieses Gesamtbild fruchtbare inhaltliche Anregungen erfahren können und damit die Tragfähigkeit des Ansatzes belegen.

Zunächst werden im ▶ Kapitel 2 die Fragen entwickelt, die zu einer umfassenden Bearbeitung der Thematik notwendig sind. Ein methodischer Zugang, der die naturwissenschaftliche und die phänomenologisch-philosophische Betrachtungsweise zu verbinden erlaubt, wird im ▶ Kapitel 3 dargestellt. Für diese Zugangsweise wird in diesem Kapitel gleichzeitig die erkenntniswissenschaftliche Begründung erarbeitet.

Diesen Ansatz fortführend wird im ▶ Kapitel 4 mit einer Analyse des phänomenal Gegebenen bei der Frage nach der Bewegung begonnen. Dabei wird zunächst die menschliche Wahrnehmung untersucht und auf den Bewegungsaspekt hin analysiert, der zum Zustandekommen von Sinneswahrnehmungen erforderlich ist. Aufbauend darauf wird im ▶ Kapitel 5 die Bedeutung der Bewegung für das Wahrnehmen herausgearbeitet und im ▶ Kapitel 6 der Zusammenhang von Wahrnehmen und Bewegung als zirkuläre, sich gegenseitig bedingende Kausalität analysiert.

Im zentralen ▶ Kapitel 7 wird auf der Basis des bis dahin Entwickelten die menschliche Bewegung auf ihren Ursprung und ihre Gestaltung hin untersucht und es wird insbesondere die Rolle des Nervensystems befragt. Es zeigt sich, dass die auf diesem Wege gewonnenen Erkenntnisse und Aussagen zur menschlichen Bewegung und zur Wahrnehmung in einen direkten Bezug zum Konzept der funktionellen Dreigliederung des menschlichen Organismus gebracht werden können. Dies wird im ▶ Kapitel 8 dargestellt.

Die durch diese Analyse erreichte anthropologische Konzeption mit Aussagen zum Ursprung, zur Gestaltung und zu den leiblichen Grundlagen der menschlichen Bewegung wird in den anschließenden Kapiteln für Bereiche, in denen die menschliche Bewegung bzw. Wahrnehmen und Bewegen eine zentrale Rolle spielen (menschliche Entwicklung, Therapie), auf ihre Relevanz und Gestaltungsfähigkeit hin untersucht.

Dabei wird im ▶ Kapitel 9 zunächst die Bedeutung der Bewegung für die Entwicklung im menschlichen Lebenslauf beschrieben. Daran anschließend wird im ▶ Kapitel 10 eine umfängliche Analyse der therapeutischen Wirksamkeit von Bewegung in der Prävention und in der Therapie von Erkrankungen vorgenommen. Die dabei gefundene Wirksamkeit von Bewegung wird als »therapeutische Physiologie der Bewegung« beschrieben. Ergänzend wird dazu eine spezielle therapeutische Ausformung von Bewegung, die Eurythmie als Bewegungstherapie, vorgestellt. In dieser Therapieform werden die Bewegungsvorstellungen und die Bewegungsdurchführung in besonderer Weise angesprochen. Eigene Studien, die die Eurythmie und die Rolle von intensivierten Bewegungsvorstellungen bei Bewegungen gezielt untersuchten, werden an dieser Stelle dargestellt.

Im abschließenden ▸ Kapitel 11 wird die in der Arbeit entwickelte Konzeption der menschlichen Bewegung mit den Ergebnissen aktueller Embodimentforschung in Zusammenhang gebracht. Dabei zeigen sich die Konzeption der zirkulären Verbundenheit von Bewegen und Wahrnehmen, ihre leibliche Abbildung im Konzept der funktionellen Dreigliederung und der intentionale Gebrauch dieses Zusammenhangs als gut integrierbar in die gegenwärtige Embodiment-Forschung und als eine sinnvolle Erweiterung bestehender Embodiment-Konzepte.

Der Gestaltkreis Viktor v. Weizsäckers als Verschränkung von Wahrnehmen und Bewegen erweist sich im Fortgang der Untersuchungen als zentrales Konzept ihres Zusammenhangs. Er wird wiederholt an erforderlicher Stelle im Untersuchungsgang angeführt. Der Gestaltkreis v. Weizsäckers liegt als Nachdruck der 4. Auflage von 1950 vor, die wiederum einen weitgehend unveränderten Nachdruck der Erstauflage von 1940 darstellt (Weizsäcker 1968). Der von v. Weizsäcker übernommene Grundgedanke der Einheit von Wahrnehmen und Bewegen wird an allen erforderlichen Stellen mit aktuellen physiologischen Forschungsergebnissen und aktuellen Forschungsrichtungen (z. B. den Untersuchungen zu den Mikrobewegungen der Augen beim Betrachten von Gegenständen) in Bezug gebracht und auf seine gegenwärtige Tragfähigkeit hin untersucht.

Die spezifische Bedeutung der Wahrnehmung für die Bewegungsgestaltung wird systematisch anhand publizierter Kasuistiken von Menschen mit besonderen Wahrnehmungsstörungen und darauf aufbauend anhand der Arbeiten von Franz Mechsner untersucht. Aufgegriffen werden weiterhin die Darstellungen von Rudolf Steiner zur Erkenntniswissenschaft und sein Konzept einer funktionellen Dreigliederung des menschlichen Organismus. Diese beiden Bereiche bilden in den analysierten und dargestellten Aspekten ebenfalls wesentliche Anknüpfungspunkte für die folgenden Untersuchungen.

Der vorgelegte Versuch, den Umriss einer »allgemeinen Bewegungsphysiologie« für die menschliche Bewegung als Teilbereich der medizinischen Anthropologie darzustellen, analog zur »Allgemeine[n] Sinnesphysiologie« von Herbert Hensel, wurde nach Kenntnis des Autors in dieser Art und Ausführung bisher nicht unternommen. Das gewählte Vorgehen einer Zusammenschau von naturwissenschaftlichen und phänomenologisch-philosophischen Ergebnissen wird im übernächsten ▸ Kapitel 3, dem Methodenkapitel, ausführlich dargestellt. Zunächst wird die Bedeutung der richtigen Fragestellung gewürdigt. Die relevanten und zu beantwortenden Fragen werden im folgenden Kapitel systematisch erarbeitet und zusammengestellt.

2 Zur Bedeutung der richtigen Fragen

Wahrnehmend bewegt sich der Mensch in der Welt. Bewegend und handelnd erfährt und gestaltet er die Welt. Wahrnehmen und Bewegen und deren Ausdifferenzierung ermöglichen wesentliche Etappen der leiblichen und seelisch-geistigen Entwicklung und der Fähigkeitsbildung des Menschen: Saugen, Blickfixierung, Kopfkontrolle, Sitzen und Greifen, Stehen und Gehen, Lautbildung und Sprachbeginn markieren wichtige Entwicklungsschritte der frühen Kindheit (König 2013). Später folgen ein zunehmend freies Verfügen über Vorstellungen, die aus der unmittelbaren Gegenwart abgelöst werden können, vor und zu Beginn der Schulzeit, dann schulische und berufliche Lernprozesse und schließlich gelingt in der späten Jugendzeit zunehmend ein selbstverantwortliches und intentionsgeleitetes Handeln im sozialen Kontext. Dies skizziert in wenigen Bildern wesentliche Schritte in der leiblich-seelisch-geistigen Entwicklung des Menschen im Lebenslauf.

Alle diese Entwicklungsschritte sind mit zunehmenden Fähigkeiten in der Wahrnehmungs- und Bewegungsorganisation des Menschen verbunden. Dies wird exemplarisch in den frühen Phasen der Kindesentwicklung deutlich, wo nach der Geburt und in den ersten Monaten der aufeinanderfolgende Erwerb der Augen-, Kopf- und Rumpfkontrolle beim Säugling zunehmend die Exploration der Umgebung, vor allem mit dem Sehsinn, ermöglicht und die so gewonnene neue Wahrnehmungsfähigkeit wiederum neue Handlungsmöglichkeiten fördert und fordert (Stern 2010).

Aus diesen Vorüberlegungen sind die zentralen Fragen entwickelt, denen sich die vorliegende Untersuchung widmet. Die Fragen sind zunächst absichtlich in großer Allgemeinheit gestellt, weil sie auf die zentralen Grundvoraussetzungen für menschliches Wahrnehmen und Bewegen abzielen sollen. Denn die Grundvoraussetzungen ergeben sich nicht aus der Beantwortung von anatomischen, physiologischen und funktionellen Detailfragen. Gefragt wird nach einem grundsätzlichen Zusammenhang von Wahrnehmen und Bewegen für die Bewegungsgestaltung. Erst nach dieser basalen Analyse sollen weitere relevante Aspekte von Wahrnehmen und Bewegen konkreter und im Detail verfolgt werden.

2 Zur Bedeutung der richtigen Fragen

2.1 Wie bewegt sich der Mensch?

Eine Orientierung zu den wichtigen Fragen der Handlungsinitiierung, der Bewegungssteuerung und Bewegungsgestaltung und der Bedeutung von Wahrnehmen, Vorstellen und Willenstätigkeit wird dabei unter dieser übergeordneten Fragestellung gesucht. Da die umfängliche Sichtung des in Frage kommen Feldes bereits die Wahrnehmung und folgend deren Zusammenspiel mit der Bewegungsfähigkeit in den Blick rückt, wird als erstes in der Analyse die Wahrnehmung einschließlich der Frage nach der Bedeutung der Bewegung für die Wahrnehmung näher untersucht, dann das Zusammenspiel von Wahrnehmen und Bewegen thematisiert und auf dieser Basis schließlich die Frage nach der Urheberschaft, der Gestaltung und den Voraussetzungen für die menschliche Bewegung behandelt.

Die Fragen zu Wahrnehmen und Bewegen des Menschen führen und gehören in einen anthropologischen Gesamtzusammenhang. Um diesen Zusammenhang nicht zu verlieren, ist im Blick auf die übergeordnete Frage »Wie bewegt sich der Mensch?« zu beachten, ob und inwieweit durch die analytisch-naturwissenschaftlichen Untersuchungen, die sich im historischen Verlauf der sich entwickelnden Naturwissenschaft und in der gegenwärtigen Forschung vorwiegend auf die leiblichen Grundlagen und deren Teilaspekte stützen, nicht logisch nur *notwendige* Voraussetzungen verkürzend zu *verursachenden* Gründen gemacht werden. Erforschte Teilaspekte eines größeren Funktionszusammenhangs können auf diesem Weg überbetont werden. Einzelne Elemente der anatomischen oder physiologischen leiblichen Grundlagen sind damit in der Gefahr begrifflich überladen zu werden. (Ein Beispiel für eine solche Begriffsüberladung ist der sogenannte »Primäre Motorkortex« – eine bestimmte Region der Großhirnrinde – als gedachter »Verursacher« der menschlichen Willkürbewegungen. Mit einer gewissen Suggestionskraft durch die Namensgebung ausgestattet, wird die an jeder Stelle des menschlichen Nervensystems anzutreffende somatotopische Gliederung am Motorkortex als »motorischer Homunkulus«, als »motorisches Menschlein« bezeichnet.)

Als nächstes werden die untergeordneten Teilfragen aufgeführt und erläutert, die für eine differenzierte Untersuchung der übergeordneten Frage sinnvoll zu stellen sind und im Fortgang der Arbeit untersucht werden.

2.2 Fragen, den Bereich der Wahrnehmung betreffend

Wie kommt das Wahrnehmen der Welt und des eigenen Körpers zustande?
Wie kommt es zu den komplexen Wahrnehmungs-Bildern der Welt, die ein integriertes Zusammensein unterschiedlicher Wahrnehmungsaspekte in einem gefügten Ganzen (z. B. der optischen Bilder) zeigen, wie wir es in der Erinnerungs-

vorstellung und im gegenwärtigen Erleben kennen? Anknüpfend an die phänomenale Eigenerfahrung kann das Wahrnehmungsgeschehen reflektiert und auf seine Voraussetzungen und Einbettungen hin untersucht werden Ein wichtiger Gesichtspunkt ist dabei für unsere Untersuchung die Frage nach der Bedeutung der Bewegung für die Wahrnehmung.

Welche Rolle spielt die Bewegung beim Zustandekommen von Wahrnehmungen, insbesondere beim Sehen?
Diese Frage ist besonders für die visuelle Wahrnehmung relevant, da der Sehsinn im Normalfall den wesentlichen Sinn für die Umwelterfahrung und die Orientierung des Menschen in der Welt darstellt. Wir wählen im Folgenden den Sehsinn als Modellfall für unsere Untersuchung.

Welche Rolle spielt die Bewegung in weiteren Sinnesbereichen, z. B. dem Hören, dem Riechen, dem Schmecken, dem Gleichgewichtssinn usw.?
Neben dem Sehen soll die Bedeutung der Bewegung für die anderen Sinnesmodalitäten untersucht werden.

Welche Rolle spielen Wahrnehmen und Bewegen und deren Zusammenspiel beim Zustandekommen der gegenständlichen Welterfahrung?
Zusammenfassend sollen Wahrnehmen und Bewegen auf ihre Funktion und Verwendung beim Erbilden der Objektwelt hin untersucht werden.

2.3 Fragen, den Zusammenhang von Wahrnehmen und Bewegen betreffend

Wie spielen Wahrnehmen und Bewegen des Menschen zusammen?
Diese Blickrichtung stellt eine zentrale Frage der vorliegenden Abhandlung dar. Entsprechend liegt der Fokus der hier behandelten Analysen und Untersuchungsschritte auf der Frage nach dem prinzipiellen Zusammenspiel von Wahrnehmen und Bewegen. Die gegenseitige Beziehung zwischen Wahrnehmen und Bewegen bei der Realisierung dieser Funktionen wird untersucht.

Welche Rolle spielt die intentionale Aufmerksamkeitslenkung beim Wahrnehmen und Bewegen und bei deren Zusammenspiel?
Dazu wird die Frage verfolgt, inwieweit die beiden Funktionen Wahrnehmen und Bewegen Ausdruck eines gemeinsamen Prozesses sind, der der intentionalen Gestaltung zugänglich ist. Die Berechtigung dieser Fragerichtung ergibt sich unter anderem aus der Beobachtung, dass die begriffliche Unterscheidung in Wahrnehmen und Bewegen und die in der Regel getrennt laufenden und sich immer weiter in Einzelaspekte aufgliedernden wissenschaftlichen Untersuchungen der motorischen und sensorischen Systeme möglicherweise bereits eine Folge des

analytischen und damit in Unteraspekte trennenden Vorgehens darstellen, das eventuell auf einen gemeinsamen Ausgangspunkt bezogen werden kann.

2.4 Fragen, die Bewegung, insbesondere die Bewegungssteuerung und die Bewegungsverursachung, betreffend

Was sind die prinzipiellen Voraussetzungen für die effizient in die Welt eingepassten menschlichen Bewegungen? Wie gestaltet und steuert der Mensch seine Bewegungen?
Im nächsten Schritt sollen auf der Basis des anhand der Analyse des Wahrnehmungsprozesses Gewonnenen die Voraussetzungen für das Gelingen der menschlichen Bewegung untersucht werden. Welche elementaren Gegebenheiten sind erforderlich für das Zustandekommen, die Umwelteinpassung und Ausdrucksgestaltung der menschlichen Bewegung?

Welche Rolle spielt die Wahrnehmung beim Zustandekommen von Bewegungen?
Analog zum Vorgehen bei der Analyse der Wahrnehmung soll für die menschliche Bewegung die Frage nach der Bedeutung der Wahrnehmung für die Bewegungsausführung untersucht werden. Verbunden damit ist die Frage nach dem Beitrag und der Bedeutung der unterschiedlichen Sinne für die Bewegungsausführung.

Wer oder was ist Verursacher der menschlichen Bewegung? Wo ist die Bewegungsverursachung anzusiedeln?
In welchem Verhältnis steht beim Bewegen das Selbsterleben des Menschen als Urheber der Bewegung (Handelnder) und als Wahrnehmender – und das das Selbsterleben bündelnde menschliche Ich – zur Leibesorganisation und zur Umwelt?

2.5 Fragen, die leibliche, die therapeutische, die medizinische und die didaktische Dimension von Wahrnehmen und Bewegen betreffend

Gibt es ein Embodiment - Konzept für Wahrnehmen und Bewegen?
Welche leiblichen und welche seelisch-geistigen Funktionen des Menschen sind beim Wahrnehmen und Bewegen und deren Zusammenspiel involviert?
Nach der grundlegenden Analyse stellt sich die Frage nach den leiblichen Voraussetzungen von Wahrnehmen und Bewegen und einem Organismuskonzept, das den gefundenen Ergebnissen Rechnung trägt. Die emotionalen, kognitiven

und willensmäßigen Aspekte und umfassender die leiblichen, seelischen und geistigen Grundlagen beim Wahrnehmen und Bewegen sollen in ihrem Zusammenwirken und in Bezug auf ihre physiologischen Entsprechungen untersucht werden. Daran anschließend kann dann die Bedeutung von Wahrnehmen und Bewegen für die Entwicklung menschlicher Fähigkeiten im Blick auf den Lebenslauf betrachtet werden.

Welche Bedeutung haben Wahrnehmen und Bewegen und deren Zusammenspiel für die Entwicklung menschlicher Fähigkeiten im Lebenslauf
Einzelne Aspekte und Elemente aus den bis dahin erarbeiteten Analysen sollen hier unter dem Entwicklungsaspekt zusammengetragen werden, um einen Blick für die Bedeutung von Wahrnehmen und Bewegen für die menschliche Fähigkeitsentwicklung und die großen Stadien des Lebenslaufs zu bekommen. Hier kann nur eine kurze Skizze dargestellt werden, da der Umfang der Fragestellung zu groß ist für eine umfängliche Ausarbeitung. An die Frage nach der Bedeutung von Wahrnehmen und Bewegen für die gesunde und ungestörte Entwicklung schließt sich sinnvoll die Frage nach der möglichen therapeutischen Bedeutung von Wahrnehmen und Bewegen an.

Gibt es eine therapeutische Dimension von Wahrnehmen und Bewegen?
Welche Rolle spielt die Bewegung in der Prävention und Therapie von Erkrankungen? Da die Bedeutung von Bewegungsmangel insbesondere für Herz-Kreislauf-assoziierte Erkrankungen lange erwiesen und die Relevanz der Bewegungstherapie für Bewegungsstörungen auch bekannt ist, soll hier insbesondere der Frage nachgegangen werden, ob die Wahrnehmung in diesem Zusammenhang auch eine spezifische Rolle spielt und ob es einen systematischen Aspekt für die Rolle von Wahrnehmen und Bewegen in der Therapie gibt.

Gibt es aus der Analyse von Wahrnehmen und Bewegen einen Beitrag zur Entwicklung von Embodiment-Konzepten für die kognitiven, emotionalen und willensmäßigen Fähigkeiten des Menschen?
Gefragt wird nach der Bedeutung von Wahrnehmen und Bewegen in Embodiment-Konzepten und ihrem Beitrag zur Überwindung dualistischer Leib-Seele- oder Körper-Geist-Konzepte. Die gewonnenen Ergebnisse sollen mit anderen Embodiment-Konzepten verglichen werden.

2.6 Fragen zur Methodik der Untersuchung

Neben einem phänomenologisch ordnenden und gliedernden Vorgehen sollen zu den einzelnen Fragen jeweils relevante und aktuelle naturwissenschaftlich-empirische Forschungsergebnisse einbezogen werden. Daraus ergeben sich spezielle methodische Fragen:

2 Zur Bedeutung der richtigen Fragen

Wie ist das Vorgehen aufzubauen, um zu einer relevanten Übersicht und einer den Untersuchungsgegenständen angemessenen Gewichtung in Verbindung mit der nötigen Detailtreue zu gelangen?

Wie können die beiden Felder des phänomenologischen Vorgehens und der naturwissenschaftlichen Befunde sinnvoll und sachgemäß zusammengebracht werden?

Was kann von Seiten der Bewegungs- und Wahrnehmungsforschung sowie der Physiologie und Psychologie an neueren Ergebnissen zu den zentralen Fragen einer philosophisch reflektierten naturwissenschaftlich basierten Anthropologie beigetragen werden?

Wie muss ein Vorgehen aussehen, das die zu untersuchenden Bereiche, die multidisziplinär beforscht und bearbeitet werden, umfassend wahrnimmt und einzelne Aspekte und Ergebnisse adäquat berücksichtigen und einordnen kann?

Die sich aus diesen Fragen zum Vorgehen ergebenden methodischen Gesichtspunkte und Überlegungen werden im folgenden Kapitel entwickelt. Es beinhaltet die ausführliche Darstellung und Erörterung des für die Untersuchung gewählten Vorgehens.

3 Zur Methode

Den im vorhergehenden Kapitel aufgeworfenen Fragen widmet sich die vorliegende Arbeit. Methodisch wird versucht, möglichst umfänglich und sichtend vorzugehen, um die gesamte Struktur des in Frage kommenden Untersuchungsbereichs in den Blick zu bekommen und keiner Verkürzung durch etablierte und präformierende Antworten zu unterliegen. Dazu wird das Thema in der folgenden Weise entwickelt.

3.1 Als Ausgangspunkt dient eine phänomenologisch-lebensweltliche Betrachtung

Für die Untersuchung der grundlegenden Aspekte von Wahrnehmen und Bewegen möchten wir an der Stelle einsetzen, an der ein wissenschaftliches Bewusstsein und Vorgehen anhebt, nämlich mit reflektierenden und methodisch differenziert vorgehenden Untersuchungen, die auf den Gegebenheiten des Alltagsbewusstseins aufbauen. »Den Anfang des phänomenologischen Philosophierens bildet [...] das theoretische Interesse in seiner reinsten Form: als Bemühung ›zu sehen und adäquat zu beschreiben‹« (Römpp 2005, S. 20).

> »Um Lebendes zu erforschen, muß man sich am Leben beteiligen. Man kann zwar den Versuch machen, Lebendes aus Nichtlebendem abzuleiten, aber dieses Unternehmen ist bisher mißlungen. Man kann auch anstreben, das eigene Leben in der Wissenschaft zu verleugnen, aber dabei läuft eine Selbsttäuschung unter. Leben finden wir als Lebende vor; es entsteht nicht, sondern es ist schon da, es fängt nicht an, denn es hat schon angefangen. Am Anfang jeder Lebenswissenschaft steht nicht der Anfang des Lebens selbst; sondern die Wissenschaft hat mit dem Erwachen des Fragens mitten im Leben angefangen« (v. Weizsäcker 1968, S. V).

Diese Worte stammen aus der Einleitung von Viktor von Weizsäckers Gestaltkreis. Wir werden sie im Folgenden so verstehen, dass es ein methodisch sinnvolles Vorgehen darstellt, zunächst zu klären, welche (in der Regel unreflektierten) Voraussetzungen im Gebrauch von Wahrnehmen und Bewegen bereits gegeben sind oder gegeben sein müssen, um weiterführende Fragen zu Wahrnehmen und Bewegen stellen zu können. Im nächsten Schritt ist zu klären, welche Ebenen im Sinne eines phänomenal-analytischen Vorgehens als Voraussetzungen ausgewiesen und benannt werden können. Körperlichkeit, Lebendigkeit, Bewusstsein und reflektierendes Selbstbewusstsein sind hier eine zunächst Übersicht schaffende Vorausantwort.

Alle empirisch orientierten Wissenschaften und damit auch die Humanmedizin, die Humanbiologie und im Speziellen die Physiologie und Psychologie von Wahrnehmung und Bewegung haben zu ihrem Ausgangspunkt den Gebrauch der Wahrnehmung und mithin die empirische Zugänglichkeit der Welt und der betrachteten Gegenstände. Auch die Erforschung der Sinnesorgane selbst setzt den Gebrauch der Wahrnehmung voraus. Wir beginnen deshalb mit der Untersuchung der Wahrnehmung.

Lebensweltlich möchten wir das Vorgehen am Beginn orientieren, weil alles Fragen und Wahrnehmen zunächst lebensweltlich gebraucht und erworben wird und damit sowohl in einem kulturell-gesellschaftlichen wie auch in einem die Individualentwicklung beinhaltenden Aspekt Geschichtlichkeit und Kontext aufweist. In diesen lebensweltlichen Gesamtkontext ist das spezifisch wissenschaftliche Vorgehen eingebettet und nimmt von dort seinen Ausgangspunkt.

> »Für den Objektivismus besteht die Wirklichkeit im absoluten Sinne unabhängig von der Subjektivität, von jeglicher Deutung und von der geschichtlichen Gemeinschaft, die wir jeweils bilden. Die Wissenschaft stellt sich selbst oftmals als einen Versuch dar, die Wirklichkeit objektiv, d. h. aus der Dritte-Person-Perspektive zu beschreiben. Ein solches Anliegen ist völlig legitim, es sollte jedoch nicht vergessen werden, dass jede Objektivität, jede Erklärung, jede Begriffs- und Theoriebildung die Erste-Person-Perspektive als ihren beständigen Grund voraussetzt. In dem Sinne ist der Glaube, dass die Wissenschaft eine absolute Beschreibung der Wirklichkeit zu bieten habe, frei von jeder begrifflichen und erfahrungsmäßigen Perspektive, eine bloße Illusion. Die Wissenschaft wurzelt in der Lebenswelt, sie nimmt Einsichten der vorwissenschaftlichen Sphäre in Anspruch, und sie wird – nicht zu vergessen – von leiblichen Subjekten ausgeübt. [...] Wissenschaft [...] bedeutet ein bestimmtes Weltverhältnis, eine bestimmte theoretische Einstellung zur Welt – und diese bestimmte Einstellung ist nicht einfach vom Himmel gefallen, sie hat ihre bestimmten Voraussetzungen und ihre bestimmte Herkunft: sie bildet eine Tradition, eine bestimmte kulturelle Formation« (Zahavi 2007, S. 34 f.).

Einen phänomenologischen Ausgangspunkt wählen wir, weil in jeder empirischen Disziplin, insbesondere aber für die Untersuchung der Wahrnehmungsfähigkeit, die wahrnehmbaren Phänomene den Ausgangspunkt und die Grundlage für jede weitere Theoriebildung und Ableitung darstellen. *Phainomenon* meint im Altgriechischen das Sichtbare, die Erscheinung. Zur Phänomenologie als Wissenschaft von den Erscheinungsweisen wird sie im Wesentlichen durch den auf Franz Brentano aufbauenden Edmund Husserl in der ersten Hälfte des 20. Jahrhunderts. Die systematische Beschreibung des im Bewusstsein Gegebenen und der Verzicht auf die unmittelbare Annahme einer dahinter liegenden Welt des eigentlichen Seins in der Analyse wird als »phänomenologische Reduktion« bezeichnet. Die üblicherweise fraglos hingenommene Subjekt-Objekt-Relation kann also nicht am Anfang einer Analyse des phänomenal Gegebenen stehen.

Durch eine systematische Reflexion und Dekomposition kann versucht werden, innerhalb des Phänomenalen das unmittelbar Gegebene freizulegen. Phänomenologie ist in diesem Verständnis eine Methode, die ausgehend von »der Beschreibung des bewusstseinsmäßig Gegebenen die begrifflichen Grundstrukturen, den logisch begrifflichen Aufbau der durch das Bewusstsein konstituierten Welt zu ermitteln sucht« (Blume 2003, S. 534). Husserl fasst sie daher auch als Bemühung »zu sehen und adäquat zu beschreiben«, als eine analytische Beschreibung des Vorfindbaren (Römpp 2005, S. 20).

Wir verwenden im Folgenden die phänomenologische Vorgehensweise nicht als streng philosophische Disziplin, wie sie von Husserl als Weiterführung des Descartes'schen Ansatzes entwickelt wurde, sondern im Sinne einer Natur- und Sinnesphänomenologie nach Böhme und Schiemann (1997). Dies erfolgt, um

1. den Eigenwert des phänomenal Gegebenen zu erhalten und
2. einzelne Elemente der phänomenologisch-systematischen Vorgehensweise zu nutzen: Dazu gehören die Methode der
   a) phänomenologischen Reduktion und
   b) die eidetische Variation.

Unter der *phänomenologischen Reduktion* wird das Hinnehmen und Analysieren des wahrnehmlich im Bewusstsein Gegebenen ohne die unmittelbare Beziehung auf ein dahinter liegendes verursachend gedachtes Sein, ohne die angenommene Einbettung in eine Subjekt-Objekt-Beziehung und ohne die Annahme von Subjektivität und Objektivität verstanden. Analysiert werden die Wahrnehmung als phänomenale Gegebenheit unter Hinnahme ihrer Gegebenheit mit den Möglichkeiten der Strukturierung durch Reihung und Entgegensetzung und der Ordnung nach Verschiedenheit, Zusammengehörigkeit, Intensität und vergleichbaren Strukturmerkmalen. Die Sinnesgegebenheiten werden durch dieses Vorgehen ihrer Qualitäten und ihres spezifischen Soseins nicht beraubt. Die in der Regel reflexhafte Schlussfolgerung auf eine hinter der Wahrnehmung liegende, »eigentliche« Wirklichkeit unterbleibt. Jede weitere Einordnung der Sinnesgegebenheit (der Wahrnehmung) ist dadurch untersuchbar und Schlussfolgerungen bedürfen der Begründung.

Eidetische Variation bedeutet, in Bezug auf die gesuchte Begriffsbestimmung für einen bestimmten Sachverhalt die phänomenalen Verhältnisse durch Reihung der unterschiedlichen Vertretungen und Ausprägungen des jeweils untersuchten Sachverhalts (z. B. der erscheinenden Farben oder der phänomenal gegebenen Tonwelt) zusammenzustellen, zu strukturieren und zu ordnen. Die erhaltenen Ordnungen werden dann so variiert, dass das den Gegenständen und Erscheinungen innewohnende Gesetzliche und der erforderliche Erscheinungszusammenhang ansichtig werden können. Husserl nennt die den unterschiedlichen Erscheinungen innewohnende gemeinsame Struktur »das Wesen« einer Sache oder »Eidos« und benennt als die Aufgabe der eidetischen Variation, »das Wesen der jeweils in der Vorstellung gegebenen Gegenstände zu ermitteln« (Blume 2003, S. 532).

Diese Aspekte der Phänomenologie werden besonders betont, da hier eine enge Verwandtschaft zur Methode von Goethe vorliegt, die er bei der Bearbeitung naturwissenschaftlicher Gegenstände, wie in seiner Farbenlehre oder in der Metamorphosenlehre der Pflanzenorgane, zur Anwendung bringt. Er versucht, die verschiedenen Aspekte und Variationen der Anschauung und die auftauchenden Phänomene jeweils so zu ordnen, zu reihen und in eine Komposition zu bringen, dass das zentral den Sachverhalt darstellende Prinzipielle als *Ur-Phänomen* zur Erscheinung kommt (z. B. die Farben in der Auseinandersetzung von Licht und Dunkelheit) (Gögelein 1972). Die ordnende Tätigkeit des Untersuchers bringt dabei die in der Natur wirkende Gesetzmäßigkeit zur Darstellung. Goethe erweist sich dabei als der näher an der Wahrnehmung Bleibende und der bessere Theoretiker, indem er den das Prinzip offenbarenden Erscheinungszusammenhang, das Ur-Phänomen, als höhere Erfahrung in der Erfahrung und als nicht weiter auflösbar festhält (Müller 2015).

Mit der Bezeichnung *Naturphänomenologie* oder *Phänomenologie der Natur* stützen wir uns auf die von Gernot Böhme (1997; S. 11) in seinem Aufsatz »Phänomenologie der Natur – ein Projekt« gemachte Bemerkung, dass die Phänomene der Natur als solche von der Phänomenologie bisher nicht oder wenig bearbeitet wurden. Die Notwendigkeit dieser Erweiterung ergibt sich, da von Husserl selbst für die einzelnen Wissenschaftsbereiche keine (von ihm sogenannten) regionalen »Ontologien« ausgearbeitet wurden. Für Böhme wird die naturwissenschaftliche Methode von Aristoteles und Goethe zu einem wichtigen Orientierungsmoment für die Erarbeitung einer modernen Phänomenologie der Natur. Bei Aristoteles sind die gesamten zur Natur gehörenden Erfahrungen sinnlicher Natur. Er kennt keine systematische Anwendung von Versuchen. Goethe zeigte insbesondere in der Farbenlehre und in der Morphologie in exemplarischer Weise und mit hoher Präzision ein phänomenologisch-wissenschaftliches Vorgehen (Böhme 1997, S. 19 ff.). – »Eine Phänomenologie der Natur ist eine systematische Ausarbeitung sinnlichen Zugangs zur Natur, bei dem der Gegenstand Natur nicht relativ zu einem transzendentalen Subjekt, sondern relativ zum Menschen in seiner leiblichen Existenz konstituiert wird« (Böhme und Schiemann 1997, S. 10). Goethe ordnet die Natur durch Versuche im Hinblick auf ein Offenbarwerden der in der Natur wirkenden Gesetzmäßigkeit. Er »zerlegt« die Erscheinung durch Experimente nicht und sucht nicht ein »hinter den Erscheinungen wirkendes« eigentliches Sein, sondern weist die in den Erscheinungen wirksame Gesetzmäßigkeit auf. Ein entsprechendes Vorgehen soll für die Untersuchung der Wahrnehmungs- und Bewegungsfähigkeit des Menschen Verwendung finden.

3.2 Zum Zusammenhang von phänomenaler und naturwissenschaftlicher Vorgehensweise

Zu den auf der phänomenalen Ebene geordneten Beobachtungen und Feststellungen zu Wahrnehmen und Bewegen werden wir erst in einem zweiten Schritt – und den Zusammenhang bezüglich der Betrachtungsebene wahrend – die Ergebnisse früherer und aktueller quantifizierender Naturwissenschaft, im Speziellen der Physiologie und Neurophysiologie, zu Wahrnehmen und Bewegen aufgreifen und zu den phänomenologischen Beobachtungen und Ergebnissen in Beziehung setzen.

3.2 Zum Zusammenhang von phänomenaler und naturwissenschaftlicher Vorgehensweise

Diese Abfolge entspricht dem Vorgehen einer allgemeinen Sinnesphysiologie (oder einer allgemeinen Sinneslehre), wie sie neben anderen von Herbert Hensel umfänglich entwickelt wurde (Hensel 1966). Die phänomenale Erfahrungsgrundlage – und damit die Voraussetzung – der weiteren analytisch-empirischen Untersuchungen wird nicht von der objektiven und vom erlebenden Betrachter gänzlich absehenden Einstellung der objektiven Sinnesphysiologie (Dritte-Person-Perspektive) verdrängt, sondern findet in einem übergeordneten und geltungsmäßig vorgelagerten Wissenschaftsgebiet, in diesem Fall in der allgemeinen Sinnesphysiologie, ihren Zusammenhang und ihre strukturelle Einbettung. Bei einem solchen Vorgehen kommt es notwendig zu einer Verkopplung von Erste- und Dritte-Person-Perspektive. Dies ist ein wichtiger, forschungsmethodisch begründeter Schritt für jede wahrnehmungsbasierte (und damit empirische) Wissenschaft. Eine ausführliche Darstellung dieser Verkopplung findet sich schon bei Varela und Shear in der Einleitung von »The View from Within« (Varela und Shear 1999, S. 2 f.).

Hensel formuliert:

»Der Ausgangspunkt der allgemeinen Sinnesphysiologie ist eine reine Phänomenologie der Sinnesgegebenheit, vor aller begrifflichen Bearbeitung und Ausgestaltung durch die positiven Wissenschaften. [...] Der erste Schritt besteht darin, dieses Phänomenale zu beschreiben und in seiner Struktur zu analysieren, d. h. unter Begriffe zu bringen. Die dabei verwendeten Begriffsbildungen sind – anders als etwa die Begriffe der exakten Wissenschaften – der unmittelbaren Sinnesanschauung angepaßt: Sie sind ihr adäquat. Erst dann, in einem zweiten Schritt, sucht die theoretische Sinnesphysiologie Beziehungen auf zwischen den phänomenalen Strukturen und den Begriffsgebäuden der positiven Wissenschaften. Hierzu gehören dann auch die begrifflichen Implikationen mit den Gegenständen der Physik, den ›Reizen‹ und Objekten der Physiologie, den ›Erregungen‹ in den Sinnesorganen und im Nervensystem« (Hensel 1966, S. 3 f.).

Bei der erforderlichen Zusammenschau der phänomenalen Gegebenheiten mit den Ergebnissen der objektivistischen Sinnesphysiologie wird ein Vorgehen angestrebt, bei dem die Resultate der naturwissenschaftlichen Untersuchungen und Versuche ebenfalls in eine sich gegenseitig stützende Reihung und sich gegenseitig ergänzende Abfolge gebracht werden. Eine Zuspitzung in Richtung alleinstehender »Experimentum crucis« Situationen wird vermieden. Die Nichtaufhebbarkeit der Wahrnehmung und des phänomenal Gegebenen wird berücksichtigt. Dieses Vorgehen entspricht auf einer übergeordneten Ebene dem Vorgehen in der Phänomenologie und beim Experimentieren. Hier wie dort sind die Anordnungen so zu wählen, dass kleinschrittig und mit Notwendigkeit von einem Zusammenhang zum unmittelbar nächstliegenden vorangeschritten und jede Willkür in der Aufstellung des Zusammenhangs vermieden wird. Ohne den Phänomenzusammenhang zu überschreiten oder aufzulösen hat dies Goethe in seinen Phänomenanordnungen mit dem Ziel versucht, den prinzipiellen Zusammenhang darzustellen (Schad 1982).

Bei der Ordnung der experimentellen Ergebnisse in einem bestimmten Wissenschaftsgebiet – in unserem Fall von Arbeiten zur Wahrnehmungs- und Bewegungsphysiologie, die in einer ständig zunehmenden Fülle publiziert vorliegen – ist also ein methodisches Vorgehen erforderlich, das dem von Goethe und in der Phänomenologie angewendeten nahekommt. Goethe hat sein kontrolliert ordnendes Verfahren in einem forschungsmethodischen Aufsatz (»Der Versuch als Vermittler von Objekt und Subjekt«) beschrieben. Wir zitieren hier ausführlich:

> »Man kann sich daher nicht genug in acht nehmen, daß man aus Versuchen nicht zu geschwind folgere, daß man aus Versuchen nicht unmittelbar etwas beweisen, noch irgendeine Theorie durch Versuche bestätigen wolle: denn hier an diesem Passe, beim Übergang von der Erfahrung zum Urteil, von der Erkenntnis zur Anwendung ist es, wo dem Menschen alle seine inneren Feinde auflauern. Einbildungskraft, die ihn schon da mit ihren Fittichen in die Höhe hebt, wenn er noch immer den Erdboden zu berühren glaubt, Ungeduld, Vorschnelligkeit, Selbstzufriedenheit, Steifheit, Gedankenform, vorgefaßte Meinung, Bequemlichkeit, Leichtsinn, Veränderlichkeit, und wie die ganze Schar mit ihrem Gefolge heißen mag, alle liegen hier im Hinterhalte und überwältigen unversehens den handelnden so auch den stillen, vor allen Leidenschaften gesichert scheinenden Beobachter. [...]
> Es verdient künftig eine eigene Betrachtung, wie uns auf diesem Wege der Verstand zu Hülfe kommen könne. [...] [So] kann man von einem jeden Phänomene sagen, daß es mit unzähligen andern in Verbindung stehe, wie wir von einem frei schwebenden leuchtenden Punkte sagen, daß er seine Strahlen auf allen Seiten aussendet. Haben wir also einen solchen Versuch gefaßt, eine solche Erfahrung gemacht, so können wir nicht sorgfältig genug untersuchen, was unmittelbar an ihn grenzt, was zunächst aus ihm folgt, dieses ist's, worauf wir mehr zu sehen haben als auf das, was sich auf ihn bezieht. Die Vermannigfaltigung eines jeden einzelnen Versuches ist also die eigentliche Pflicht des Naturforschers. [...]
> Eine solche Erfahrung, die aus mehreren andern besteht, ist offenbar von einer höhern Art. Sie stellt die Formel vor, unter welcher unzählige einzelne Rechnungsexempel ausgedruckt werden. Auf solche Erfahrungen der höheren Art loszuarbeiten halt' ich für die Pflicht des Naturforschers, [...] und die Bedächtlichkeit, nur das Nächste ans Nächste zu reihen, oder vielmehr das Nächste aus dem Nächsten zu folgern, haben wir von den Mathematikern zu lernen, selbst da, wo wir uns an keine Rechnung wagen, müssen wir immer so zu Werke gehen, als wenn wir dem strengsten Geometer Rechenschaft zu geben schuldig wären.« (Goethe 2002b, S. 10 ff.)

Die von Goethe eingeforderte mathematische Genauigkeit bei der Anordnung der empirischen Befunde und der Zusammenstellung der naturwissenschaftlichen Ergebnisse und Studien mit den Phänomenen soll entsprechend in der Behandlung der Frage nach dem Zusammenhang von Wahrnehmung und Bewegung versucht werden.

3.3 Erfordernis einer allgemeinen Bewegungsphysiologie oder Bewegungslehre

Im Verfolgen der in den vorangehenden Kapiteln angeführten phänomenologischen und naturwissenschaftlichen Zugangsweise zur Sinneswahrnehmung und deren Zusammenschau in einer allgemeinen Sinnesphysiologie entsteht die Frage, ob es für die Bewegungphysiologie nicht eine vergleichbar vorauslaufende »allgemeine Bewegungsphysiologie« oder »allgemeine Bewegungslehre« geben müsste, wie es für die Wahrnehmungsphysiologie einer »allgemeinen Sinnesphysiologie« bedarf. Schließlich:

- gibt es ein phänomenales Feld der Bewegungsintention und der zugehörigen Bewegungsvorstellungen,
- wissen Individuen, ob sie eine Bewegung gewollt oder intendiert haben und können darüber Aussagen machen,
- erfahren Handelnde die Veränderung der Wahrnehmungswelt durch die Bewegung und kennen die induzierten Veränderungen der Wahrnehmung durch die Eigenbewegung.

Wichtig ist es, dabei zu berücksichtigen, dass im Gegensatz zur bewussten und phänomenal erfahrbaren Bewegungsintention die Bewegungs*durchführung* für das vorstellende Bewusstsein im Modus der Verborgenheit bzw. der inneren Nichtbeobachtbarkeit verbleibt!

Denn beim Vollzug einer intendierten Bewegung zeigt sich der inneren Selbstbeobachtung eine charakteristische Abfolge: Auf eine bewusste Handlungsvorstellung folgt der für das gegenständliche Bewusstsein innerlich nicht verfolgbare Übergang zum Handlungsvollzug. In den sich entsprechend der Bewegung verändernden Wahrnehmungen ist die Handlung dann wieder bewusst erfassbar. In der Handlungsvorstellung und im Ergebnis ist eine Handlung also bewusst zugänglich. In der Durchführung, d. h. im Übergang von der Vorstellung zur Handlung, im eigentlichen Willensvollzug, bleibt die Handlung unbewusst (Gutland 1983, 1994). Für den Handelnden wird Selbstwirksamkeit an der Veränderung der wachbewussten Wahrnehmungswelt als Ergebnis der eigenen willentlich verwirklichten Handlungsintention erfahrbar. Die eigentliche Handlungsdurchführung (das seelische Willenselement) wird im Wachbewusstsein nur durch »Aussparungen« im bewusst zugänglichen Beobachtungs-Tableau zugänglich. Auf diesen Aspekt der Unbewusstheit des Willenselements für das wachbewusste Vorstellen wies unter anderem Steiner in »Von Seelenrätseln« früh hin (Steiner 1983). Die Handlungsdurchführung wird für das vorstellende Alltagsbewusstsein und für die seelische Selbstbeobachtung in vergleichbarem Sinn wie die Nacht zwischen dem Abend und dem Morgen zwischen zwei wachbewussten Vorstellungen (der Handlungsvorstellung und dem erfahrenen Handlungsergebnis) »verschlafen«.

Auch in der Zeit länger andauernde Bewegungen, z. B. das langsame, kontinuierliche Heben einer Hand, werden durch die Propriozeption und über das Sehen als Ergebnis des Vollzugs wahrgenommen und kontinuierlich vorgestellt. Die Handlungswahrnehmung erfolgt auch hier am Handlungsergebnis, das sich – entsprechend der Bewegungsintention – wie erwartet verändert. Der kontinuierlich erforderliche Willenseinsatz ist auch bei andauernden Handlungen nicht vorstellbar. Dies ist ein wichtiges Zwischenergebnis! Die Nicht-Vorstellbarkeit des Willenselements im Bewusstsein mag mit eine Ursache für die lange Vernachlässigung des Willens in der Psychologie sein, auf die Heckhausen, Gollwitzer und Weinert in »Jenseits des Rubikon. Der Wille in den Humanwissenschaften« (1987) nachdrücklich hinweisen.

In der beschriebenen Abfolge (Bewegungsvorstellung, Bewegungsvollzug, Wahrnehmung der Veränderungen durch die Bewegung) liegt die Bewegung dem Wahrnehmungsaspekt, der durch die Bewegung verursacht wird, voraus.

Gleichwohl besteht für den Handelnden bei willentlich intendierten Bewegungen die Erfahrung, selbst der Verursacher der Bewegung zu sein und ihren Ablauf steuern zu können. Bezüglich der Steuerung und Beeinflussung der Bewegung kann man im Blick auf die Beobachtbarkeit im Bewusstsein konstatieren, dass die Bewegung erst hervorgebracht werden muss, um sie an den durch sie verursachten Änderungen der Wahrnehmungswelt beobachten zu können. Obgleich also die Bewegungsintention und das Handlungsziel eindeutig in der Eigenbeobachtung gegeben sind oder sein können, lässt sich für die eigentliche Handlungsdurchführung sagen:

> Man muss erst kräftig darauf los handeln, um danach am Handlungsergebnis die Handlung als Verursachendes für die Veränderung im Wahrnehmungsfeld wahrnehmen zu können. Der Beobachtung der Handlung schaffen wir mit der Veränderung der Wahrnehmungswelt selbst erst ein Objekt.

Diese Beobachtung bei körperlichen Willenshandlungen entspricht einer von Rudolf Steiner angeführten Beobachtung zum Willensaspekt (Handlungsaspekt) des Denkvorgangs. Steiner formuliert in der Philosophie der Freiheit als *ein* Ergebnis einer systematischen Untersuchung der auf das eigene Denken gerichteten Beobachtung: »Wir müssen resolut darauf los denken, um hinterher mittels der Beobachtung des Selbstgetanen zu seiner Erkenntnis zu kommen. Der Beobachtung des Denkens schaffen wir selbst erst ein Objekt« (Steiner 2021, S. 49).

Selbstwirksamkeit wird daher in jeder intendierten Bewegung erfahrbar, die eine für den Handelnden wahrnehmbare Veränderung zur Folge hat, die mit der Intention in Bezug gebracht werden kann. »The most effective way of creating a strong sense of efficacy is through mastery experiences. Successes build a robust belief in one's personal efficacy« (Bandura 1994, S. 72). »Infants' exploratory experiences in which they see themselves produce effects by their actions provide the initial basis for developing a sense of efficacy. Shaking a rattle produces predictable sounds, energetic kicks shake their cribs, and screams bring adults. By repeatedly observing that environmental events occur with action, but not in its absence, infants learn that actions« produce effects« (Bandura 1994, S. 79).

Entsprechend dem Vorgehen beim Aufbau einer allgemeinen Sinnesphysiologie ist es für eine allgemeine Bewegungsphysiologie erforderlich, zunächst die phänomenalen Gegebenheiten bei der Intention, Durchführung und Rezeption von Bewegungen zu beschreiben und in einem abgesetzten zweiten Schritt die naturwissenschaftlichen und neurophysiologischen Ergebnisse dazu in Bezug zu bringen. Für das methodische Vorgehen gelten die im vorigen ▶ Kapitel 3.2 zum Zusammenhang von phänomenaler und naturwissenschaftlicher Vorgehensweisebeschriebenen Aspekte.

3.4 Erfahrungsorientierte Erkenntniswissenschaft als übergeordneter Ausgangspunkt

Für den hier verfolgten methodischen Weg einer umfassenden Sichtung und einer phänomenologischen Einbettung eines naturwissenschaftlichen Untersuchungsgebiets mit dem Ziel einer an den zentralen Fragen orientierten Gesamtschau ergibt sich die Notwendigkeit, den Einzelwissenschaften bzw. dem urteilenden und erkennenden wissenschaftlichen Bewusstsein eine vorauslaufende, voraussetzungslose und philosophisch fundierende Erkenntniswissenschaft voranzustellen. Die dazu erforderlichen erkenntniswissenschaftlichen Untersuchungen müssen noch ohne Hinblick auf die Ergebnisse spezieller Einzelwissenschaften, neben Neurobiologie auch Neuropsychologie und Kognitionsforschung, erfolgen, da das Verhältnis des empirisch erfahrbaren Bewusstseins zu den Ergebnissen der Neurobiologie und der verwandten Disziplinen selbst zur Debatte steht. Keinesfalls kann mit unterordnenden Aussagen der Kategorie »Alle seelischen und kognitiven Erfahrungen werden vom Gehirn erzeugt und sind kausal von ihm abhängig« begonnen werden (Fuchs 2013; Heusser 2011; Weger und Edelhäuser 2014).

Es herrscht an dieser Stelle methodisch eine Analogie zur Notwendigkeit einer allgemeinen Sinnesphysiologie, die die phänomenalen Gegebenheiten der Erste-Person-Perspektive mit den Ergebnissen der objektivierenden Sinnesphysiologie in Bezug bringt. Entsprechend bedarf es einer allgemeinen Erkenntnislehre, die die phänomenale Erfahrung des erkennenden Bewusstseins aufgreift und die in Frage kommenden Aspekte und Bezüge sichtet und ordnet, bevor die empirischen Teilwissenschaften mit experimentellen Methoden sich dieser Fragen annehmen, sonst sind Verkürzungen unabwendbar. Damit sind die empirischen Ergebnisse der experimentellen Wahrnehmungs- und Kognitionsforschung in keinem Fall geschmälert oder in ihrem Erkenntniswert zurückgesetzt. Sie sind nur eben nicht voraussetzungslos und bedürfen wegen ihrer Voraussetzungen einer Einordnung. In der Philosophie liegen – insbesondere seit Kant und in der Nach-Kant'schen Philosophie – ausgearbeitete erkenntniskritische Ansätze vor. Eine phänomenologisch umfassende Analyse ist anknüpfend an Descartes bei Husserl gegeben (Römpp 2005).

Der hier verfolgte Ansatz orientiert sich an den erkenntniswissenschaftlichen Schriften und den darin enthaltenen Darstellungen von Rudolf Steiner, dessen Vorgehensweise und Konzeptualisierung wie der Husserl'sche Ansatz als prinzipiell und umfassend erfahrungsorientiert bezeichnet werden können (Heusser 2011). Das Konzept enthält keine Voraussetzungen inhaltlich orientierter anthroposophischer Detailaussagen. Zum Ausgangspunkt für die eine mögliche Erkenntnis fundierenden Überlegungen wählt Steiner das phänomenal unmittelbar Gegebene (aus der Sinnesanschauung oder als im Bewusstseinsfeld wahrnehmbare Gegebenheiten).

> »Am Beginne der erkenntnistheoretischen Untersuchungen ist nach allem, was wir gesehen haben, das abzuweisen, was selbst schon in das Gebiet des Erkennens gehört. […] Ein solcher Anfang kann aber nur mit dem unmittelbar gegebenen Weltbilde gemacht werden, d. i. jenem Weltbilde, das dem Menschen vorliegt, bevor er es in irgendeiner

Weise dem Erkenntnisprozess unterworfen hat, also bevor er auch nur die allergeringste Aussage über dasselbe gemacht, die allergeringste gedankliche Bestimmung mit demselben vorgenommen hat. Was da an uns vorüberzieht, dieses zusammenhanglose und doch auch nicht in individuelle Einzelheiten gesonderte Weltbild, in dem nichts voneinander unterschieden, nichts aufeinander bezogen ist, nichts durch ein anderes bestimmt erscheint: das ist das unmittelbar Gegebene. Auf dieser Stufe des Daseins [...] ist kein Gegenstand, kein Geschehnis wichtiger, bedeutungsvoller als ein anderer bzw. ein anderes« (Steiner 1958, S. 45).

In vergleichbarer Art weist der japanische Philosoph Kitaro Nishida in seinem Werk »Über das Gute. Eine Philosophie der reinen Erfahrung« nachdrücklich auf das unmittelbar Gegebene – bei ihm als reine Erfahrung beschrieben – als Grundlage und Ausgangspunkt des erkennenden Bewusstseins hin (Nishida 1989, S. 30 f.).

Innerhalb des Gegebenen findet Steiner eine Klasse von Gegebenheiten, die zugleich gegeben und vom Betrachtenden selbst hervorgebracht sind: die Begriffe und die Ideen, die aus der Denk*tätigkeit* hervorgehen. Mittels der Begriffe und in ihrer komplexeren Form der Ideen werden alle anderen Aspekte des Gegebenen bestimmt, geordnet, befragt, klassifiziert, in Beziehung gebracht usw. Mit dieser Zusammenfügung von unmittelbar Gegebenem und zugehörigen Begriffen »entstehen« erst alle aussagbaren Beziehungen und auch die Dingwelt des Alltagsbewusstseins, aber auch die Gegenstandswelt der wissenschaftlichen Untersuchungen und des wissenschaftlichen Bewusstseins. Auf dieser Stufe setzt dann in der Regel das empirisch wissenschaftliche Untersuchen ein (vgl. v. Weizsäcker 1968, S. V; siehe dazu auch die Überlegungen am Anfang des Kapitels). Es sind also bereits eine Reihe von Feststellungen, Bestimmungen, Zuordnungen getroffen, aber auch Gewohnheiten, Sichtweisen, kulturelle oder andere Prägungen fixiert, bevor empirisch wissenschaftliche Untersuchungen beginnen. Ausführlich entfaltet Steiner diesen Gedanken in »Wahrheit und Wissenschaft« (Steiner 1958, S. 45 ff.). Damit erweisen sich für die phänomenale Bewusstseinsanalyse Wahrnehmen (im Sinne von Gewahrwerden) und Denken als die beiden nicht weiter hinterfragbaren oder auflösbaren Grundgegebenheiten, aus deren Zusammenwirken sich alles weitere Erkennen ermöglicht. Die beiden Elemente Wahrnehmen und Denken sind dabei komplementär aufeinander angewiesen und erst im Zusammenfügen einer nach dem zugehörigen Begriff »fragenden« Anschauung mit dem passenden gedanklichen Element ergibt sich die Wirklichkeit und verwirklicht sich Erkennen. Erkennen ist in diesem Zugang ein offener und individueller, im sozialen und kulturellen Zusammenhang sich entfaltender Prozess.

Wahrnehmungsgegebenheiten und zugehörige Begriffe als das Ergebnis von Wahrnehmen und Denken bilden zusammen erst die Wirklichkeit. Für den Menschen treten sie durch seine Organisation bedingt getrennt auf: Von »außen«, und bezüglich der Sinnesanschauung vermittelt über den Leib, tritt an ihn die Wahrnehmung heran, von »innen«, und durch eigene Denk-Tätigkeit vermittelt, erbildet der Erkennende die zugehörigen Begriffe. Erkennen ist ein relevanter fortschreitender Weltprozess, der Wirklichkeit gebiert (Steiner 2021, S. 80 ff.).

Beachtenswert ist nun für unseren Zusammenhang, dass das Denken, insbesondere die Denk*tätigkeit*, zunächst für das vorstellende Bewusstsein nicht oder kaum (allenfalls als Denkanstrengung) bemerkbar wird.

3.4 Erfahrungsorientierte Erkenntniswissenschaft als übergeordneter Ausgangspunkt

> »Der Grund, warum wir das Denken im alltäglichen Geistesleben nicht beobachten, ist kein anderer als der, daß es auf unserer eigenen Tätigkeit beruht. [...] Während ich denke, sehe ich nicht auf mein Denken, das ich selbst hervor bringe, sondern auf das Objekt des Denkens, das ich nicht hervorbringe« (Steiner 2021, S. 42 f.).

Das Denken zeigt sich als eine generalisierende, Bezug schaffende und inhaltlichen Zusammenhang stiftende Funktion. Dieses gilt auch für die vom Denken hervorgebrachten Begriffe und Ideen. Während der durch die Wahrnehmung vermittelte Weltbezug perspektivisch, leib- und standortgebunden ist, ist die durch das Denken vermittelte Inhaltlichkeit universell, Beziehung schaffend, Vereinzelung überwindend und die räumliche und zeitliche Sonderung, wie sie die rein phänomenal gegebene Wahrnehmungswelt liefert, überwindend.

Eine übersichtliche und systematische Darstellung der Erkenntnistheorie von Steiner findet man bei Heusser im Kapitel »Erkennen und Wirklichkeit« (Heusser 2011, S. 9–40). In der hier vorgenommenen Untersuchung beschränken wir uns auf eine Darstellung der Aspekte, die für die weitere Bearbeitung von Wahrnehmen und Bewegen und deren Zusammenhang besonders relevant sind.

3.4.1 Denken und Denktätigkeit

Durch aktives Denken und die Hinwendung an die Wahrnehmung werden Begriffe und Ideen erzeugt (Steiner 2021, S. 57). Im Ausüben der Denktätigkeit, die quasi reine Tätigkeit und reine Aufmerksamkeit ist, wird die Denktätigkeit selbst zunächst nicht bemerkt.

> »Das ist die eigentümliche Natur des Denkens, daß der Denkende das Denken vergißt, während er es ausübt. Nicht das Denken beschäftigt ihn, sondern der Gegenstand des Denkens, den er beobachtet. Die erste Beobachtung, die wir über das Denken machen, ist [...] die, daß es das unbeobachtete Moment unseres gewöhnlichen Geisteslebens [entspricht Bewusstsein, Anm. vom Verf.] ist« (Steiner 2021, S. 42).

Im Erbilden von Begriffen ist – ähnlich wie beim leiblichen Bewegen – die eigentliche »Handlungsphase« für das Wachbewusstsein nicht unmittelbar beobachtbar oder dem Bewusstsein zugänglich und wird »verschlafen«. Erst an den *Ergebnissen* der Denkbewegung, den erbildeten Gedanken und Vorstellungen, wird das Bewusstsein wieder ganz vorstellend und damit wach. Trotzdem bleibt es unmittelbares und unersetzliches Erlebnis, den Gedanken selbst gedacht und hervorgebracht zu haben und das Ergebnis, die gewonnene Inhaltlichkeit »einzusehen« (Ziegler und Weger 2019). Ohne den hier verfolgten Gedankengang zu verlassen, sei an dieser Stelle angemerkt, dass, trotz mannigfaltiger Infragestellung eines introspektiven Erkenntniszugangs, aktuelle Arbeiten die Introspektion zumindest teilweise rehabilitieren (Petitmengin et al. 2013; Sparby et al. 2019; Wagemann et al. 2019).

3.4.2 Begriffe und Ideen

Begriffe und Ideen werden zwar individuell (vom Subjekt) hervorgebracht, ihre Inhaltlichkeit ist jedoch überindividuell, in sich begründet, Raum, Zeit und individuelle Färbung durch die Art der Vorstellung übergreifend (Weger und Edelhäuser 2014, Ziegler und Weger 2018, 2019). Dies zeigt sich exemplarisch an der Mathematik, deren Inhalt eine freie Schöpfung des Menschengeistes ist, die sich zu einem in sich gegliederten Ganzen fügt, und deren spätere Anwendung auf die Welt die Zusammenhänge offenbart, die mathematischen Gesetzlichkeiten unterliegen. Die von den Griechen gefundenen mathematisch-geometrischen Gesetze und Zusammenhänge, z. B. der Satz des Pythagoras, behalten ihre Gültigkeit kultur- und zeitungebunden. Sie müssen aber von jedem, der sie anwenden will, neu gedacht, erlernt und verstanden werden. Leben, Kultur, Schule und Studium regen an zum Erwerb und zum Gebrauch von Begriffen und Ideen. Durch das eigenständige Denken erst werden sie im Individuum realisiert und verfügbar.

> »Ein Dreieck hat nur einen einzigen Begriff. Für den Inhalt dieses Begriffes ist es gleichgültig, ob ihn der menschliche Bewußtseinsträger A oder B faßt. Er wird aber von jedem der zwei Bewußtseinsträger in individueller Weise erfaßt werden.
> Diesem Gedanken steht ein schwer zu überwindendes Vorurteil der Menschen gegenüber. Die Befangenheit kommt nicht bis zu der Einsicht, daß der Begriff des Dreiecks, den mein Kopf erfaßt, derselbe ist, wie der durch den Kopf meines Nebenmenschen ergriffene. [...] Der eine einheitliche Begriff des Dreiecks wird nicht dadurch zu einer Vielheit, daß er von vielen gedacht wird« (Steiner 2021, S. 90 f.).

3.4.3 Wahrnehmen

Mit dem Modus der Wahrnehmung sei zunächst alles bezeichnet, was uns im Bewusstsein als »Etwas« begegnet. Auch ein Gefühl und ein Gedanke müssen, wenn sie für das Bewusstsein zugänglich sein sollen, zunächst als Wahrnehmung gegeben, als Gegebenes wahrnehmlich sein. Für die Sinneswahrnehmungen gilt im Speziellen, dass sie leibvermittelt immer einen spezifischen Bezug zur Welt ermöglichen. Sie werden von einem bestimmten Standpunkt, von einem konkreten Hier und Jetzt aus erfahren und vermitteln eine leibgebundene Perspektive, einen Blickwinkel, eine standortbezogene Weise der Erscheinung. Sie zeigen nie die Totale, sondern immer nur einen Aspekt des Wahrnehmlichen. Sie zeigen auch nie die Fülle der möglichen Bezüge, sondern immer nur eine konkrete Bezugnahme auf die Welt. Die Unbestimmtheit, die Perspektivengebundenheit, die Singularität und die Gegenwärtigkeit in einem konkreten Hier und Jetzt kennzeichnen die Wahrnehmungen.

Bezüglich der Wahrnehmung beschreibt Steiner eine besondere Beobachtung:

> »Die Wahrnehmung ist überall so, daß sie als ein Nicht-Abgeschlossenes erscheint. [...] Indem wir uns als Mensch hinein stellen in die Welt, spalten wir den Weltinhalt in die Wahrnehmung, die uns von außen erscheint und in die Ideenwelt, die uns im Innern der Seele erscheint« (Steiner 1967, S. 97 f.).

Die in der Wahrnehmung erfahrenen Gegebenheiten und Dinge sind zunächst ohne Bestimmung und Einordnung. Sie stellen gleichsam Fragen an den Wahrnehmenden nach ihrem Verständnis und ihrer Einordnung in die bereits bekannte Welt. Sie bedürfen einer konstitutiven, inhaltlichen Ergänzung und der Aufhebung ihrer Singularität, ihrer Perspektivengebundenheit, ihrer Isolation. Wahrnehmungen stellen den Wahrnehmenden vor Erkenntnisaufgaben. Sie fragen nach begrifflicher Bestimmung. Schon in der Benennung als ein »Etwas« ist eine erste begriffliche Bestimmung und Sonderung enthalten.

Vor aller begrifflichen Bestimmung finden sich in der Sinneswahrnehmung in den einzelnen Sinnesbereichen die jeweiligen Sinnesqualitäten noch ohne dingliche oder gegenständliche Zuordnung. Diese Wahrnehmungen sind nur durch die besondere Einstellung der begrifflichen Enthaltung zu gewinnen. Versucht man sich diese begrifflichen Durchdringungen bewusst zu machen und Schritt für Schritt zu eliminieren, gelangt man immer unmittelbarer zu den primären, aus einem bestimmten Sinnesbereich stammenden Qualitäten, die dann mehr und mehr ein unbenanntes und nicht-dingliches »So-Sein« zeigen z. B. die Farbe Rot oder ein bestimmtes Geräusch. Die spezifischen Qualitäten drücken sich aber auch in jeder begrifflich durchsetzten Wahrnehmung aus. Wahrnehmungen zeigen immer eine spezifische Charakteristik, vor allem in den Qualitäten des sinnlich Gegebenen. Sie vermitteln dadurch eine durch nichts zu ersetzende Begegnung mit der Welt.

Man muss sich entsprechend dieser Beobachtungen vergegenwärtigen, dass es sich bei dem in der üblichen Alltagseinstellung in der Sinneswahrnehmung Erfassten und Benannten immer schon um begriffsdurchsetzte Wahrnehmungen handelt, die wir normalerweise handhaben: Beim Blick aus dem Fenster sehen wir Bäume, Äste, Vögel, Gebäude, Straßen, Autos, den Verkehr usw. All dies sind bereits begrifflich-inhaltliche Bestimmungen des Wahrgenommenen. So betrachtet »sehen« (»hören«, »riechen«, »schmecken« usw.) wir zunächst an der Wahrnehmung konkretisierte Gedanken, Begriffe und inhaltliche Bestimmungen, also die gegenständliche Welt der Alltagserfahrung. Erst die Ausnahmehaltung einer aktiven Dekonstruktion und Reflexion lässt den Begriffsanteil der alltäglichen gegenständlichen Wahrnehmungswelt erfahrbar werden

Sehr schön kann man dieses Verhältnis von Wahrnehmung und Begriff in der Entwicklung der bildnerischen Kunst studieren, wo in den Kunststilen der Moderne nach der Aufgabe der Abbildungsfunktion in der Malerei mit unterschiedlichen Aspekten der Farben (Impressionismus, Expressionismus, Pointillismus) und der Formen (Kubismus) experimentiert wurde und damit neben den Kunstwerken selbst auch der Sehprozess und die Weisen des Sehens einer Analyse zugänglich wurden (Bockemühl 1985).

3.4.4 Wahrnehmen und Denken

Das in der Wahrnehmung Erscheinende fordert eine jeweils spezifisch zugehörige begriffliche Bestimmung heraus.

> »Nicht an den Gegenständen liegt es, daß sie uns zunächst ohne die entsprechenden Begriffe gegeben werden, sondern an unserer geistigen [menschlichen Anm. des Verfassers] Organisation. Unsere [. .] Wesenheit funktioniert in der Weise, daß ihr bei jedem Ding der Wirklichkeit von zwei Seiten her die Elemente zufließen, die für die Sache in Betracht kommen: Von seiten des *Wahrnehmens* und des *Denkens*.
>
> Es hat mit der Natur der Dinge nichts zu tun, wie ich organisiert bin, sie zu erfassen. Der Schnitt zwischen Wahrnehmen und Denken ist erst in dem Augenblick vorhanden, wo ich, der Betrachtende, den Dingen gegenüber trete. […]

> Für uns aber ist es eine Notwendigkeit, gewisse Ausschnitte aus der Welt herauszuheben, und sie für sich zu betrachten. [...]« (Steiner 2021, S. 88 f., Hervorhebungen im Original).

Auf diese Weise entwickelt Steiner die wechselseitige Bezogenheit von Wahrnehmen und Denkinhalten aufeinander. Jede begriffliche Bestimmung »zeigt« und sondert damit einen bestimmten Aspekt der Wahrnehmungswelt. Gleichzeitig fügt die begriffliche Bestimmung diesen Aspekt in den Gesamtzusammenhang ein, der begrifflicher Natur ist. Dabei haben Gedanken die besondere Eigenschaft, rein inhaltliche Bestimmungen aufzuzeigen, die zunächst keinerlei persönliche oder subjektive Komponenten haben.

> »Unser Denken ist nicht individuell, wie unser Empfinden und Fühlen. Es ist universell. Es erhält ein individuelles Gepräge in einem jeden einzelnen Menschen nur dadurch, daß es auf sein individuelles Fühlen und Empfinden bezogen ist. [...]« (Steiner 2021, S. 90).
>
> »Bei denkenden Wesen stößt dem Außendinge gegenüber der Begriff auf. Er ist dasjenige, was wir von den Dingen nicht von außen, sondern von innen empfangen. Den Ausgleich, die Vereinigung der beiden Elemente des Inneren und des Äußeren soll die *Erkenntnis* liefern« (Steiner 2021, S. 92. Hervorhebung im Original).

Indem der sich entwickelnde Mensch durch Wahrnehmung Erfahrungsfelder und durch Begriffe und Konzepte deren inhaltliche Ordnung erwirbt, zeigt sich die Entwicklung der Wahrnehmungsbilder der Welt als eine individuelle Aufgabe, die im sozialen Kontext erlernt und vollzogen wird. Der Erwerb einer umfangreichen Anschauung und einer anschaulich sinnlichen Welterfahrung fördert und bildet beides: unsere Wahrnehmungsfähigkeit und unser Begriffsvermögen! Man darf daher folgern: Wer umfangreich wahrnehmen will, braucht vielfältige und flexible Begriffe; wer ein umfangreiches und zutreffendes Begriffsvermögen sucht, braucht die Erfahrung vielfältiger und umfassender Wahrnehmungen. Dies gilt auch für die beruflichen und wissenschaftlichen Erfahrungs- und Handlungsfelder.

Goethe, der sich in seinen naturwissenschaftlichen Bestrebungen dieses Verhältnisses intensiv bewusst war, handhabte es als anschauende Urteilskraft. »Jeder neue Gegenstand, wohl beschaut, schließt ein neues Organ in uns auf« (Goethe 2002a, S. 38).

3.4.5 Erkennen

> »Die Wahrnehmung ist also nichts Fertiges, Abgeschlossenes, sondern die eine Seite der [...] Wirklichkeit. Die andere Seite ist der Begriff. Der Erkenntnisakt ist die Synthese von Wahrnehmung und Begriff. Wahrnehmung und Begriff eines Dinges machen aber erst das ganze Ding aus« (Steiner 2021, S. 92).

Lenkt man den Blick zunächst nur auf die Wahrnehmungsseite der Welterfahrung, zeigt sich deren fragmentarischer Charakter. Zusammenhanglos und unbestimmt harren die Wahrnehmungselemente auf ihre begriffliche Bestimmung.

Erkennen realisiert den Zusammenhang von Wahrnehmungen und zugehörigen gedanklich inhaltlichen Bestimmungen. Erst wenn dieses geleistet und gelungen ist, kann man von Gegenständen, Dingen, Beziehungen usw. kurz den ganzen aussagbaren Verhältnissen der wahrgenommenen Welt sprechen.

3.4 Erfahrungsorientierte Erkenntniswissenschaft als übergeordneter Ausgangspunkt

»Am tiefsten eingewurzelt in das [...] Menschheitsbewußtsein ist die Meinung: das Denken sei abstrakt, ohne allen konkreten Inhalt. Es könne höchstens ein ›ideelles‹ Gegenbild der Welteinheit liefern, nicht etwa diese selbst. Wer so urteilt, hat sich niemals klar gemacht, was die Wahrnehmung ohne den Begriff ist. Sehen wir uns nur diese Welt der Wahrnehmung an: als ein bloßes Nebeneinander im Raum und Nacheinander in der Zeit, ein Aggregat zusammenhangloser Einzelheiten erscheint sie. Keines der Dinge, die da auftreten und abgehen auf der Wahrnehmungsbühne, hat mit dem andern unmittelbar etwas zu tun, was sich wahrnehmen läßt. Die Welt ist da eine Mannigfaltigkeit von gleichwertigen Gegenständen. Keiner spielt eine größere Rolle als der andere im Getriebe der Welt. Soll uns klar werden, daß diese oder jene Tatsache größere Bedeutung hat als die andere, so müssen wir unser Denken befragen. Ohne das funktionierende Denken erscheint uns das rudimentäre Organ des Tieres, das ohne Bedeutung für dessen Leben ist, gleichwertig mit dem wichtigsten Körpergliede. Die einzelnen Tatsachen treten in ihrer Bedeutung in sich und für die übrigen Teile der Welt erst hervor, wenn das Denken seine Fäden zieht von Wesen zu Wesen. Diese Tätigkeit des Denkens ist eine *inhaltvolle*. [...]

Außer durch Denken und Wahrnehmen ist uns direkt nichts gegeben« (Steiner 2021, S. 94 ff. Hervorhebung im Original).

Für den verstehen wollenden (und den aus Erkenntnis handeln wollenden) Menschen ist die aktive Zusammenführung von Wahrnehmung und zugehörigem Begriff ein Prozess, der die Erkenntnis der Welt zu einer *Gestaltungsaufgabe* macht. Für die aus diesem Prozess hervorgehenden Erkenntnisse, Sachverhalte, Gegenstände und Dinge der Welt bedeutet dies, dass sie Äußerlichkeit, Ansichtigkeit und Innerlichkeit, begrifflich wesenhafte Bestimmung, gleichermaßen in sich tragen. Im wissenschaftlichen Vorgehen klären und erfassen wir die Beziehungen der Dinge untereinander als Regeln und Gesetze. Sie sind übersubjektiv und transkulturell. Wenn das Zusammenführen von Wahrnehmung und Begriff eine Gestaltungsaufgabe ist, liegt es in der Verantwortlichkeit der Gestaltenden, diesen Prozess als Erkennender so zu führen, dass die Eigengesetzlichkeit der Dinge sich zeigen kann und nicht die Willkür des Betrachters sich in ihnen spiegelt. Dies gilt im Besonderen für wissenschaftliche Erkenntnis- und Theoriebildung.

Eine lebendige Erkenntnisfähigkeit erfordert neben einer umfangreichen Wahrnehmungsbasis eine flexible und kräftige Denktätigkeit und ein hohes Aufmerksamkeitsvermögen, sowohl für den Denk- wie für den Wahrnehmungsprozess. In der Eigenbeobachtung wird im Bewusstseinsfeld neben dem Gegebenen und den erarbeiteten Begriffen ein in der Denk*tätigkeit* und in der *aktiven* Aufmerksamkeit wirkender *Tätigkeits*- oder *Leistungs*pol des Bewusstseins unterscheidbar. Mit diesem leistenden Pol, der nie von außen ansehbar und benennbar ist, erleben wir uns innigst identisch (Sparby et al. 2019, Weger und Herbig 2021). Wir erfahren unsere Wirksamkeit als dieser leistende Pol an den Ergebnissen seiner Tätigkeit, z. B. in der konsequenten Verfolgung eines Gedankens, in der gedanklichen Bearbeitung einer ungelösten Situation, in der Konzentration auf eine Beobachtung. Diese im Handeln und an ihren Wirkungen erfahrbare Bewusstseinstatsache ist als *tätiges, leistendes* Ich – im Gegensatz zum vorgestellten Ich im Bewusstsein – beschreibbar (Hensel 1966, S. 28 f.).

3.4.6 Vorstellen

Vorstellungen gehen aus begrifflich durchsetzten Wahrnehmungen hervor. Sie werden ansichtig, wenn der unmittelbare Weltbezug in der Wahrnehmung zu Ende gekommen ist und von dem Vorgang ein inneres Bild in Abwesenheit der ursprünglichen Wahrnehmung »vorgestellt« wird. Die Vorstellung ist ein Nachklang aus der weltbezogenen Situation der Wahrnehmung. Wahrnehmen kann immer nur im zeitlichen Modus der Gegenwart stattfinden. Vorstellungsfähigkeit ist mit Erinnerungsfähigkeit verbunden, andernfalls könnten wir eine Vorstellung nicht bilden und ihrer nicht gewahr werden. Mit der Vorstellung nach einer Wahrnehmung trägt man eine Erinnerung an das Erlebnis mit sich und ist durch diese Fähigkeit an Erfahrung bereichert.

> »Die volle Wirklichkeit eines Dings ergibt sich uns im Augenblicke der Beobachtung aus dem Zusammengehen von Begriff und Wahrnehmung. Der Begriff erhält durch eine Wahrnehmung eine individuelle Gestalt, einen Bezug zu dieser bestimmten Wahrnehmung. In dieser individuellen Gestalt, die den Bezug auf die Wahrnehmung als eine Eigentümlichkeit in sich trägt, lebt er in uns fort und bildet die Vorstellung des betreffenden Dings. Treffen wir auf ein zweites Ding, mit dem sich derselbe Begriff verbindet, so erkennen wir es mit dem Ersten als zu derselben Art gehörig; treffen wir dasselbe Ding ein zweites Mal wieder, so finden wir in unserem Begriffssystem nicht nur überhaupt einen entsprechenden Begriff, sondern den individualisierten Begriff mit dem ihm eigentümlichen Bezug auf denselben Gegenstand, und wir erkennen den Gegenstand wieder« (Steiner 2021, S. 107).
>
> »Die *Vorstellung* ist also ein individualisierter Begriff. Und nun ist es uns erklärlich, dass für uns die Dinge der Wirklichkeit durch Vorstellungen repräsentiert werden können« (Steiner 2021, S. 107, Hervorhebung im Original).
>
> »Die Vorstellung steht […] zwischen Wahrnehmung und Begriff. Sie ist der bestimmte, auf die Wahrnehmung deutende Begriff.
> Die Summe desjenigen, worüber ich Vorstellungen bilden kann, darf ich meine Erfahrung nennen« (Steiner 2021, S. 107 f.).

In einer Vorstellung sind Elemente der Wahrnehmungswelt mit Gedankenelementen zu einem bestimmten Aspekt der Wirklichkeit verschmolzen – und dabei aber auch fixiert. Der lebendige Bezug zur Wahrnehmung besteht nicht mehr. In zwei Richtungen können Schwierigkeiten im Umgang mit Vorstellungen auftreten: Fehlt die Erinnerungskraft, so gelingt die Vorstellungsbildung zu gemachten Erfahrungen nicht mehr. Eine andauernde Gegenwart ohne Erfahrungsgewinn zieht an den Demenzpatienten vorüber. Der zweite Aspekt ist für uns relevanter. Vorstellungsbildungen haben ihren offenen, flexiblen Bezug zur Wirklichkeit eingebüßt in der Fixierung auf eine bestimmte begriffliche Festlegung. Nun sind alle unsere aktuellen Umweltwahrnehmungen hochgradig durchsetzt von Vorstellungen. Diese machen uns im Wortsinne das Leben leichter, fixieren aber auch auf die in ihnen geronnene Perspektive. Wenn wir im Alltag an einer Türe genau wissen, wo nach der Klinke zu suchen ist und wie mit ihr umzugehen ist, liegt das an der in den entsprechenden Vorstellungen geronnenen Erfahrung. Auch was ein Tisch, ein Stuhl, eine Tasse und Besteck sind und wie das alles zu handhaben ist, »wissen« wir längst und müssen dazu keine genuin neuen Wahrnehmungen machen. Dies hilft uns im Alltag handlungsfähig zu sein, verhindert aber häufig die wirkliche Wahrnehmung der aktuellen Situation. Die aktuelle Wahrnehmung wird mit der Vorstellung verglichen und an ihr gleichsam abgeprüft. »Man sieht nur, was man kennt«, formuliert das zu dieser Situation passende Sprichwort. Unsere Alltagswahrnehmung ist in hohen Anteilen vorstellungsgetragen. Für eine Analyse der Wahrnehmung ist also auch zu trennen, welches der Vorstellungsanteil in einer Wahrnehmung ist und wie sich jeweils Vorstellungen zu den Wahrnehmungen verhalten.

Für unsere Untersuchung ist neben dem Aspekt der Durchsetzung der Wahrnehmungen mit Vorstellungen relevant, dass Vorstellungen als Bewegungsvorstellungen in der Planung und Begleitung von Bewegungen eine Rolle spielen. Da Vorstellungen, wie gerade skizziert, neben einem aus der Wahrnehmung kommenden Teil einen ideell-begrifflichen Anteil in sich tragen, gilt dies auch für die Vorstellungen, die Bewegungen begleiten oder zu deren Planung beitragen. Eine Vorstellung ist nach der oben angeführten Analyse weder als Abbild der Wirklichkeit noch ohne Bezug zur Wirklichkeit zu sehen. Sie enthält einen individualisierten, an einer früheren Wahrnehmung gewonnenen und fixierten Begriff, ein ideelles Element. Vorstellungen sind so gesehen Chancen und Risiken zugleich: Chancen, um in eine unbestimmte Wahrnehmungswelt Konstanz, Voraussagbarkeit, Orientierung, Gewohnheit und Planbarkeit zu bringen. Risken, da mit ihnen die Fixierung auf das bereits Erworbene in der Wahrnehmung und Planung einhergeht und Lernen und Zugewinn an Erfahrung gebremst werden.

Wichtig ist in jedem Fall, auf den Begriffsanteil der Vorstellungen, der vorstellungsdurchsetzten und der von Begriffen durchdrungenen gegenständlichen Wahrnehmungen aufmerksam zu werden: Sie amalgamieren sinnliche, aber begriffslose Elemente des leiblichen Weltbezugs mit inhaltsvollen, aber anschauungslosen Begriffen und Ideen. Dies gilt gleichermaßen für alle unsere begriffsdurchsetzten Wahrnehmungen und Anschauungen wie für unsere Erinnerungs- und Planungsvorstellungen und die darauf bezogenen Aussagen. Um es in Abwandlung der Worte Goethes in der bekannten Auseinandersetzung zwischen Schiller und Goethe 1794 zu formulieren:

> Bei allen benennbaren und inhaltlich aussagbaren Aspekten der Wahrnehmungswelt »sehen« (hören, tasten, schmecken, usw) wir in und an der Wahrnehmung konkretisierte Ideen (Gedanken, kognitive Konzepte) mit Augen (bzw. hören konkretisierte Ideen mit den Ohren usw.).

Auf Schillers Einwand, Goethes Schilderung der Urpflanze entspreche einer Idee, keiner Erfahrung, hatte Goethe laut eigener Darstellung im Aufsatz *Glückliches Ereignis* erwidert: »Das kann mir sehr lieb sein, daß ich Ideen habe, ohne es zu wissen, und sie sogar mit Augen sehe« (Goethe 1998, S. 541). – Dieser Anregung folgend, findet sich in jeder benennbaren Anschauung und Vorstellung bereits ein Erkenntnisakt fixiert, der ein gedankliches und ein sinnliches Element zur anschaulichen Wirklichkeit verbindet. Das begriffliche Element in der sinnlichen Wahrnehmung bleibt dem Wahrnehmenden in der Regel unbewusst und wird erst durch die Blickwendung auf die Denktätigkeit in der Wahrnehmung und Vorstellungsbildung zugänglich. Dies erfordert einen intensiven Übungsweg, der u. a. im philosophischen Denken und in jeder Reflexion, aber auch im mentalen Üben, z. B. von Bewegungsfolgen, anfänglich veranlagt ist.

3.5 Bezugnahmen und Anknüpfungen

An die anthropologischen Ausarbeitungen und Konzepte von Thomas Fuchs, Viktor von Weizsäcker, Herbert Hensel und Peter Heusser wird in der vorliegenden Arbeit methodisch und zum Teil inhaltlich in besonderer Weise angeknüpft. Sie werden deshalb hier aufgeführt und die jeweiligen Bezugspunkte werden benannt.

3.5.1 Leib- und Beziehungsphänomenologie bei Thomas Fuchs

In den letzten Jahrzehnten beeindruckte Thomas Fuchs mit einer Fülle von Arbeiten, die resultierten aus dem »Bestreben, die gegenwärtigen Fortschritte der Hirnforschung in einen anthropologischen Zusammenhang zu stellen, der das Gehirn als ein Vermittlungsorgan für unsere leiblichen, seelischen und geistigen Beziehungen mit der Welt zu begreifen erlaubt – als Beziehungsorgan oder als »Organ der Person« (Fuchs 2013, S. 9). Methodisch wird von Fuchs ein phänomenologisches Denken, verbunden mit Ansätzen der ökologischen Biologie und einer Philosophie des Lebendigen, verwendet (Fuchs 2005, 2013). Die naturwissenschaftlichen Ergebnisse der Hirnforschung werden dazu in Bezug gebracht, ihre faktischen Aussagen eingeordnet und ihre Schlussfolgerungen und Annahmen auf Geltungsbereich und Tragweite kritisch überprüft. Am bekanntesten dürfte sein Werk »Das Gehirn – ein Beziehungsorgan. Eine phänomenologisch-ökologische Konzeption« sein. Fuchs orientiert sich dabei insgesamt an einem leib-phänomenologischen und leib-philosophischen Ansatz, darin liegt auch der Schwerpunkt seiner Reduktionismus-Kritik begründet.

In dem hier vorgelegten Ansatz folgen wir Fuchs wesentlich in der Kritik des neurobiologischen Reduktionismus und der Konzeption des Gehirns als Organ eines Lebewesens und als Organ einer Person. In der Ausarbeitung des phänomenologischen Ansatzes wird bei Fuchs der Leib- und Lebensbezug für Leben, Bewusstsein und Ich zusammenfassend verwendet.

Im Gegensatz dazu werden im Folgenden aufgrund der angeführten methodischen Aspekte diese Ebenen getrennt betrachtet. Im Wesentlichen ist es die Berücksichtigung der *polaren* Aspekte von Gegebenem und aktiver Hervorbringung, von Gegebenheit und Aktivität, in der Analyse des unmittelbar Gegebenen, die eine veränderte Schwerpunktsetzung in der weiteren Untersuchung ermöglicht. Der Schwerpunkt der vorliegenden Arbeit ergibt sich aus der Untersuchung von Rezeptivität und Spontaneität, Wahrnehmen und Bewegen, Passivität und Aktivität, Ermöglichen und Realisieren. Das Leibverständnis ist aus den leiblichen Grundlagen von Wahrnehmen und Bewegen heraus entwickelbar; der menschliche Leib zeigt sich als diese Funktionen verkörpernd im Sinne eines Embodiment-Ansatzes.

Weiterhin ist im Verfolgen des oben skizzierten Erkenntnisansatzes das Verhältnis des phänomenalen Bewusstseins zum Leib nicht das einer primären Gegebenheit und folgt auch nicht dem Bild von »zwei Seiten einer Münze« (Fuchs 2013, S. 99 ff. und S. 103 ff.). Vielmehr ist der Bezug zwischen Bewusstsein und Leib eine Schlussfolgerung des erkennenden Bewusstseins, mithin des Denkens, und damit eine inhaltliche Bestimmung. Die Denktätigkeit und die Denkinhaltlichkeit (Begriffe und Ideen) bekommen dadurch eine Dimension, die nicht notwendigerweise oder vorausgesetzt mit dem leiblich Gegebenen identisch verbunden ist. Aufmerksamkeit und Denktätigkeit laufen aller weiteren inhaltlichen Bestimmung voraus. – Welcher Wirklichkeit und Seinsstruktur Denktätigkeit und Denkinhalte wirklich angehören, ist durch Fortsetzung der Beobachtung zu ergründen, nicht vorauszusetzen. Beobachtungen und Forschungen im Bewusstseinsfeld und deren Intensivierung durch Verstärkung der Denktätigkeit, Steigerung der Aufmerksamkeit und Meditation sind dafür geeignete Forschungswege. Die empirische Gehirnforschung ist zum Verfolgen der inhaltlichen Bestimmungen nicht geeignet, weil sie die Denktätigkeit bereits voraussetzen muss und als solche nicht untersuchen kann, sondern nur deren leibliche Spuren. Damit differenziert sich der mit dem Leib verbundene Lebensbegriff in die drei Ebenen Leben, Bewusstsein und Selbst- oder Denkbewusstsein. Es sind damit phänomenal und strukturell differenzierte Dimensionen des Menschen charakterisiert. Sie finden eine funktionelle Entsprechung in den unterschiedlichen Zuständen des unbewussten Schlafes, des bewussten Wachseins und des selbstbewussten zielorientierten Handelns und Denkens. Die Differenzierung dieser drei Ebenen wird in der vorliegenden Arbeit verfolgt.

3.5.2 Anthropologische Medizin und der Zusammenhang von Wahrnehmen und Bewegen bei Viktor von Weizsäcker

Viktor von Weizsäcker gilt als der Begründer der Anthropologischen Medizin in Deutschland mit dem Versuch der Einführung des Subjekts in die Medizin (Rimpau und Hontschik 2008). Er vertrat in der ersten Hälfte des 20. Jahrhunderts in einer sich zunehmend analytisch naturwissenschaftlich verstehenden Medizin funktionelle und übergreifende (im heutigen Sprachgebrauch »systemische«) Ansätze zum Verstehen der Leistungen des Organismus, insbesondere in der Sinneslehre und der Neurologie, seiner klinischen Disziplin. So vertrat Weizsäcker schon 1927 in einer Kontroverse zur Bedeutung von lokalen Läsionen des Nervensystems die Auffassung, »dass die Absonderung etwa der sensiblen Funktion aus dem nervösen Gesamtgeschehen ein künstlicher Akt der wissenschaftlichen Abstraktion sei« (Rimpau 2009, S. 971). Im 1940 in erster Auflage und dann nach 1950 mehrfach neu aufgelegten Grundlagenwerk »Der Gestaltkreis – Theorie der Einheit von Wahrnehmen und Bewegen« (v. Weizsäcker 1968) entwickelt er in eigenständiger theoretischer und empirischer Zugangsweise und mit den Ergebnissen der zeitgenössischen Physiologie und Pathologie den Gedanken der grundlegenden Zusammengehörigkeit von Wahrnehmen und Bewegen im Gebrauch und in der Entwicklung dieser Funktionen. Er machte damit gleichzeitig den Versuch, nicht nur die innere Ausdifferenzierung des Organismus in Subsysteme integrierend zu behandeln, sondern auch die Integration des Gesamtorganismus in die Umwelt adäquat zu berücksichtigen. Letztlich geht es ihm bei seinem Ansatz um die Einführung der Person bzw. des Subjekts in die Medizin und um die Überwindung der Subjekt-Objekt-Spaltung in der Wissenschaft des Lebendigen. Obgleich fundamental und konzeptionell tragfähig, fand das Werk keine umfassende Aufnahme und insbesondere keinen weiteren Eingang in die experimentelle Neurophysiologie (Zybowski 2009). Weiterhin wurden und werden »motorisches« und »sensorisches« System in der funktionellen Neuroanatomie und in den experimentellen Zugängen weitgehend getrennt untersucht und behandelt (Schmidt et al. 2000). Wohl spricht man von sensomotorischen Systemen und dem sensomotorischen Zusammenhang, fügt aber dabei in der Regel nur additiv aneinander, was vorher analytisch getrennt wurde. Eine Überwindung des Subjekt-Objekt-Gegensatzes in den Lebenswissenschaften und in der Sinnesphysiologie hat vermutlich noch weniger stattgefunden. Mit der Zunahme der technischen Untersuchungsmöglichkeiten und der damit einhergehenden Detailfülle gewann die objektive Sinnesphysiologie weiter an Boden. Aufgegriffen hat diesen »ökologischen« Ansatz Fuchs, der den Schwerpunkt der Ausarbeitung aber nicht auf den Zusammenhang von Wahrnehmen und Bewegen, sondern auf die Phänomenologie des Leibes und der Einbindung in die Umwelt und soziale Mitwelt legt, wie oben schon erwähnt.

In der vorliegenden Arbeit greift der Autor die Anregung eines prinzipiellen Zusammenhangs von Wahrnehmen und Bewegen auf und analysiert ihn erneut auf der Basis aktueller physiologischer und psychologischer Ergebnisse der Wahrnehmungs- und Bewegungsforschung und von ausgewählten Krankheitsbildern. Ebenfalls in einer Weiterführung wird eine zeitlich erst nach dem Gestaltkreis ausgearbeitete »Allgemeine Sinnesphysiologie« (Hensel 1966) für die Bearbeitung der Fragestellungen herangezogen.

Weiterhin wird in der vorliegenden Arbeit beabsichtigt, die leiblichen Grundlagen für Wahrnehmen und Bewegen auch im Hinblick auf ein systemisches Organismusverständnis zu differenzieren und einen ebenfalls systemischen und funktionellen Ansatz zu beschreiben, der die Einzelaspekte in einen großen Funktionszusammenhang einzuordnen erlaubt.

Schließlich wird versucht, die Bedeutung des Funktionszusammenhangs von Wahrnehmen und Bewegen für die menschliche Entwicklung anfänglich zu erfassen und einzuordnen. Entwicklungsphysiologische und entwicklungspsychologische Abhängigkeiten sind naheliegend.

Abschließend soll untersucht werden, inwieweit der Ansatz von Weizsäckers geeignet ist für die Einbeziehung in ein sich in der Gegenwart etablierendes Verkörperungs-(Embodiment)Konzept. In diesem werden kognitive, emotionale, willenshafte (handlungsbezogene) Fähigkeiten des Menschen und eben auch Wahrnehmung und Bewegung neu untersucht in ihrer Bedeutung für ein erweitertes Leibverständnis. Gleichzeitig werden die leiblichen und die Umweltbedingungen dieser menschlichen Fähigkeiten erfasst und zugänglich. Dabei zeigt sich, dass die Leibgebundenheit dieser Fähigkeiten weit mehr als die zugehörigen Anteile des zentralen Nervensystems umfasst.

3.5.3 Allgemeine Sinnesphysiologie und deren Aufbau bei Herbert Hensel

Herbert Hensel legte mit »Allgemeine Sinnesphysiologie, Hautsinne, Geschmack, Geruch« die methodisch mustergültige Ausarbeitung und Grundlegung einer allgemeinen Sinnesphysiologie vor (Hensel 1966). Methodisch wird dabei eine phänomenale Analyse der Sinnesgegebenheiten verfolgt, verbunden mit einer gedanklichen Durchdringung und Systematisierung der Struktur der Sinnesmannigfaltigkeit. Dazu werden dann jeweils passend die Einzelergebnisse der empirischen Sinnesphysiologie unter Wahrung der unterschiedlichen Betrachtungsebenen gefügt. 1977 formulierte Hensel auf einem Symposium zur inhaltlichen Vorbereitung der Universität Witten/Herdecke:

> »Wer sich mit der Wahrnehmung des Menschen befasst, wird in einen Bereich geführt, der vor und zwischen allen positiven Wissenschaften liegt. Die Sinneslehre als autonome Wissenschaft ist ein Niemandsland zwischen den etablierten Disziplinen. Gerade dadurch ist sie berufen, bei einer Neubesinnung auf die Grundlagen der Wissenschaften mitzuwirken und neue Erkenntniswege zu bahnen« (Hensel 1989, S. 69).

Der methodischen Vorgehensweise von Hensel schließt sich die vorliegende Arbeit an. In Ergänzung zur Ausarbeitung vorwiegend des rezeptiven Anteils der Sinneswahrnehmung bei Hensel wird insbesondere die Bedeutung der Bewegung, der Aktivität und der zugehörigen leiblichen Grundlagen für die Sinneswahrnehmung untersucht. Auch wird im Gegenzug die Bedeutung der Sinneswahrnehmung für die Bewegungsgestaltung analysiert und strukturiert. In einem weiteren Schritt wird es unternommen, die Ergebnisse der allgemeinen Sinnesphysiologie für ein systemisches und funktionelles Organismusverständnis aufzugreifen.

3.5.4 Anthropologie als Zusammenwirken von naturwissenschaftlichen und geisteswissenschaftlichen Zugangsweisen bei Peter Heusser

In seiner grundlegenden Arbeit »Anthroposophische Medizin und Wissenschaft – Beiträge zu einer integrativen medizinischen Anthropologie« entwickelt Peter Heusser in umfassender Weise aus dem gegenseitigen Ergänzungsbedürfnis von geisteswissenschaftlichen und naturwissenschaftlichen Zugangsweisen bei der Frage nach einem umfänglichen Verständnis des Menschen einen integrativen anthropologischen Ansatz (Heusser 2011). Auf der Basis gründlicher erkenntniswissenschaftlicher Vorüberlegungen (in seinem Kapitel »Erkennen und Wirklichkeit«, ebd., S. 9–40), die – aufbauend auf den philosophischen Forschungsergebnissen von Steiner zur Erkenntnistheorie – Prinzip und Durchführung einer Erkenntniswissenschaft *ohne* unberücksichtigte Vorausannahmen darstellen, gelingt Heusser die beabsichtigte Ergänzung von naturwissenschaftlichem und geisteswissenschaftlichem Forschungszugang zum Menschen und zur Natur. Anstelle eines modellierenden und reduktionistischen Vorgehens in der Naturwissenschaft entwirft er das Programm eines empirisch-ontologischen Idealismus auch für die mit dem Menschen beschäftigten empirischen naturwissenschaftlichen Disziplinen. Dabei werden die experimentell gewonnenen Ergebnisse und Zusammenhänge im Sinne eines ontologischen Idealismus und Ideenrealismus als wirkende Gesetze verständlich. Im Blick auf den Menschen entwickelt Heusser das Konzept einer Anthropologie, die mit der Realität des Seelisch-Geistigen und des Physisch-Materiellen gleichermaßen rechnet. Er zeigt die Grundstruktur einer integrativen medizinischen Anthropologie auf, die es ermöglicht, die Ebenen Körper, Leben, Seele und Geist als jeweils eigenständige zu erfassen und in Bezug auf die Leibesfunktionen als zusammenwirkende Dimensionen menschlichen Seins zu beschreiben. Dieser vierdimensionale Zugang wird in seiner Fruchtbarkeit für eine Erkenntnis des Menschen in der Medizin in Gesundheit und Krankheit dargestellt. Es zeigt sich, dass er sowohl für eine mehrdimensionale Diagnostik wie für eine medizinische Erkrankungslehre und die Entwicklung umfangreicher, möglichst alle relevanten Bedürfnisse des Menschen erfassende Therapiekonzepte fruchtbar gemacht werden kann.

Die vorliegende Arbeit versteht sich als eine Weiterführung und eigenständige Ausarbeitung des Anliegens von Heusser in einem wichtigen Gebiet der Anthropologie: Der Frage nach der Verursachung, Gestaltung und Steuerung der menschlichen Bewegung und der Frage nach dem Zusammenwirken von Wahrnehmen und Bewegen für die Ermöglichung dieser beiden Leistungen. Weiterhin wird in Fortführung von Heusser nach einer anthropologischen Konzeption unter dem Aspekt der Möglichkeit zu intentionaler Selbstbewegung gesucht. Es wird gefragt, inwieweit Spontaneität und Rezeptivität Grundaspekte menschlichen Daseins darstellen, die auf leiblicher, seelischer und selbstbestimmt-intentionaler, d.h. geistiger Ebene konstitutiv für das Selbstverständnis des Menschen sind – und wie dazu ein systemisches Organismusverständnis entwickelt werden kann.

Für eine umfangreiche Begründung des erkenntniswissenschaftlichen Ausgangspunkts der vorliegenden Arbeit wird auf die systematische Ausarbeitung bei Heusser verwiesen. Mit besonderer Betonung werden die eigenaktiven Anteile, sowohl in der phänomenal seelischen wie in der leiblichen Betrachtung, beim Untersuchen von Wahrnehmen und Bewegen hervorgehoben und ihre Besonderheiten werden herausgearbeitet.

Die Arbeit von Heusser in eine andere Richtung verfolgend wird im abschließenden Kapitel versucht, die anthroposophischen Anregungen zur Anthropologie mit den Ergebnissen aktueller Embodimentforschung und mit aktuell verfolgten Embodiment-Konzepten zusammenzubringen. Dabei wird untersucht, ob Embodiment-Konzepte als eine Brücke zwischen natur- und geisteswissenschaftlichen Zugangsweisen zum Menschen fungieren können.

4 Wahrnehmen

Da alles Bewegen und Handeln in einem Wahrnehmungsraum und in einem Wahrnehmungszusammenhang stattfindet, beginnen wir als Ausgangspunkt für die weitere Analyse mit der Vergegenwärtigung eines alltäglichen Wahrnehmungserlebnisses und reflektieren dieses schrittweise in phänomenologischer und naturwissenschaftlich objektivierender Zugangsweise. Damit können die einzelnen Schritte der wissenschaftlichen Analyse und gleichzeitig die Ergebnisse in Abhängigkeit von der jeweiligen Fragehaltung verstanden und die unterschiedlichen Positionen in einen Bezug zueinander gebracht werden.

4.1 Erleben

Öffnet man sich wahrnehmend der Welt – der Autor möchte den Leser einladen, dies hier stellvertretend an einem Bild aus den Bergen des Berner Oberlandes (▶ Abb. 4.1) nachzuvollziehen – so können von einer ersten Totale ausgehend (»Blick von einer Alpwiese ins Tal«) schrittweise Einzelheiten ins Auge fallen. Gelbe und weiße Blumen im Vordergrund, eine grüne Wiese, dahinter vermutlich ein steiler Hang, im Tal Grün und im Verlauf in Richtung des Horizonts ein den Talgrund ausfüllender großer blauer See. Berge zu beiden Seiten, rechts flacher, links steiler, mit abzweigenden Seitentälern, ein ferner Bergzug im Hintergrund, Wolken, deren Unterseite die Berggipfel berühren, begrenzen am linken Horizont den Himmel nach unten.

Langsam und am Gesehenen entlang tastet sich der Blick durch das Bild – durch die Welt. Die rötlichen, grünlichen und hellen Flecken im vorderen Talgrund sind vielleicht die Dächer und Giebel einer menschlichen Ansiedlung, in Anbetracht der Vielzahl der Gebäude vermutlich einer Stadt oder eines großen Dorfs. Schweift der Blick zurück zum Vordergrund, kann er die im ersten Zugriff als Blumen erfassten Gegenstände bei entsprechender Kenntnis als abgeblühte Arnika mit typischen Farben und den schon zerzausten und herabhängenden Randblütenblättern auf aufrechten, leicht behaarten Stängeln erkennen. Fast in Bildmitte, in voller Blüte, steht eine große weiße Margerite. Bei genauerem Hinsehen sind weitere im Abblühen begriffene Arnikaköpfchen zu erblicken. Im Mittelgrund werden zwei grüne Kuppen, vermutlich Laubbaumkronen, und links am Bildrand Bergfichten, den Blick begrenzend, wahrnehmbar.

4 Wahrnehmen

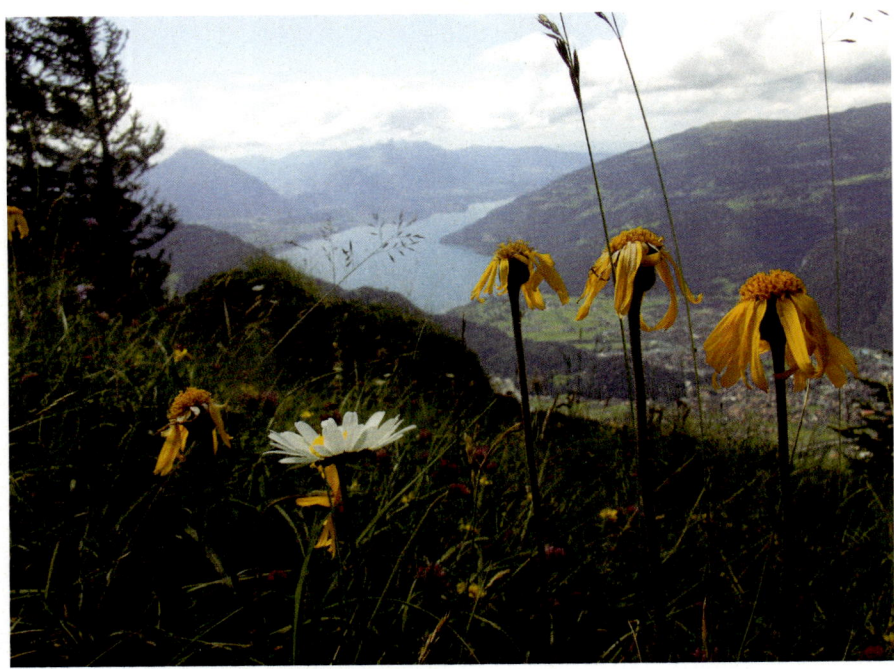

Abb. 4.1: Talblick im Berner Oberland, Schweiz.

4.2 Das Wahrnehmen beobachten

Was kann gewonnen werden, wenn man den Wahrnehmungsvorgang selbst beobachtend und reflektierend zum Gegenstand des Wahrnehmens macht? Wahrnehmung zeigt sich zunächst als Gegebenes, als Vorgefundenes im zeitlichen Modus der Gegenwart. Im Nachvollzug des Betrachtens offenbart sie sich aber auch als ein Prozess, der in der Zeit verläuft und von einem Gegenstand des Wahrgenommenen zum nächsten verläuft, wobei immer ein besonderer Aspekt, z. B. die Blumen im Vordergrund, sich aus einem im Gegenzug diffus werdenden Hintergrund heraushebt. Im Prozess des Wahrnehmens bewegt sich der Betrachter gleichsam von Ort zu Ort, von Gegenstand zu Gegenstand, von Betrachtetem zu Betrachtetem. Unterschiedliche Gegenstände werden dabei zugänglich, wobei das Aufscheinen von Aspekten von der Vorkenntnis und der Interessenslage des Betrachters abhängt. Ein Landschaftsmaler wird in diesem Bergpanorama andere Besonderheiten beobachten als ein Alpbauer, ein Botaniker oder ein Geologe. Wenn man den Prozess der Wahrnehmung eine Weile fortsetzt, kann man beobachten, wie im Verlauf der Zeit bei weiterhin gegebenem Interesse und bleibender Aufmerksamkeit sich stets neue und ergänzende Beobachtungen in das Bild einfügen. Dennoch bleibt der Zusammenhang des Ganzen gewahrt. Die einzelnen Beobachtungen erfahren im Wahrnehmungsbild ihre Einordnung und ihren Zusammenhang (Bockemühl 1985). Ergänzend zu dem hier am Bild Vermittelten kann man sich im realen Betrachten noch die Kühle der Bergluft auf der Haut und die wärmenden Sonnenstrahlen im Gesicht beim Hervortreten der Sonne hinter einer der Wolken, aber auch den unebenen Boden unter den Bergschuhen, das leichte Schwindelgefühl beim Blick in die Tiefe und das Krächzen der Dohlen, die den Wanderer besuchen, vorstellen. Ein dichtes Verbinden unterschiedlichster Wahrnehmungsqualitäten und -modalitäten zu einem Gesamteindruck wird der nachvollziehenden Beobachtung zugänglich, verbunden mit einer ganz spezifischen Atmosphäre – hier geprägt durch die frische Bergluft und den weiten, lichten Blick von der Höhe. Das Ganze öffnet sich den jeweils unterschiedlichen Intentionen des Betrachters in spezifischer Weise.

Charakteristisch für die Erlebnisweise ist der leibliche Bezug des Wahrnehmenden einhergehend mit einem Standpunkt und einem bestimmten Bezug zur Umgebung, einer Perspektive zur Welt, die nicht nur optisch verstanden wird, sondern in allen Sinneserfahrungen als Bezug eines erlebenden Leibes zur Welt gegeben ist (Böhme 1997; Bockemühl 1997). Im unmittelbaren Erleben ist die Trennung von Erlebendem und Erlebtem noch nicht gegeben. Sie stellt bereits einen ersten Schritt der Reflexion dar (Bockemühl 1997). Mit der Perspektivität der Sinneserlebnisse im Verhältnis zur Welt ist die Erlebnisweise in der Erste-Person-Perspektive, in der Erlebnis-Perspektive, verknüpft: »Ich sehe die Berge am Horizont« bzw. »Ich habe den Wind gespürt« (Fuchs 2013; Baker 1998).

4.3 Differenz der erlebbaren Wahrnehmungswelt zur objektivistischen Sinnesphysiologie

In ganz unproblematisierter Weise kann zunächst die große Differenz erfahrener Wahrnehmung zu den in der Physiologie und in der biologischen Psychologie zur Wahrnehmung entwickelten Vorstellungen über die leiblichen Prozesse der Wahrnehmung auffallen. In der objektivistischen Analyse der Sinnesphysiologie werden aus den qualitativen und jeweils besonderen Sinneserlebnissen die sog. »Sinnesreize« der Außenwelt, die physikalisch oder chemisch gedacht, den »Startpunkt« des Wahrnehmungsvorgangs bilden. Es wird in der physiologischen und psychologischen Lehrbuch- und Forschungsliteratur in der Regel von Reiz- und Verarbeitungsmodellen ausgegangen (Birbaumer und Schmidt 2010; Handwerker 2000; Gegenfurthner 2006), von denen die Abbildung eine vereinfacht dargestellte Version zeigt (▶ Abb. 4.2). Die wesentlichen Aspekte bleiben auch in komplexeren Modellen erhalten. Anstelle der vielfältig differenzierten Welt der Wahrnehmung wird zum Ausgangspunkt ein physikalisch-chemisch gedachter »Reiz«, der wiederum durch entsprechende Sinnesorgane (z. B. das Auge) moduliert wird und auf in irgendeiner Form geeignete Rezeptoren auftrifft. Diese werden als die äußersten Ausläufer des Nervensystems behandelt; der »Reiz« wird durch diese aufgenommen, verwandelt und als verwandeltes Signal zum zentralen Nervensystem, das in wesentlichen Teilen in der Schädelkapsel eingeschlossen ist, vermittelt, wo der neuronale Vorgang dann eine zentralnervöse »Weiterverarbeitung« erfährt. Ergebnis der neuronalen Prozesse sind dann wiederum Nervenvorgänge, die über eine vom Zentrum in die Peripherie sich erstreckende »Erregungsleitung« zu sog. »Effektoren« vermittelt werden. Die Effektoren, für die äußere Bewegung in der Regel quer gestreifte Skelettmuskulatur, erzeugen dann das Verhalten und Bewegen des Organismus in der wahrgenommenen Umwelt. Bewegung wird so zusammenfassend als angepasste Reaktion auf Umweltreize gedacht.

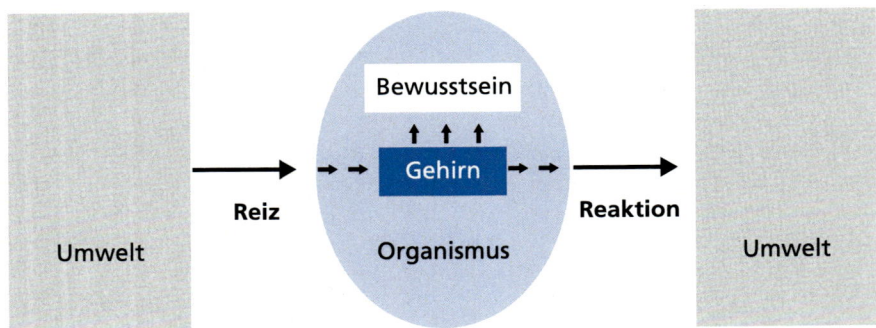

Abb. 4.2: Schema der linear gedachten Reiz-Reaktionsbeziehung beim Wahrnehmen und Bewegen (Fuchs 2021, S. 158).

Die Fülle der unmittelbar erlebten und mit Empfindungen, Gefühlen und Benennungen durchsetzten Sinneserfahrung schmilzt in der objektivierenden Betrachtung der Sinnes- und Wahrnehmungsphysiologie auf ein Muster von elektrochemischen Nervenvorgängen interagierender Neurone in den den jeweiligen Sinnesorganen zugehörigen Hirnzentren. Hell und dunkel, laut und leise, farbig oder eintönig, harmonisch zusammenstimmend oder misstönend, sanft berührend usw., all die primär erfahrenen Sinnesqualitäten kommen in der Welt der Beschreibung der Nervenvorgänge nicht wieder vor. Dort ist für alle Qualitäten gleichermaßen die Welt der quantitativ beschriebenen Aktionspotenziale der nervalen Vorgänge anzutreffen.

> »Wie können wir uns den Sinnesgegebenheiten unbefangen nähern, ohne sie zugleich umzudeuten und zu verfälschen? Hierzu ist eine Erkenntnishaltung notwendig, die man mit einem Ausdruck Husserls als ›Epoché‹, als Zurückhalten aller begrifflichen Urteile, Setzungen, Wertungen, als Einklammerung alles vorgegebenen Wissens bezeichnen kann. Theoretische Voraussetzungslosigkeit im Anschauen der Sinnesgegebenheiten ist eine Forderung, die meines Erachtens der sachgerechte philosophische Ansatz für einen originären Aufbau der allgemeinen Sinnesphysiologie ist« (Hensel 1966, S. 6).
>
> »Die Verbannung der sekundären Sinnesqualitäten [Ton, Farbe, Temperatur, Geruch, Geschmack, Anm. des Verf.] aus der Außenwelt in die menschliche Seele spiegelt sich in der traditionellen Aufteilung der Sinneslehre zwischen Physik (Reiz), Physiologie (Er-

regung) und Psychologie (Empfindung). Diese für die klassische Sinnesphysiologie typische Betrachtungsweise kennt die moderne Sinnestheorie nicht. Für sie ist Farbe zum Beispiel nicht weniger ein Gegenstand der Sinneswelt, als es die Wahrnehmungsanteile der physikalischen oder physiologischen Messungen sind. Die phänomenalen Inhalte der genannten Bereiche gehören nicht verschiedenen Seinsschichten im Sinne der ›res extensa‹ und der ›res cogitans‹ von Descartes, sondern ein und derselben Klasse an, nämlich der Sinnesanschauung« (Hensel 1966, S. 7).

Die eigentliche Welt der Sinneserfahrung ist gar nicht Gegenstand der exakten Naturwissenschaft, insbesondere der Physik und der (Sinnes-)Physiologie, da diese ihre Exaktheit ausschließlich durch die Anwendung der Mathematik gewinnen, damit aber die eigentliche Sinnessphäre gar nicht berühren (Hensel 1966, S. 9). So wird verständlich, dass Goethe z. B. eine Chromatik, eine Farbwissenschaft *nach* mathematischer Methode forderte, nicht aber eine Ersetzung *durch* mathematische Naturwissenschaft (Gögelein 1972).

4.4 Notwendige Bedingungen für das Zustandekommen einer Wahrnehmung

Betrachten wir unter diesen Gesichtspunkten den oben lebensweltlich und introspektiv erschlossenen Wahrnehmungsvorgang auch physisch und physiologisch und damit in Bezug auf die leiblichen Grundlagen genauer. Um zu einer Wahrnehmung zu gelangen, muss eine Reihe von notwendigen Voraussetzungen erfüllt sein. So muss im Beispiel des Sehens die zugehörige Sinnesorganisation des Menschen durch eine entsprechende Kopfhaltung und Augenstellung und durch geöffnete Augenlider so in Position zum Sehfeld gebracht werden, dass Sichtbares erscheinen kann. Es muss also eine Reihe von anatomischen und physiologischen Voraussetzungen des Organismus erfüllt sein. Ebenso sind notwendige Bedingungen, dass es in der umgebenden Welt licht und hell ist, und dass Kontrast, Farb- und Formunterschiede vorhanden sind, die erlauben, potenziell Sichtbares zur Erscheinung kommen zu lassen. Es gibt also auch eine Reihe von physischen Umweltvoraussetzungen. Es kommt somit ein den Organismus übergreifendes Verhältnis zur Welt zustande

Das beobachtete Objekt, der Linsenapparat des Auges, der Augenhintergrund und die beiden Augäpfel zueinander müssen sich in einer entsprechenden Stellung befinden, um auf einer als Sehstrahl gedachten Achse ein Abbildungsverhältnis des Gesichtsfelds auf dem Augenhintergrund zu ermöglichen. Im Augenhintergrund erfolgt dann die »Transformation« optischer und äußerlich physikalischer Abbildungsverhältnisse in nervenphysiologische Vorgänge, die sog. Nervenaktionspotenziale (Birbaumer und Schmidt 2010, S. 303). Diese nervösen Funktionen zeigen ein in irgendeiner Form wahrnehmungsabhängiges Muster und werden im Zentralnervensystem »weiterverarbeitet«, d. h. in Interaktion mit anderen Nerven und Nervenprozessen tretend gedacht.

Zum Zustandekommen einer Wahrnehmung muss also im Organismus, in der Umwelt und in beider Wechselverhältnis eine Reihe von notwendigen Bedingungen erfüllt sein.

4.5 Reflexion auf das sinnesphysiologische Wahrnehmungsmodell – die Eigenständigkeit des Phänomenalen

Intaktes Nervensystem, intakte Sinnesorganisation, eine entsprechend konfigurierte Situation in der Außenwelt und das geeignete Zusammenspiel dieser Faktoren sind als notwendige Bedingungen für das Zustandekommen einer Wahrnehmung zu denken. Im Rahmen der Entwicklung der modernen Naturwissenschaft, die ausschließlich die Qualität des Zählbaren, des quantitativ Erfassbaren, zu ihrer gültigen Untersuchungsgröße gemacht hat, findet man anstelle der erlebten Wahrnehmungswelt nur noch Aspekte von Physik und Chemie. Diese werden für die Wahrnehmungsorganisation zusammenfassend als Reize gedacht, die die Welt vollständig darstellen. Entsprechend findet der quantitativ-naturwissenschaftliche Blick in das Innere des Organismus nichts mehr von den qualitativen Aspekten der Wahrnehmungswelt, vielmehr auch in der Untersuchung des Leibes und der leiblichen Wahrnehmungsorganisation nur die – parallel mit der historischen Entwicklung der Naturwissenschaft in der äußeren Natur gehende – Quantifizierung innerleiblicher Prozesse als chemische, physikalische und für die Nervenfunktion im Speziellen elektrochemische Vorgänge (an den Nervenmembranen). Man darf sich in aller Radikalität vergegenwärtigen, dass die naturwissenschaftlich beschriebene Welt keinerlei qualitativen Wahrnehmungsaspekte, keine Farben, keinen Geruch, keinen Klang, keine Kühle, keine Wärme, kein Licht, keinen Geschmack, keine Schwere, kein Gleichgewicht oder wie auch immer geartete qualitative Sinneserlebnisse beinhaltet. Letztendlich werden als Ergebnis des naturwissenschaftlichen Analyseprozesses quantitative Verhältnisse einer als eigentliches Sein gedachten molekularen Welt als Ergebnis eines Analyseprozesses beschrieben.

Der Ausgangspunkt alles empirisch wissenschaftlichen Forschens, die Sinneswelt, hat sich unter der naturwissenschaftlichen Analyse vollständig aufgelöst. Der Ausgangspunkt verliert seine Eigenschaft, als Ausgangspunkt und Grundlage zu dienen.

Von einem gleichsam von außen auf diese physikalisch-chemische Seite des Wahrnehmungsprozesses gerichteten Blick kann konsequenterweise auch nicht von Innen oder Außen der Wahrnehmung gesprochen werden, denn *prinzipiell* unterscheiden sich bei diesem Vorgehen die Prozesse hinter der Augenlinse nicht von den physikalisch-chemischen Prozessen, die außerhalb des Organismus liegen. Man kann diese Einstellung zusammenfassend als die objektivistische, als die sog. Dritte-Person-Perspektive, die komplett vom Binnenerlebnis des Wahrnehmenden abzusehen versucht, charakterisieren (Varela und Shear 1999).

Bezieht man aber die tatsächlich und in qualitativer Form erlebte Seite der Wahrnehmung gleichermaßen gültig in den reflektierenden Blick mit ein, ergibt sich für den gleichen Vorgang eine neue und veränderte Betrachtungsweise. Man muss die oben beschriebenen physikalisch-chemischen Voraussetzungen und die geeignete Beziehung des Organismus zur Umwelt als notwendige Bedingungen zum Zustandekommen einer Wahrnehmung charakterisieren. Das Wahrnehmungsverhältnis ist vom Wahrnehmenden in einer Zuwendungsweise zur Welt jeweils aktiv herzustellen. Man kann aber den naturwissenschaftlich beschriebenen Elementen der Wahrnehmungsorganisation nicht die begründende (notwendige und hinreichende) Ursache für die erlebbare Sinneswelt zuschreiben (Hensel 1966; Reenpää 1962; Steiner 2021; Majorek 2008, 2012; Weger und Edelhäuser 2014). Dies würde einem Zirkelschluss entsprechen. Es gibt dann keinen Wahrnehmenden mehr.

Fallen einzelne Aspekte der notwendigen Bedingungen aus, so kommt die entsprechende Wahrnehmung nicht zustande. Es besteht dabei bezeichnenderweise kein wesentlicher Unterschied, ob einzelne Aspekte im Organismus, wie z. B. eine Trübung der Augenlinse, eine vorübergehende Funktionsstörung der Netzhaut durch eine Durchblutungsstörung (Amaurosis fugax) oder eine Funktionsstörung der verarbeitenden Hirnstrukturen, z. B. der sog. Sehrinde, wie sie bei kurzfristigen Durchblutungsstörungen (z. B. im Rahmen einer transitorischen ischämischen Attacke) auftritt, die Ursache für das Ausfallen der Wahrnehmung darstellen, oder ob schlicht die Augenlider geschlossen bleiben oder einfach das Licht fehlt, wie es jede Nacht geschieht. Alle diese Aspekte führen, jeweils mit leichten Änderungen der Gegebenheiten, letztendlich gleichermaßen zu einem Nicht-Zustandekommen einer optischen Wahrnehmung. Sind alle notwendigen Bedingungen erfüllt, dann ist – aus dem Blickwinkel des Wahrnehmenden – die Welt in ihrer qualitativen Mannigfaltigkeit zugänglich. Im Blick auf das Erleben dieser Gegebenheit wird heute gerne von der sog. Erste-Person-Perspektive gesprochen. »Deshalb ist Husserls Phänomenologie eine Untersuchung des Bewusstseins- oder Erlebnisstroms aus der Perspektive der ersten Person« (Fingerhut et al. 2013, S. 29). Im Folgenden soll gerade die Ergänzungsbedürftigkeit der jeweiligen Extrempositionen in der Erste- bzw. Dritte-Person-Perspektive im Sinne einer notwendigen Verkopplung der Perspektiven herausgearbeitet werden (Varela und Shear 1999).

4.6 Innen und Außen sind nicht räumlich zu denken

Im erlebenden Erfahren der Welt in der Wahrnehmung wird »Innen« und »Außen« gleichermaßen umfasst. (Dem entspricht auf der physikalisch-chemischen Beschreibungsebene das Fehlen einer Innen-Außen-Relation bezüglich der Vorgänge außer- und innerhalb des Organismus, wie wir weiter oben gezeigt haben.) Für die Wahrnehmung bzw. das wahrnehmende Bewusstsein existiert zunächst kein »Innen« oder »Außen«. Diese Unterscheidung ist bereits einer sekundären gedanklichen Bestimmung zuzuordnen. Verortet sich der Wahrnehmende in Bezug auf seinen Leib innerhalb seiner Leiblichkeit, werden ihm die in der Wahrnehmung zugänglichen Objekte und Qualitäten zur sog. Außenwelt. Es ist dabei jedoch zu beachten, dass alles innerhalb der Wahrnehmungswelt Auftauchende bereits in die Wahrnehmungswelt eingeschlossen ist und die Wahrnehmung für das in ihr zur Erscheinung Kommende Innen und Außen umspannt. Lediglich prinzipiell nicht wahrnehmbar gedachte Entitäten könnten in dieser Hinsicht als »Außenwelt« deklariert werden. Die aktuelle oder potenzielle Wahrnehmungswelt jedenfalls ist immer schon in den Bereich des Erlebens, des Wahrnehmens eingeschlossen.

> »Ob der Einfluss des Subjektes auf die phänomenalen Strukturen mittels eines ›äußeren‹ Reizbegriffs oder eines ›inneren‹ neuronalen Erregungsvorganges abgebildet wird, macht im Hinblick auf die intentionale Subjekt-Objekt-Beziehung keinen Unterschied, denn diese ist überhaupt nicht räumlicher Art und kann daher […] nicht durch das räumliche Verhältnis von Zentralnervensystem und Umwelt dargestellt werden« (Hensel 1966, S. 94).

Von Innen und Außen kann also nur insofern gesprochen werden, als dass nach Beendigung eines aktuellen Wahrnehmungsprozesses im Bewusstsein des Menschen eine Erinnerungsvorstellung gebildet werden kann, die sich auf den vorhergehenden Wahrnehmungsinhalt und -prozess bezieht und die die Grundlage für Reflexion und Zeiterleben des Menschen darstellt. Die Erinnerungsvorstellung kann insofern berechtigt als Vorstellung, die »abgezogen« (abstrahiert) von der wahrgenommenen Welt gehandhabt werden kann, als »Innen« bezeichnet werden. »Außen« wäre dann in diesem Sinne die in der Wahrnehmung je aktuell, das heißt im Modus der Gegenwart, nur im Prozess erfahrbare Welt.

4.7 Sinnesbereiche als Erscheinungsweisen der Welt

Unter diesem Blickwinkel sind die Sinne auch keine Tore zwischen einer hinter der Außenhaut des Menschen eingeschlossenen Innenwelt und der davor liegenden Außenwelt, sondern ein Sinn stellt je spezifisch den Zugang zu einem bestimmten, unaustauschbar eigenen, qualitativen Weltbereich dar. Über den optischen Sinn werden Farben und hell-dunkel, über den Hörsinn Klänge, Harmonien und Rhythmen, aber auch Stille zugänglich, über den Geruchssinn die Welt der Düfte und Gerüche, über den Geschmackssinn die Welt der Geschmacksqualitäten, über den Gleichgewichtssinn das Gleichgewichtserleben usw.

Es ist deutlich, dass die Frage nach der Anzahl der Sinnesbereiche des Menschen eine spezifisch phänomenologisch empirisch zu entwickelnde ist, die nicht durch den Blick auf Sinnesorgane ersetzt werden kann, denn die jeweils erfahrene Erlebnisweise ist Voraussetzung für eine später erfolgende Zuordnung sie erschließender Organe. Auch wird deutlich, dass die Sinne – jetzt verstanden als menschliches Vermögen und Erscheinungsweise der Welt – eigene, von den Sinnesphänomenologen Modalbereiche (Hensel 1966) genannte Gebiete darstellen, die den Zugang zu einem ganz bestimmten Weltbereich vermitteln. Fällt einer dieser »Vermittler« aus, ist dieser Sinnesbereich erlebnismäßig nicht erschließbar und die erfahrene Welt ist um diesen qualitativen Bereich verarmt.

Mit dem Vorgehen einer phänomenologischen Reduktion und Analyse auf orthogonal verschiedene Modalbereiche – orthogonal verschieden meint, dass man durch Reihung und Intensitätsvariation nicht von einem Modalbereich in einen anderen gelangen kann und dass diese darüber definiert werden; z. B. bilden Farbwahrnehmungen einen eigenen Modalbereich und sind grundsätzlich qualitativ getrennt von Hör- oder Tastwahrnehmungen – gelangt Hensel zu einer Aufzählung von Sinnesbereichen (Modalbezirken), die sich nicht aus einer physischleiblichen Organbeschreibung ergeben. Erst in einem späteren Schritt kann man dann die Zugehörigkeit von Organen zu den Sinnesbereichen untersuchen und bestimmen.

> »In der klassischen Medizin des Altertums und der frühen Neuzeit wurden fünf Sinne unterschieden: Das Sehen, das Gehör, das Gefühl (oder Getast), der Geschmack und das Riechen. Wir kennen heute eine Reihe weiterer Sinnesmodalitäten, z. B. den Temperatursinn und den Gleichgewichtssinn. Es wird immer eine Interpretationsfrage sein, über wie viele Sinne der menschliche Körper verfügt« (Handwerker 2000, S 198).

Ergänzend sind sicher noch der Eigenbewegungssinn (ein Aspekt der Propriozeption) und das allgemeine Leiberleben zu nennen. Scheurle, ein Mitarbeiter und Schüler Hensels, erarbeitete mit dessen phänomenologischer Analyse und angeregt durch Ausführungen Rudolf Steiners (Steiner 1983, S. 143 ff.) einen Überblick über zwölf verschiedene Sinnesmodalitäten (Scheurle 1984).

Die gegenständliche Wahrnehmung fasst immer mehrere Sinnesbereiche zusammen.

> »[...] [Man muss] sich darüber klar sein, daß die natürlichen Wahrnehmungen immer Gesamterlebnisse mehrer Modalbezirke umfassen. Was wir in der Lebenswelt wahrnehmen, sind nicht einzelne Sinnesmodalitäten, sondern intermodale Gestalten mit sinnlichen ›Eigenschaften‹. Auch bei der Dimension der Zeit und des Raumes werden die intermodalen Ähnlichkeiten weit stärker erlebt als die modalen Unterschiede; so kommt es, daß wir alle Vorgänge der Sinnenwelt in einer einheitlichen Zeit wahrnehmen und die Dinge in einem einheitlichen Raum lokalisieren, nicht etwa in einem Sehraum oder in einem Tastraum« (Hensel 1966, S. 39 f.).

Die Modalbezirke der Sinne vermitteln einen Bezug zu einer bestimmten Art der Weltoffenbarung, des Sich-Zeigens von Welt. Wahrnehmen ist immer Kommunikation, ist Aufnehmen von Mitteilungen. Die Sinnesbereiche sind gleichzeitig Erscheinungsweisen der Welt.

> »[Das] beruht darauf, dass sich [...] in jeder bewussten Wahrnehmung mit der Selbsterfahrung [...] zugleich ein bestimmtes Verhältnis zu einem Gegenüber mitteilt. So gewahren wir schon im Sehen und Hören unmittelbar ein unterschiedliches Verhältnis zur Natur, die wir nicht sind. Vielleicht könnte man das Verhältnis kurz so charakterisieren: Im Sehen erlebt man sich mehr an der Oberfläche der Dinge, im Hören taucht man mehr in die Erscheinung ein. Auch im Wahrnehmen der eigenen Leiblichkeit gibt es solche Unterschiede: Man hält sich im Gleichgewicht gegenüber der Schwere, be-

merkt Befindlichkeit bzw. Schmerz im Magen oder im Bein und nimmt Bewegungen des eigenen Leibes wahr. Der Tastsinn liegt an der Grenze zwischen Außerleiblichem und Innerleiblichem« (Bockemühl 1997, S. 151).

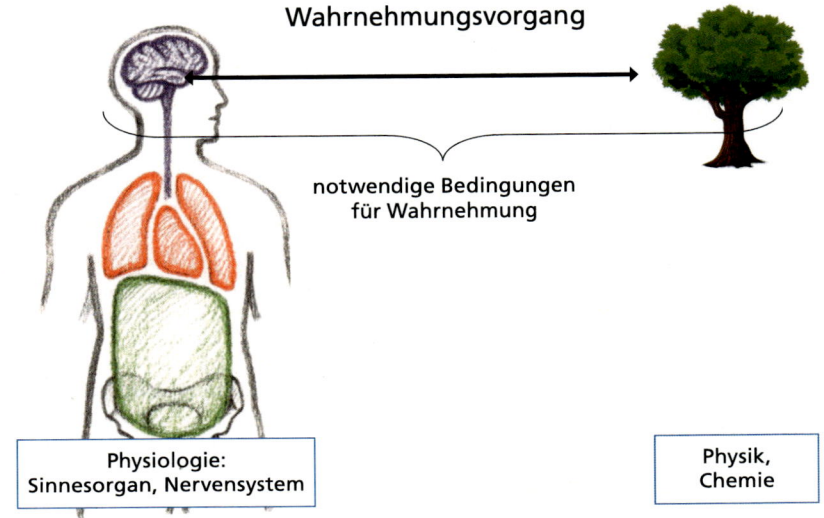

Abb. 4.3: Notwendige Voraussetzungen für das Zustandekommen einer Wahrnehmung (Zeichnung des menschlichen Organismus aus Rohen 2007, S. 32).

4.8 Allgemeine Sinnesphysiologie als Reflexion auf die Voraussetzungen positiver Wissenschaften

Die Sinnesorganisation des Menschen ist durch das Erfassen der zu ihr gehörenden Organe nicht erschöpft, sondern braucht notwendig die Einbeziehung der seelischen Erlebnissphäre der Wahrnehmung, das Wahrnehmungsbewusstsein (Nagel 1974). Die in der Welt der Sinnesmannigfaltigkeit auftretenden Qualitäten sind nicht weiter reduzierbar ohne ihr spezifisches Sosein, ihre spezifischen Qualitäten zu verlieren. Sie sind nicht durch eine objektive physikalisch-chemisch Welt »erklärbar«, sondern phänomenal eigenständig der Welt zugehörend. Dadurch charakterisiert sich der Bereich einer »Allgemeinen Sinnesphysiologie« (Hensel 1966) als eigenständiger Grundlagenforschungsbereich, der allen empirischen Natur- und Humanwissenschaften voraus liegt.

> »Die allgemeine oder theoretische Sinnesphysiologie, wie sie hier verstanden wird, ist eine Theorie der Sinneswahrnehmung. Als solche hat sie enge Beziehungen zu den auf Sinnestätigkeit gründenden empirischen Wissenschaften, ohne selbst in ihnen aufzugehen; vielmehr ist sie ihnen übergeordnet oder vorgeordnet, indem sie dasjenige metho-

disch untersucht, was die positiven Wissenschaften ungefragt voraussetzen und naiv handhaben: das Wahrnehmen durch die Sinne. [...] Die Sinneswahrnehmung ist eine Wurzel alles Realerkennens und damit auch aller empirischen Wissenschaften; daher kann eine Theorie der Sinne selbst nicht in den Einzelwissenschaften gegründet sein, sondern gehört in ihrer Thematik der Philosophie und insbesondere der Erkenntnislehre an. [...] Der Ausgangspunkt der allgemeinen Sinnesphysiologie ist eine reine Phänomenologie der Sinnesgegebenheit, vor aller begrifflichen Bearbeitung und Ausgestaltung durch die positiven Wissenschaften. [...] Erst dann, in einem zweiten Schritt, sucht die theoretische Sinnesphysiologie Beziehungen auf zwischen den phänomenalen Strukturen und den Begriffsgebäuden der positiven Wissenschaften. Hierzu gehören auch die begrifflichen Implikationen mit den Gegenständen der Physik, den ›Reizen‹, und den Objekten der Physiologie, den ›Erregungen‹ in den Sinnesorganen und im Nervensystem« (Hensel 1966, S. 3 f.).

»Hier rühren wir an das Geheimnis der Sinnesorgane: Während die Funktion anderer Organsysteme sich an ihnen selbst zeigt, liegt die Funktion des Sinnessystems gerade darin, daß durch sein Funktionieren sich etwas ihm Heterogenes zeigt, nämlich der Wahrnehmungsgegenstand in der Außenwelt. Wer das begriffen hat, wird niemals in den naturalistischen Fehler verfallen, durch Untersuchung der Organfunktion die Sinneswahrnehmung in der Weise erklären zu wollen, wie er die Funktion eines anderen Organs erklärt« (Hensel 1966, S. 63).

Diese so in ihren Umrissen skizzierte allgemeine Sinnesphysiologie hat Hensel, von 1955 bis 1983 Inhaber des Lehrstuhls für Physiologie an der Universität Marburg und Mitbegründer der Universität Witten/Herdecke, in exemplarischer Weise in mehreren Darstellungen zwischen 1950 und 1982 entwickelt (zur Übersicht siehe Brück et al. 1988), umfassend dargestellt in seiner Monografie »Allgemeine Sinnesphysiologie – Hautsinne, Geruch und Geschmack« (Hensel 1966) und in weiteren wegweisenden Aufsätzen, wie z. B. »Die Sinneswahrnehmung des Menschen« (Hensel 1989), »Sinneswahrnehmung und Naturwissenschaft« (Hensel 1962) oder in seinem Festvortrag zur Eröffnung der 33. Tagung der Deutschen Physiologischen Gesellschaft 1967 in Würzburg, veröffentlicht als »Phänomen, Modell, Experiment« (Hensel 1968).

Ausgangspunkt der wissenschaftlichen Beschreibung der Welt ist das phänomenal Gegebene. Dieses ist in einem ersten Schritt mit geeigneter beschreibender Begrifflichkeit strukturell zu analysieren (Christian 1994). In einem zweiten Schritt kann dann die Beziehung zwischen den Sinnesphänomenen und den Begriffen der Physiologie gesucht und damit eine theoretische Sinnesphysiologie begründet werden. »Die Verbindung der verschiedenen kategorialen Bereiche erweist sich nicht mehr als Verknüpfung von ›Psychischem‹ und ›Physischem‹, sondern als Zusammenfügung von Anschauung und Begriff und als begriffliche Verknüpfung verschiedener Wahrnehmungsobjekte« (Christian 1994, S. 30). Eine grundlegende Beschreibung dieses Ansatzes findet sich auch bei Steiner (2021).

»Wesentlich ist in diesem Zusammenhang die Intentionalität der Wahrnehmung, also die Akt-Natur, die in der klassischen Sinnesphysiologie kaum oder überhaupt nicht gesehen worden ist« (Christian 1994, S. 30). Mit dem Begriff der Intentionalität ist die Orientierung, Gerichtetheit und Fokussierung phänomenaler Wahrnehmungsgegebenheiten angesprochen (Husserl, Ideen zu einer reinen Phänomenologie. Zweites Buch, S. 202; zitiert nach Fingerhut et al. 2013, S. 27). Diese Fokussierung des Wahrnehmungsfelds wird im folgenden Absatz thematisiert.

Eine vergleichbare Neuorientierung einer allgemeinen Sinnesphysiologie als Grundlagenwissenschaft formulierte der finnische Physiologe Reenpää. Er betont gleichfalls die Bedeutung des Phänomenalen als Ausgangspunkt für die Erarbeitung einer Struktur der Sinnesmannigfaltigkeit (Reenpää 1962).

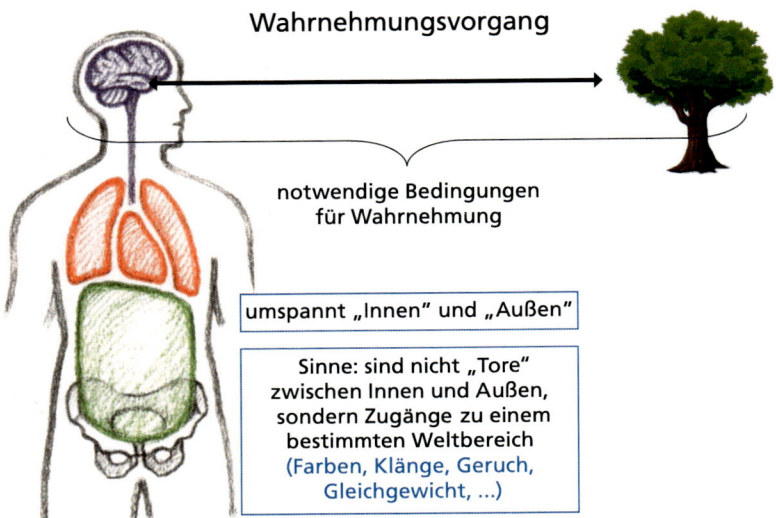

Abb. 4.4: Wahrnehmen ist ein zu leistender Akt, der »Innen« und »Außen« umspannt und den Zugang zu unterschiedlichen Weltbereichen ermöglicht. Wahrnehmungserfahrungen sind ein grundlegendes Phänomen und aus nichts anderem ableitbar (Zeichnung des menschlichen Organismus aus Rohen 2007, S. 32).

4.9 Der Fokus der Aufmerksamkeit – wo verorten wir uns beim Wahrnehmen?

Interessanterweise erleben wir uns als wahrnehmende und bewegende Menschen in der Welt und mit den Dingen, bei den Aspekten der Wahrnehmungswelt: Als Spaziergänger sind wir im Gelände, beim Zielpunkt des Blicks, entlang des Wegs, an der nächsten Biegung, den Berghang hinauf, als Schreibende an der Spitze unseres Schreibgeräts, als Bogenschütze dem Pfeil voraus mit dem Blick im Ziel, als Schmeckende im wunderbaren Bratapfelduft und -geschmack mitten darinnen, als Riechende dem Lindenduft verwoben, als Tastende an der Oberfläche des Stoffs usw. Die räumlichen Aspekte des Verhältnisses von Organismus und Umwelt werden transzendiert im Verschmelzen mit dem in der Wahrnehmung Fokussierten.

Dabei kann die Intensität des Sich-Einlassens auf bestimmte Phänomene der Wahrnehmung unterschiedlich gesteigert werden. So sind von einem passiven, unbeteiligten Zuhören zu einem Aufmerksam-Werden auf bestimmte Klänge über ein konzentriertes Hören zu einem Lauschen nach etwas Bestimmten und weiter zu einem höchst selektiv aufmerksamen Hören in höchster Konzentration z. B. auf bestimmte Vogelstimmen unterschiedliche Intensitäten in der Wahrnehmung gestaltbar und reflektierend beschreibbar (Hensel 1966; Kienle 1966). Je intensiver die Aufmerksamkeit sich auf »etwas« richtet, desto mehr ist der Wahrnehmende mit den Gegenständen der Wahrnehmung verschmolzen, »in den Dingen«, und es tritt Selbstvergessenheit des handelnden Akteurs auf. Die hier am Hören skizzierte Gestaltung der Intensität gilt vergleichbar für alle Sinnesbereiche. In der variierbaren Aufmerksamkeitszuwendung wird neben dem »empfangenden« Aspekt in der Wahrnehmung der aktive, leistende Pol des Wahrnehmenden empirisch zugänglich, der das Gesamtgeschehen umspannt und hervorbringt.

Diese Beobachtung der Aktivität des Handelnden in der Wahrnehmung hat ebenfalls Hensel prägnant herausgearbeitet.

> »Intentionale Erlebnisse sind ›auf etwas gerichtet‹, zielen immer auf einen ›Gegenstand‹. [...] Man kann den Wahrnehmungsakt als polares Spannungsverhältnis zwischen Wahrnehmungstätigkeit und Wahrnehmungsgegenstand auffassen. Rothschild spricht in diesem Zusammenhang von dem ›Eigenpol‹ und dem ›Fremdpol‹ des Erlebens. [...] Der übliche, aus der alltäglichen Dingwelt stammende und in der Naturwissenschaft absolut gesetzte Objektbegriff bezeichnet einen Gegenstand, der gegenüber der Beobachtungstätigkeit völlig invariant ist. Sein Korrelat ist ein vom Gegenstand völlig losgelöstes Subjekt, gewissermaßen ein zweites Ding, das dem Objekt beziehungslos gegenüber steht. Wir sehen also, wie aus dem Objektivismus notwendigerweise der psycho-physische Dualismus folgt – die ›Cartesische Spaltung‹ der Welt in eine ›res extensa‹ und in eine ›res cogitans‹. Was der Idee einer res cogitans zugrunde liegt, ist die falsche Identifizierung des gewöhnlichen ›Körper-Ich‹ mit dem leistenden Pol der Intentionalität [...]. Denn die Auffassung des Ich als eines abgesonderten, im Körper eingeschlossenen und den Dingen der Außenwelt isoliert gegen-überstehenden Wesens ist nichts anderes als die Konsequenz unserer naiven, objektivistischen Auffassung der Welt« (Hensel 1966, S. 28 f.).

In dieser Alltagseinstellung verbleibt für das gewöhnliche Bewusstsein der aktive, leistende Pol der Wahrnehmung in Selbstvergessenheit oder besser Selbstverborgenheit und wird ohne weitere Analyse mit dem Körper gleichgesetzt.

> »Die intentionale Beziehung, wie sie im Wahrnehmungsakt besteht, stellt sich hingegen als etwas völlig anderes dar. Sie ist eine den Wahrnehmenden und den Wahrnehmungsgegenstand übergreifende Funktion, in der Subjekt und Objekt nur in relativer Sonderung auftreten, sozusagen als die beiden Pole eines einheitlichen Geschehens. Dieses Verhältnis ist schon deswegen nicht leicht zu umschreiben, weil unsere Grammatik bereits eine Vorentscheidung im Sinne des Objektivismus und psycho-physischen Dualismus trifft. Denn wenn man sagt: ›Ich sehe einen Baum‹, so zerreißt man grammatikalisch den intentionalen Zusammenhang des Wahrnehmens, indem man Subjekt, Prädikat und Objekt als isolierte Elemente nebeneinander setzt. Es kann dann der Eindruck entstehen, als seien Ich und Wahrnehmungsgegenstand zwei völlig getrennte, für sich bestehende Dinge« (Hensel 1966, S. 29).

Im gelingenden Wahrnehmungsprozess wird der Leib vom Wahrnehmenden »transzendiert« und wir erleben uns unmittelbar in den Zusammenhängen der Erfahrungswelt. Dies ist dem Selbsterleben durchaus geläufig, indem man »Zeit und Raum« vergisst, wenn man ganz bei einer Sache ist. Wir gehen in den Aspekten und Kontexten des Wahrgenommenen gleichsam auf oder tauchen in die Welt ein beim intensiven und selbstvergessenen Wahrnehmen.

Die in der Wahrnehmung vorgefundene Grundsituation, dass wir uns als Wahrnehmende mit dem Fokus der Aufmerksamkeit intentional und selbstvergessen bei den Dingen und in der Welt »befinden«, scheint für das Erlernen und die Ausführung von motorischen Fähigkeiten von erheblicher Bedeutung zu sein. Gabriele Wulf konnte in einer Fülle von diesbezüglichen Studien und Veröffentlichungen zeigen, dass der Fortschritt beim Bewegungslernen und die Exaktheit in der Bewegungsausführung stark vom gewählten Fokus der Aufmerksamkeit abhängen und dass Bewegungen umso besser gelingen, je mehr der Aufmerksamkeitsfokus in das Handlungsziel oder in die Wahrnehmung des Handlungserfolgs verlegt werden kann (Wulf 2008; 2009; Wulf et al. 2007). Eine Übersicht findet sich bei Hossner und Wenderoth (2007). Im Bereich fokussierter Aufmerksamkeit besteht offensichtlich ein enger Bezug zwischen der intendierten Aufmerksamkeitsorientierung in der Wahrnehmung und dem intendierten Bewegen des Wahrnehmenden. Damit können wir uns nun dem Bewegungsaspekt beim Wahrnehmen zuwenden.

5 Wahrnehmen und Bewegen

5.1 Das Sehen von Formen

Betrachten wir das bis hierher über die Wahrnehmung Erarbeitete noch von einem anderen Gesichtspunkt, um dem Zusammenhang zwischen der Erste- und Dritte-Person-Perspektive näher zu kommen. In der Abbildung (▶ Abb. 5.1) ist auf der linken Seite eine Schwarz-Weiß-Fotografie eines Gesichts dargestellt, das auf den ersten Blick und unmittelbar zugänglich ist. Auf der rechten Seite der Abbildung signalisieren die schwarzen Striche die Blick-Bewegungen unserer Augäpfel, die bei jeder Gesichtswahrnehmung stattfinden (Yarbus 1967; Arizpe et al. 2012). Sie sind durch eine geeignete physiologische Messapparatur ansichtig gemacht. Da der Augapfel einen elektrischen Dipol darstellt, kann durch das Aufbringen von Elektroden in horizontaler und vertikaler Position die Bewegung des Auges auf einer zweidimensionalen Fläche aufgezeichnet werden. Dieses ist in der vorliegenden Abbildung dargestellt, wobei die Bewegung des Augapfels größengerecht dem Sehstrahl entsprechend auf das Wahrnehmungsbild zurück projiziert

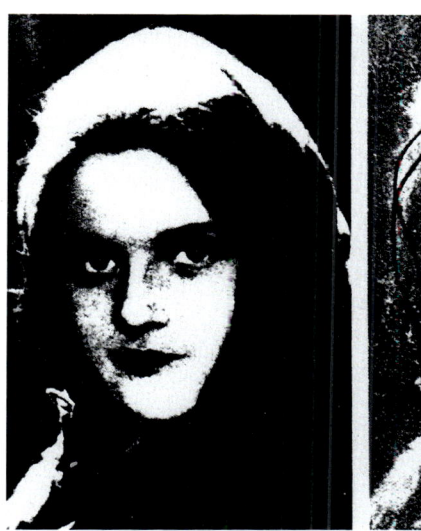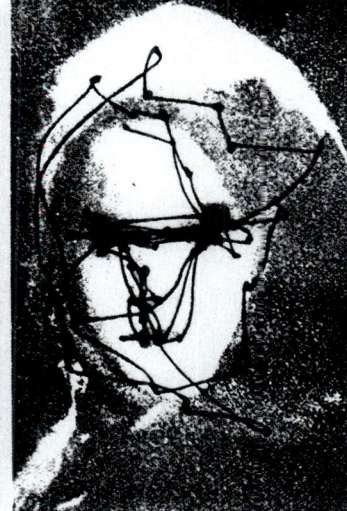

Abb. 5.1: Bewegen ermöglicht Wahrnehmen – Wahrnehmen ermöglicht Bewegen (Yarbus 1967, S. 179).

ist. Nun kann auffallen, dass das Auge, für den Wahrnehmenden unbemerkt, wesentliche Form-Aspekte des Gesichts im Wortsinne »er-fährt«, d. h. sich zu ihnen hin und an ihnen entlang sich bewegt. Abgetastet werden vorwiegend die beiden Augenpartien, die Nase und der Mund. Auch die gesamte Gesichtsform wird umfahren. Das Ganze geschieht in wenigen Sekunden mehrmals.

Entsprechende Beobachtungen können bei allen optischen Bild- und Formwahrnehmungen gemacht werden (Tatler und Vincent 2008). D. h., jedes figürliche, jedes architektonische und jedes Raum-Körper-Wahrnehmen hat zur leiblichen Basis eine aktive Betätigung der Bewegungsorganisation, zumindest der Augen, mit einem Abfahren der äußeren Formen entlang charakteristischer Konturen und Hell-Dunkel-Kanten. So war auch beim Betrachten des Bergbilds am Anfang des Kapitels zur Wahrnehmung (▶ Kap. 4) ein entsprechendes Entlangfahren an den beobachteten Partien eine Grundlage für die erfahrenen Bildobjekte. Mehoudar et al. (2014) zeigten in einer Untersuchung, dass die Abtastbewegung bei der Gesichtswahrnehmung individuelle Bewegungsmuster in der Bewegungsdynamik und in den Bewegungskurven aufweist, die über Jahre, vermutlich lebenslang, beibehalten werden. Die Autoren vermuten eine individuelle, familiäre und kulturelle Prägung. Diese Befunde bei den Mikrobewegungen erinnern an die Beobachtung aus dem Alltag, dass man Mitmenschen an ihrem individuellen Gang und Bewegungsmuster erkennen kann oder an die Gegebenheit, dass eine Unterschrift, egal mit welcher Gliedmasse und ob groß oder klein geschrieben, immer die typischen Schriftzüge und ihre Charakteristik behält (Stern 2010, S. 116). Die individuelle Bewegungscharakteristik drückt sich offensichtlich bis in die Abtastbewegungen der Augen aus.

Wu et al. (2014) konnten nachweisen, dass die zeitliche Bewegungsdynamik bei explorierenden Augenbewegungen von der Art der untersuchten Szenerie abhängt und fanden, dass Komplexität und Chaos im Bild die Bewegungen unterschiedlich beeinflussten. Insgesamt zeigen sich die Augenbewegungen beeinflusst durch die Struktur und den Inhalt des Angeblickten, durch die gestellte Aufgabe und durch individuelle Bewegungsmuster (Mehoudar et al. 2014). Die Augenbewegung ist unerlässlich für die Differenzierung und die Formwahrnehmung im Sehfeld. Dieser Zusammenhang gilt ausnahmslos. Es ist sogar so, dass bei künstlich erzeugter konstanter Projektion eines Bilds auf identische Netzhautstellen (z. B. durch einen auf den Augapfel aufgesetzten Projektor) durch die fehlende Kontrastverschiebung auf der Netzhaut das Bild bereits nach wenigen Sekunden grau in grau verschwimmt (Heckenmueller 1965; Rolfs 2007). Mikrobewegungen des Auges, üblicherweise zwischen ein- bis dreimal pro Sekunde auftretend, verschieben ständig die Lichtverhältnisse auf dem Augenhintergrund und ermöglichen damit erst ein kontinuierliches Sehbild. Bei fixiertem Kopf und einer vollständigen Lähmung der Augenmuskeln würde es binnen Sekunden zu einer vorübergehenden Erblindung kommen. Entsprechend bewegen sich unsere Augen auch beim strengen Fixieren ständig (Bahill et al. 1975; Rolfs 2007).

Es wird deutlich, dass das Formensehen im optischen Bereich zur Voraussetzung eine Bewegung hat, und zwar eine Bewegung in einer Form, die korrespondiert zu dem Formerlebnis in der Wahrnehmung. Rittelmeyer untersuchte Blickbewegungen von Kindern bei unterschiedlich zur Unterkante projizierten

5.1 Das Sehen von Formen

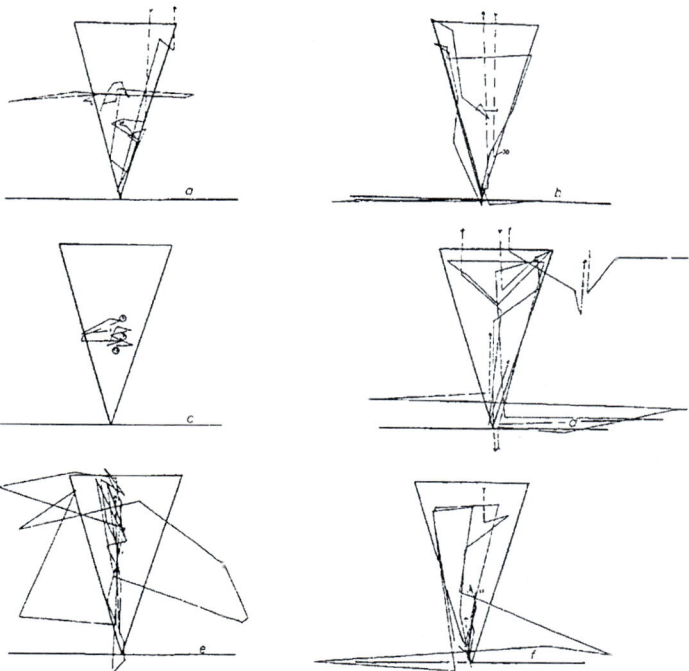

Abb. 5.2: Blickbewegungen 12-Jähriger beim Betrachten von auf dem Kopf stehenden Dreiecken in den ersten 20 Sekunden nach Erblicken der Figur (Rittelmeyer 2002, S. 80).

Dreiecken und fand an die Dreiecksform angelehnte und die spezifischen Winkel abbildende Blickfolgen. Auch werden individuelle Bewegungsmuster ansichtig (▶ Abb. 5.2) (Rittelmeyer 2002). Es wird der Bewegungssinn – als Teil der Propriozeption, der Wahrnehmung der Bewegung der Gliedmaßen und des eigenen Organismus – für das Gesichtsfeld über die Augenbewegungen beim »Sehen« von Formen aktiviert und in Anspruch genommen. Zentrale Aspekte des Formensehens beruhen auf Erlebnissen des Bewegungssinnes. Als Nebenbeobachtung kann hieran die Bedeutung der Formgestaltung von Gegenständen und Architektur für den Erlebnis- und Leibentwicklungsbereich deutlich werden, da sie über die Bewegung der Augen den tätigen Mitvollzug durch den Betrachter induzieren und zu leiblichen und in der Folge inneren Resonanzen führen (Rittelmeyer 2014, S. 15 ff.).

5.2 Blick und Körperbewegung

Mit den beschriebenen feinen Augenbewegungen sind längst nicht alle Bewegungsanteile in Bezug auf das Sehen erfasst. In einem schönen Beispiel gelingt es Viktor von Weizsäcker im »Gestaltkreis« auf die enge Verwobenheit von Wahrnehmen und Bewegen aufmerksam zu machen: Im Gedankenexperiment des Verfolgens eines Schmetterlings durch einen konzentrierten Beobachter in einem Blumengarten kann man sich die ständigen Auf- und Ab-Bewegungen von Kopf und Rumpf, das Hinterherlaufen mit Stopps und Richtungsänderungen, die unterschiedlichen Körperhaltungen, die Bewegungen innerhalb des Bewegungsorganismus, vor allem die Augen-zu-Kopf- und die Kopf-zu-Rumpf-Bewegungen, gut vorstellen, die notwendig sind, um das beobachtete Objekt ständig im Gesichtsfeld und nach Möglichkeit im zentralen Sehstrahl zu halten. Es ist unmittelbar nachvollziehbar, dass neben den Mikrobewegungen der äußeren Augenmuskeln die gesamten Körperbewegungen ständig aktualisiert werden müssen, um die Sehachse zum Objekt aufrecht zu erhalten. Die gesamte Bewegungsgestaltung wird strukturiert und geordnet durch dieses Ziel. Solange diese Blickorientierung aufrechterhalten wird, dient die gesamte Körpermotorik mit einer Vielzahl von unterschiedlichen Ebenen der Bewegungssteuerung von Reflexen bis zum zielorientierten Bewegen dieser Aufgabe.

Damit aber nicht genug: Die sog. innere Augenmotorik, das Ändern der Brechkraft der Linse durch muskuläre Bewegungen und das Verstellen der Iris, vergleichbar der Blende bei einem Fotoapparat, sind weitere motorische Äußerungen, die zum Zustandekommen eines optischen Wahrnehmungsbilds aktiviert werden müssen. Auch bei den inneren Augenmuskeln kann selbstverständlich von Bewegung gesprochen werden. Anhand dieses Seh-Beispiels kann man darauf aufmerksam werden, in welch umfassender Weise gilt, dass auf unterschiedlichen Ebenen Bewegung – aktive Leistung – Wahrnehmen erst ermöglicht. In der Regel ist schon die Zuwendung von Aufmerksamkeit mit einer Bewegung verbunden. Eine Blicksaccade mit oder ohne Kopfwendung, die Änderung der Körperposition und das Verändern des Standpunkts ermöglichen der leiblichen Organisation eine Position, die der Aufmerksamkeitsorientierung entspricht. Eine Übersicht dazu findet sich bei Wright und Ward (2008).

Zusammenfassend lässt sich sagen, dass es ohne die der Wahrnehmung vorauslaufenden und auf die zukünftige Wahrnehmung hin intendierten Bewegungsleistungen nicht zum optischen Wahrnehmungsbild kommen kann. Sowohl der Gesamtorganismus mit seiner Bewegungsorganisation Gliedmaßen, Rumpf, Kopf und Augen sowie die innere Augenbewegung, mit Blendenapparat, Brechkraftveränderung der Linse und der Mikrobewegungen, tragen in einer ständig wechselnden Abstimmung dazu bei. Die gesamte Bewegungsorganisation dient dabei der Stabilisation der Sehachse auf ein Objekt. Rumpf und Gliedmaßen ermöglichen die Ortsbewegung und Orientierung im Raum, die Augen-zu-Kopf- und die Kopf-zu-Rumpf-Bewegungen sorgen für Ausgleichs- und Stabilisierungsbewegungen, auch bei unpassenden Rumpfbewegungen. Die dritte Ebene der inneren Augenmotilität sorgt für geeignete Abbildungsverhältnisse bezüglich Lichteinfall und

Brechung. Wie der Umkreis um einen Mittelpunkt gliedert sich die Bewegungsleistung auf mehreren Ebenen um das Ziel der aufrechterhaltenen Blickachse, die die Funktion eines absoluten Ruhepunkts für den Wahrnehmenden im Raum hat. Nach der Stabilisierung des großen Bilds verhindern Mikrosaccaden dann das Auslöschen der Wahrnehmung durch winzige Verschiebungen der Netzhaut. – Der Satz kann also vollgültig bestehen: Bewegen ermöglicht erst die Sehwahrnehmung.

5.3 Hören und Bewegung

Nun muss man fragen, ob dieser Zusammenhang von Wahrnehmen und Bewegen nur für das Sehen als einem der zentralen umweltbezogenen Sinne eine besondere Gegebenheit darstellt? Wir untersuchen deshalb als ein anderes Beispiel, bei dem der rein passiv aufnehmende (rezeptive) Charakter scheinbar viel deutlicher im Vordergrund steht, das Hören. Zur erlebenden Einstimmung möge man sich nochmals an die Situation des Betrachters in ▶ Abb. 4.1 erinnern. Neben den Seheindrücken sind Höreindrücke ständig präsent. Erst wenn man darauf aufmerksam wird, wird man das leise Rauschen oder Säuseln des Windes in ständig wechselnder Lautstärke und Richtung vernehmen. In den Wipfeln der Fichten bricht sich der Wind vielleicht, was erst nach Zuwendung der Aufmerksamkeit erfasst wird. Und von fern kann dem Lauschenden der spitze Ruf der Bergdohlen hörbar werden. Der Wechsel der Aufmerksamkeit führt zu verschiedenen Höreindrücken in einem Vordergrund des Hörraums, anderes tritt in den Hintergrund oder wird überhört.

Bei näherem Betrachten ergibt sich auch für das Hören nicht ein rein passives Aufnehmen: Beim Menschen nicht mehr so deutlich, aber bei den Tieren noch sehr gut zu sehen, ist das Ausrichten der äußeren Ohrmuschel auf eine Geräuschquelle, die von Interesse ist. Bei Hunden und Katzen ist das gut zu beobachten. Gleichzeitig wird der Kopf in die entsprechende Richtung gedreht. Aus den diskreten Laufzeitdifferenzen zwischen linkem und rechtem Ohr ergeben sich Zuordnungsmöglichkeiten beim Richtungshören, auch beim Menschen, bis zu einer Winkeldifferenz von drei Grad Genauigkeit (Zenner 2000, S. 273). Gruters und Kollegen konnten sogar zeigen, dass die Anspannung der Trommelfelle auf die Richtung eines Objekts im Raum ausgerichtet wird, das die Augen ansteuern. Und zwar noch bevor die Augen sich bewegen. Das heißt, die Intention an einer bestimmten Stelle im Raum etwas sehen zu wollen, richtet die Empfänglichkeit des Ohrs für diese Richtung aus (Gruters et al. 2018).

Das Verfolgen der Anatomie und Physiologie der Schallleitung vom Trommelfell zum Innenohr zeigt weitere Bewegungtätigkeit als Voraussetzung für das Hörerlebnis. Zwischen Trommelfell und ovalem Fenster des Innenohrs spannen sich Hammer, Amboss und Steigbügel als miniaturisierte Gliedmaßen mit entsprechenden Gelenken und zugehöriger Muskulatur. Der M. stapedius und der M. tensor tympani regulieren die Übertragungsintensität zwischen Trommelfell und Innenohr – vergleichbar der Blende des Auges – und stellen, wie die Skelettmuskulatur des »großen« Bewegungsapparats, efferent innervierte, quergestreifte Muskeln dar (Klockhoff und Anderson 1960). Durch die Gliedmaßenkette des Mittelohrs werden eine Reduktion des Übergangswiderstands und eine Adaptation des Schalldrucks beim Übergang von den Luftbewegungen zu den Wasserbewegungen des Innenohrs erreicht. So werden 60 % der Schallenergie vom Trommelfell auf das Innenohr übertragen. Ohne Mittelohr könnten am runden Fenster nur 2 % der Schallenergie durch den hohen Widerstand beim Übergang von der Luft- auf die Flüssigkeitsleitung des Schalls aufgenommen werden (Zenner 2000).

Aber auch im Innenohr, wo der Übergang der mit dem Schallerleben zusammenhängenden Flüssigkeitsbewegungen des Innenohrs auf die Sinnesrezeptoren des Ohrs erfolgt, ist erstaunlicherweise eine aktive Bewegung des Organismus zu finden: Die Transformation erfolgt mit den äußeren und inneren Haarzellen, die auf der Basilarmembran des Innenohrs sitzen, die verschiedene Flüssigkeitsräume des Innenohrs – die Skala tympani und die Skala media – voneinander abgrenzt. 90 % der afferenten (d. h. vom Rezeptor zum Zentralnervensystem leitenden Fasern) nehmen ihren Ursprung von den inneren Haarzellen, nur 10 % von den äußeren Haarzellen. Die äußeren Haarzellen sind in der Zahl dreimal häufiger als die inneren Haarzellen. Erstaunlicherweise sind beide Sinneszellentypen auch efferent innerviert, deutlich überwiegen jedoch die Fasern zu den äußeren Haarzellen. Die intensive efferente Innervation erfolgt vom Hirnstamm aus durch das sog. Rasmussen-Nervenbündel, das Fasern zum Innenohr führt (Guinan 2006; Wittekind 2009, S. 14). Es handelt sich vorwiegend um myelinisierte, d. h. schnell leitende, efferente Fasern. An den äußeren Haarzellen werden durch die efferente Innervation kontraktile Eiweiße, vor allem Prestin – vergleichbar dem Aktin und Myosin in der quergestreiften Skelettmuskulatur – moduliert, was zu unterschiedlichen Bewegungs- und Spannungszuständen der äußeren Haarzellen führt. Die äußeren Haarzellen sind fest zwischen Basilarmembran und Tectorialmembran verankert und zeigen die Fähigkeit zu sehr schneller aktiver Längenänderung bis zu 5 µm. Es existieren also, wie in der Skelettmuskulatur die »motorischen Einheiten«, auch im Innenohr funktionelle Einheiten von efferenten Nerven und kontraktilem Eiweiß.

Durch die Bewegungsleistung der äußeren Haarzellen, die auf die im Innenohr eintreffende Wanderwelle mit einer Bewegungsleistung reagieren, wird die Auslenkung der Basilarmembran aktiv und frequenzspezifisch unterstützt. Prestin (von italienisch *presto* »schnell«) kann sich dabei bis zu 20.000-mal in der Sekunde (20 Kilohertz) kontrahieren. Die Schwingungseigenschaften der verschiedenen Membranen und Membrananteile des Innenohrs werden so moduliert – vorwiegend verstärkt, und zwar bis zu 1.000-fach (!) in eng umschriebenen Bereichen (Zenner 1986) –, dass es zu einer Optimierung, einem »Herausplastizieren« der Höreindrücke, insbesondere in dem für den menschlichen Sprachbereich relevanten Frequenzraum zwischen 200 und 4.000 Hertz kommt (Zenner 2000).

Die Funktion der efferenten Innervation der äußeren Haarzellen war dabei lange nicht eindeutig geklärt. Da die efferente Stimulation zu einer Dämpfung der kontraktilen Leistung führt, hat man vorwiegend eine Schutzfunktion vor Überlastung vermutet. Die einlaufende Wanderwelle führt *direkt* zu einer schallinduzierten Motilität der äußeren Haarzellen (Rabbitt et al. 2009). Dies ist bei toten Organen nicht beobachtbar. Die Aktivität der kontraktilen Elemente ist nicht nerval induziert, sondern eine unmittelbare Reaktion auf die einlaufende Wanderwelle (Guinan 2006). Smith und Keil (2015) legen eine zusammenfassende Theorie der nervalen Funktion vor, die in der efferenten Modulation des Innenohrs als zentrale Aufgabe die Erhöhung des Signal-Rausch-Abstands sieht. Mit der efferenten Aktivierung werden Umgebungs- und Hintergrundgeräusche abgedämpft. Es erfolgt damit das »Herausplastizieren« des Gehörten aus der Fülle der umgebenden Geräusche. Der Schutz vor Überlastung stellt quasi einen Nebeneffekt, aber nicht die biologische Hauptfunktion dar (Smith und Keil 2015). Diese Sicht wird unterstützt durch Befunde, die eine Beeinflussung des Hörvorgangs im Sinnesorgan beim selektiven Hören durch einen ausgeprägten kortikofugalen Signalweg von der Hörrinde im Schläfenlappen zu den efferenten Fasern des Rasmussen-Bündels zeigen (Perrot et al. 2006). Aufmerksamkeitslenkung und kognitive Aufgaben beeinflussen die efferente Innervation des Innenohrs selektiv (Smith et al. 2012). Die gerichtete Aufmerksamkeit zeigt sich als ein Modulator der physiologischen Funktion bis in das Sinnesorgan hinein (Srinivasan et al. 2014; Gruter et al. 2018). Die Innenohrfunktion wird angepasst und das Intendierte aus dem dadurch zum Hintergrundgeräusch werdenden Schall herausmoduliert durch die Dämpfung der Bewegung der äußeren Haarzellen. Dieses System ist lernfähig und kann sich an die geforderten Leistungen in einem gewissen Rahmen anpassen, wie Vergleiche zwischen Profimusikern und Nichtmusikern zeigten (Perrot und Collet 2014).

Auch beim Hören setzt ein Adaptionsvorgang schnell nach Beschallung mit einem konstanten Ton oder Geräusch ein. So tritt besonders in der frühen Phase der Wahrnehmung eine deutliche Lautheitsabnahme (Intensitätsabnahme) ein. Die stärkste Abnahme wird nach drei bis fünf Minuten erreicht. Sie bleibt dann auf einem niedrigen Wert. Die Erholung nach Unterbrechung der gleichförmigen Lautdarbietung liegt ebenfalls im Bereich von Minuten (v. Békésy 1970). Eine Beteiligung der Bewegungen der äußeren Haarzellen an diesen Vorgängen, vermutlich über deren efferente Innervation und Aufmerksamkeits-Phänomene bzw. kortikofugale Signalwege, kann vermutet werden (Smith und Keil 2015).

Der gesamte Bereich vom Trommelfell über die Gehörknöchelchen-Kette zum Innenohr mit den inneren und vor allem äußeren Haarzellen kann somit wie ein differenzierter Bewegungsorganismus angesehen werden, der im Sinn einer anpassungsfähigen aktiven Bewegungsleistung die Verwandlung der schallbegleitenden Vorgänge in Nervenaktionen im Sinn eines Bewegungsgeschehens moduliert. Insbesondere leise und sehr leise Töne und Geräusche unterhalb von 60 Dezibel Schalldruck würden ohne die aktive Bewegungsleistung der äußeren Haarzellen nicht zu einer ausreichenden Reizung der inneren Haarzellen und damit nicht zu einem adäquaten Höreindruck führen. Grundlage für das menschliche Sprachverständnis ist die hohe Frequenzselektivität des Ohrs. Diese wird ebenfalls durch die frequenzspezifische bis zu 1.000-fache Verstärkung und Ortszentrierung der Spitze der Wanderwelle durch die äußeren Haarzellen ermöglicht (Zenner 2000).

Beim Sehen ist die Augen- und Kopfbewegung Grundlage für die Fähigkeit Formen und Gestalt zu sehen. Beim Hören wird die Bewegung zur Grundlage,

5 Wahrnehmen und Bewegen

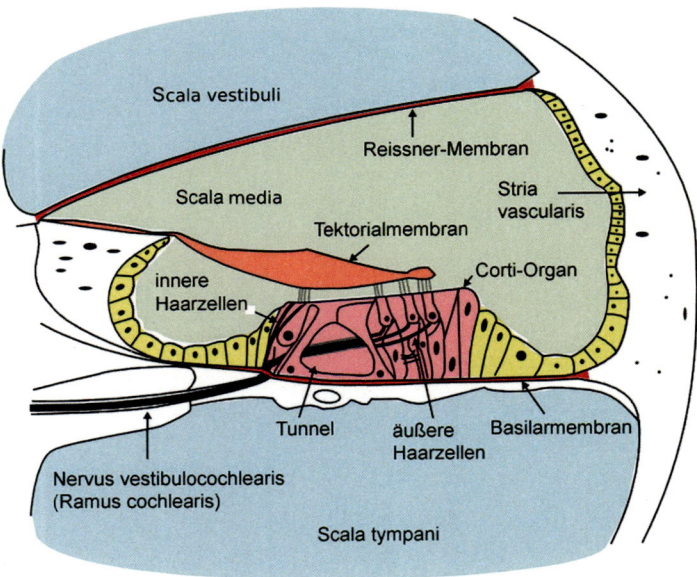

Abb. 5.3: Querschnitt durch das Corti-Organ des Innenohrs. Die äußeren Haarzellen enthalten kontraktile Elemente (Ropshkow 2004, o. S., Übersetzung des Autors).

um Klangformen und Klanggestalten (z. B. Worte) aus einem allgemeinen undifferenzierten Geräusch herauszuhören – »heraus zu plastizieren«, analog einem Plastiziervorgang mit den Händen. Ein Bewegungsgeschehen tritt dabei auf drei Ebenen auf: Die Ausrichtung der äußeren Ohren und des Kopfs ermöglicht eine Zuwendung zur und eine Intensivierung der Schallquelle. Das Mittelohr und die Gliedmaße der Gehörknöchelchen ermöglichen den Übergang von der Luft zur Flüssigkeit der Schallleitung und eine Anpassung und Widerstandsregelung entsprechend der Blendenfunktion des Auges. Im Innenohr schließlich erfolgen eine intensive Verstärkung und das Herausformen einer Wahrnehmungsgestalt im Hören durch die selektive Unterdrückung von bestimmten Anteilen der Wanderwelle durch die äußeren Haarzellen.

Nun könnte die aktive Bewegung der äußeren Haarzellen ja bedeuten, dass quasi im Ohr durch deren Aktivität selbst Klang erzeugt wird. Dies ist tatsächlich auch der Fall. Anhand dieses Phänomens wurden die Funktionen der äußeren Haarzellen entdeckt und näher zugänglich (Wittekind 2009). Wenn man ein genügend empfindliches Mikrofon vor das äußere Ohr bringt, dann kann vom Ohr ausgehend ein feiner Klang aufgenommen werden, die sog. »otoakustischen Emissionen«, das meint Schall aus dem Ohr. Dieser tritt entweder als Reaktion auf äußere Lautdarbietung oder auch spontan im Sinne von spontaner Bewegungsaktivität der äußeren Haarzellen auf.

Auch die Transformation der durch den Schall im Innenohr erzeugten Wanderwelle auf die inneren Haarzellen erfolgt durch die Auslenkung von deren Stereozilien (Sinneshärchen) durch einen Endolymphstrom. Letztlich erfolgt also auch an den inneren Haarzellen die Umsetzung des Schalls in eine dem Nervensystem adäquate Form durch ein Bewegungsgeschehen (Zenner 2000). Ob dabei weitere als die beschriebenen aktiven Modulationen vorkommen, ist nicht geklärt.

Also auch in der Hörwahrnehmung, diesem scheinbar völlig passiv aufnehmenden Prozess, erfolgt die Ermöglichung und die Herausarbeitung der Höreindrücke durch ein umfangreiches leibliches Bewegungsgeschehen. – Auch für das Hören gilt: Bewegen ermöglicht erst die adäquate Hörwahrnehmung.

5.4 Vergleich von Seh- und Hörwahrnehmung

Interessant ist ein Vergleich der Bewegungsaspekte beim Sehen und beim Hören. Beim Sehen dient die äußere Bewegung des gesamten Bewegungssystems mit Gliedmaßen, Rumpf und Kopf und schließlich mit der Bewegung der Augen im Kopf dazu, die Blickstabilisierung auf ein Sehobjekt hin zu ermöglichen. Damit wird ein Ortsverhältnis, die Sehachse im Raum, durch eine aktive Leistung des Wahrnehmenden fixiert. Diese Sehachse bildet für den Wahrnehmenden in Bezug auf die Sehwahrnehmung einen absoluten Bezugspunkt im Raum (der zu den unterschiedlichsten Objekten eingenommen werden kann), während alle Leibbewegungen im Raum gerade dazu dienen, diesen Ruhepunkt der Bewegungsachse als Bezugspunkt zu ermöglichen. Das Sehen wird durch die Aufhebung der relativen Bewegungen in Bezug auf die Sehachse für einen »Augenblick« gewissermaßen »dauerhaft«. Ein räumliches Bild der Umgebung wird möglich.

Hingegen ist das Hören von den Bewegungen der Leiblichkeit, des Kopfs und der Gliedmaßen im Raum weniger abhängig. Neben dem Richtungshören (s. o.) als Fokussierung in Bezug auf eine Schallquelle ist das Hörerlebnis aus der vollen Kugelsphäre der Umgebung möglich. Ein perspektivischer Ausschnitt wie beim Sehen erfolgt beim Hören nicht. Die spezifische Bewegung wird allerdings polar zum Sehen beim Hören nach innen verlagert und erreicht ihre größte Bedeutung im Rahmen der Modulation der Schallaufnahme im Innenohr. Hier wird aus den in der Zeit ablaufenden Schwingungen des Schalls im Sinne einer ortsbezogenen Frequenzanalyse in der Hörschnecke (Tonotopie) eine Verräumlichung von Zeitvorgängen erreicht. Der in der Zeit ablaufende Hörvorgang gerinnt in die zeitübergreifende Wahrnehmung von Hörgestalten, wie sie das Hören von Worten, von Melodiefolgen, von Vogelstimmen usw., letztlich von allen benennbaren Geräuschen, darstellt. Wenn man den Vorgang mit dem Sehen vergleicht, kann man gewissermaßen von einer »Hörachse« sprechen, in der durch den Sinnes- und mit ihm verbundenen Kognitionsvorgang aus dem in der Zeit ablaufenden Geräuschstrom Hörgestalten (Worte, Melodien usw.) herausgehoben und für die Wahrnehmung gewissermaßen entzeitlicht werden.

5.5 Weitere Sinne und Bewegung

5.5.1 Geruchsinn

Menschen können vermutlich über eine Billion (1.000 Milliarden) verschiedene Geruchsnuancen unterscheiden (Bushdid et al. 2014). Dem gegenüber steht die deutliche Schwierigkeit, die Vielzahl der Geruchsnuancen begrifflich auszudrücken. Erstaunlicherweise existiert keine etablierte und eindeutige begriffliche Schematisierung der Geruchseindrücke wie z. B. beim Sehsinn die farbliche Beschreibung der unterschiedlichen Qualitäten (rot, blau, grün, türkis usw.) und deren Ordnung z. B. in einem Farbenkreis. Gerüche werden daher häufig nach dem Objektbezug sprachlich ausgedrückt. »Es riecht wie Zimt« oder »… nach Veilchen«. Ebenfalls auffällig ist die starke affektive Komponente bei den Geruchseindrücken, die das Wahrnehmungserlebnis wesentlich mitprägt und sich kaum zurückdrängen lässt. Fast immer werden Gerüche gleichzeitig als angenehm oder unangenehm, ekelhaft oder wohlriechend erlebt. Etwas riecht »gut« oder »schlecht«. Der Geruchssinn kann als ein begriffs- oder kognitionsferner Sinn mit einer großen Nähe zum affektiven Erleben und zum vitalen Leben bezeichnet werden (Hensel 1966, S. 265). Stark ekelhaft empfundene Gerüche können unmittelbar zu Unwohlsein und Erbrechen führen, Wohlgerüche führen zu Beschwingtheit und Bewegungsanregung.

Beim Geruchssinn herrscht eine starke Adaptation, sodass auch intensive Gerüche in einem Raum nach einer Weile nicht mehr als solche erlebt werden. Aus diesem Phänomen erklärt sich die Bewegungskomponente beim Riechen. Wird ein Geruch im Medium der Luft nicht durch Luftbewegung von außen an die Rezeptionszone des Geruchssinns auf der Schleimhaut oberhalb der oberen Nasenmuschel getragen, so wird durch kurze ruckartige Einatembewegungen der Luftstrom speziell in diese Region geführt. Dies ist sowohl in der Fremdbeobachtung (das »Schnüffeln« des Hundes beim Verfolgen einer Geruchsspur mit der Nase) wie in der Eigenbeobachtung beim aktiven »Riechen« – einem Heben der Nase und mehrmaligem ruckartigem Einziehen von Luft in die Nase – beobachtbar. Weiterhin werden Kopfwendungen, ein Kopf-hin-und-her-Bewegen und schließlich eine Raumbewegung des ganzen Organismus eingesetzt, um ein gefasstes Geruchserlebnis weiter zu spezifizieren und einer Geruchsquelle zuzuordnen. Zum Beispiel wird im Frühling Veilchenduft zunächst fast nur als Stimmung halbbewusst wahrgenommen, dann bewusst als Geruch klassifiziert, schließlich durch aufmerksames Einatmen intensiviert und durch Suchbewegungen dem kleinen Pflänzchen zugeordnet. Die Bewegungsleistungen dienen beim Riechen offensichtlich stark dazu, die Adaptation des Sinneseindrucks (durch ein gleichbleibendes Anregungsmuster) durch Auffrischen der Geruchsanregung zu verhindern. Die Komponente der Bewegung, die dieses ermöglicht, war auch beim Sehsinn als Mikrobewegungen der Augen schon zu beobachten und ist mit diesen vergleichbar.

Der Geruchssinn ist eng mit der Atmung verbunden. Die Atmung stellt für die Lungenatmer ebenfalls eine Bewegungsleistung dar, die allerdings nicht einer intentionalen Orientierung im Raum, sondern als aktive Bewegungsleistung physiologischen Bedürfnissen (dem Energieumsatz und der inneren Atmung) dient. Die Atembewegung erfolgt in der polaren Bewegungsdynamik von Ein- und Ausatmung. Der starke emotionale und vegetative Bezug des Geruchssinns wird durch die Verbindung mit der Atmung besser verstehbar. In der Atmung spiegeln sich ebenfalls stark affektive Komponenten. Beim Erschrecken wird die Luft angehalten, beim Seufzen oder in Entspannung tief ausgeatmet. In Erregung beschleunigt sich die Atmung und bei Konzentration und Anspannung wird vermehrt eingeatmet.

Die Gerüche werden nicht am Sinnesorgan oder in der Nase wahrgenommen, sondern in der Umgebung und den Raum erfüllend. Im Rahmen der Einatmungsbewegungen beim Riechen wird gleichzeitig ein Tast- und Wärmeerlebnis der eingeatmeten Luft an und in der Nase erfahrbar. Dadurch kommen zur eigentlichen Geruchsqualität eine Tastqualität und ein Wärme- oder Kälteerlebnis. Erst die Verbindung von Tast- und Geruchssinn im Zusammenhang mit der intendierten Einatembewegung und der Kopf- und Rumpforientierung im Raum macht das Richtungswahrnehmen beim Riechen möglich (Scheurle 1984, S. 117). Auch beim Geruchssinn spielt die Eigenbewegung eine wesentliche Rolle für die Aufrechterhaltung der Sinnesleistung. Ohne Atem-, Schnüffel- und Kopfwendungsbewegungen würde das Geruchserlebnis schnell zum Erliegen kommen. Eine Verortung in der Umgebung wäre nicht möglich.

5.5.2 Geschmackssinn

Als Geschmackserlebnis einer Substanz wird ein spezifischer Bereich von Wahrnehmungen gefasst, der sein Sinnesorgan im Bereich der Mundhöhle, der Zunge und des Zungengrunds und damit im Bereich der anatomischen Strukturen für die Nahrungsaufnahme hat. Geschmeckt werden können nur gelöste Substanzen. Entweder werden diese schon als Lösung aufgenommen oder durch den Speichel der Mundhöhle und entsprechende Kau- und Mundbewegungen verflüssigt. Das üblicherweise als »Geschmack« bezeichnete Erlebnis ist in der Regel eine Mischung von Empfindungen aus mehreren Sinnen, insbesondere Geschmacks- und Geruchsempfindungen, aber auch Berührungs- Druck-, Temperatur- und Schmerzempfindungen. Bei einem kräftigen Schnupfen wird in der Verarmung des Schmeckens erfahrbar, wie viele Komponenten des Geschmackserlebnisses auf den Geruch zurückzuführen sind (Hensel 1966, S. 230). Weiterhin beruht z. B. das Prickeln von Sprudelwasser auf einer Beteiligung von Druck- und Berührsinn und die Frische von Menthol oder Minze auf einer Mitbeteiligung des Wärmesinns. Hochprozentiger Alkohol löst neben dem Geschmacks- ebenfalls ein Erlebnis des Wärmesinns aus.

Als Qualitäten des phänomenal zugänglichen Modalbezirks Geschmack werden süß, sauer, salzig, bitter und umami (würzig) unterschieden. Rezeptorzellen für die verschiedenen Geschmacksqualitäten finden sich beim Menschen in Geschmacksknospen auf der Zunge und weniger konzentriert auch in den Schleimhäuten von Mundhöhle, Rachen und Schlund. Die dichteste Konzentration findet sich auf der Zunge und da auf dem hinteren Zungendrittel. Säuglinge zeigen allerdings der Anzahl nach deutlich mehr Geschmacksknospen und diese sind neben der Zunge auch vermehrt auf dem harten Gaumen und in der Lippen- und Wangenschleimhaut verteilt. Sie werden erst mit zunehmendem Lebensalter auf die Zungenlokalisation konzentriert (Hensel 1966, S. 232).

Geschmacksempfindungen werden »außerordentlich erhöht, wenn man die Zunge in der Mundhöhle bewegt« (Hensel 1966, S. 238). Üblicherweise wird als »Schmecken« die aktive Unterstützung des Geschmacksvorgangs durch Mund-, Zungen- und Kaubewegungen bezeichnet. Eine »Schmecklösung« wird dabei durch Bewegungen, die die Speichelsekretion fördern und durch Einspeicheln und Homogenisieren der Substanz erreicht. Dann wird die Schmecklösung auf die relevante geschmacksempfindliche Oberfläche, insbesondere auf die Zungenspitze und die Zungenränder durch Zungen- und Mundbewegungen verteilt. Intensives Schmecken nach einer bestimmten Geschmacksqualität beinhaltet mehrfaches Hin- und Herbewegen der Zungenspitze an die Gaumenregion hinter den vorderen Schneidezähnen und ein wiederholtes Verteilen der Geschmackslösung mit zwischenzeitlichem Abschlucken. Dies kann im Eigenversuch leicht nachvollzogen werden. In der Regel werden die als Nahrung aufgenommenen Speisen oder Geschmacksgegenstände zunächst durch Beiß- und Kaubewegungen adäquat zerteilt, zerkleinert und passagefähig gemacht. Auch hier handelt es sich natürlich um einen relevant beteiligten Bewegungsvorgang für die Sinnesleistung. Auf das Heranholen (z. B. »Pflücken« oder »Aufsammeln«), Vorbereiten, Zerteilen und Heranführen von Nahrungs- und Geschmacksgegenständen, z. B. mit den Händen, an den Sinnes- und Rezeptorbereich sei ebenfalls hingewiesen. Erst in diesem Gesamtzusammenhang erfährt die Leistung des Geschmackssinns ihre sinnvolle Einordnung und Einbettung.

Auch für die beiden Sinnesbereiche Geruch und Geschmack kommt der aktiven Eigenbewegung des Wahrnehmenden im Sinne von leiblicher Bewegung und Aufmerksamkeitszuwendung eine wesentliche, die Sinnesleistung erst ermöglichende Funktion zu. Ohne jegliche Eigenbewegung (Schlucken und Atmen einbezogen) müssten geruchstragende Luft und geschmackstragende Lösungen von außen an den Organismus herantransportiert und regelmäßig aufgefrischt werden, um eine Sinnesleistung zu ermöglichen und die Adaptation durch Dauerreiz zu verhindern. Auch für diese Sinnesbereiche gilt: Bewegen ermöglicht Riechen und Schmecken als Wahrnehmungsleistung.

5.5.3 Wärmesinn

Gibt es auch bei der Wärme- und Kältewahrnehmung eine den Wahrnehmungen vorauslaufende Bewegung? – Sieht man zunächst von den vielfältig nötigen Hin- und Weg-Bewegungen des tastenden Körperteils zum Objekt beim Temperaturerfühlen ab, fällt die Hervorbringung einer stabilen Körperkerntemperatur als ein eminent aktives Geschehen, das Wärme- und Kältewahrnehmungen als Differenzerleben erst möglich macht, in den Blick.

Die Temperaturempfindungen des Menschen gliedern sich in die beiden polaren Dimensionen »warm« und »kalt« (Scheurle 1984, S. 149 f.). Innerhalb dieser sind Intensitätsgrade beschreibbar, für die Hensel die Abstufungen »indifferent – kühl – kalt – eisig« und »indifferent – lauwarm – warm – heiß« anführt (Hensel 1955, S. 377). Am Ende der Skala gehen die Temperaturempfindungen an beiden Seiten gleitend in Schmerzempfindungen über. Auch vor dem Ende der Skala können mit den Empfindungen kühl und lauwarm schon Behaglichkeits- bzw. Missempfindungstönungen verbunden sein. Es besteht ein Bezug zu emotionaler Wärme und Kälte (Williams und Bargh 2008) und vermutlich zur Lebensqualität (Edelhäuser et al. 2010).

Das eigentliche Wärmeerlebnis ist primär weder somatisiert noch objektiviert, sondern zeigt eine Differenz von Wärmezuständen an. »Thermische Empfindungen an der Haut spiegeln immer sowohl den Zustand des Körperinneren als auch den Umgebungszustand wider. Die Zieldynamik der Wärme ist eine Totalität, die Selbst und Umwelt als Einheit umfasst« (Scheurle 1984, S. 145). Eine umfangreiche Wärmephänomenologie in Auseinandersetzung mit den physikalischen Begriffsbildungen zur Wärme liefert Basfeld (1997, 1998). Er zeigt, dass der Wärmesinn kein Temperatursinn, sondern ein sehr genauer Sinn für Wärmedifferenzen und Wärmeausgleich und »ein Ausdruck leiblichen Zusammenlebens mit Wärme und Kälte« ist (Basfeld 1997, S. 202).

Die Temperaturempfindung des Menschen ist gebunden an den Eigenwärmezustand des Organismus. Dieser orientiert sich beim Menschen als einem gleichmäßig warmen Lebewesen an einem umgebungsunabhängigen, absoluten Temperaturmittelpunkt, der in diesem Fall bei ca. 37,0º Celsius liegt (Homoiothermie im Gegensatz zu den wechselwarmen Lebewesen). Diesen »absoluten« Bezugspunkt für die Wärme- und Kältewahrnehmung setzt der Organismus als Eigenleistung und reguliert die Einhaltung autonom und sehr genau. Die Wärmebildung des Organismus und die Wärmewahrnehmung sind so auf das Engste aneinander gekoppelt mit dem Ziel, die Eigenwärme auf einer bestimmten Höhe zu erhalten (Hensel 1955). Dies bezieht sich auf die Körperkerntemperatur. Diese unterliegt wie nahezu alle physiologischen Prozesse einer zirkadianen Schwankung von ca. 1,2 Grad beim Menschen. In Ruhe trägt die Skelettmuskulatur immerhin schon ca. 20 % zur Gesamtwärmeproduktion des Menschen bei. Atmungs- und Kreislauforgane tragen weitere 10 %, die Bauchorgane, insbesondere die Leber, tragen 50 % und das Nervensystem, insbesondere das Gehirn tragen die restlichen 20 % zur Wärmeproduktion bei. Unter körperlicher Arbeit erhöht sich der Anteil der Skelettmuskulatur dann überproportional und beträgt bei mittelschwerer Arbeit bereits 75 % der Gesamtwärmeproduktion (alle Angaben aus Hensel 1955, S. 353).

Thermorezeptoren sind über den gesamten Organismus an inneren und äußeren Oberflächen verteilt und erfahren an bestimmten Stellen, insbesondere im Gesicht und im Bereich des Munds und der Zunge eine verstärkte Konzentration. Die Thermorezeptoren sind auf der Haut getrennt als Kalt- und Warmpunkte verteilt.

Die Hervorbringung einer stabilen Körpertemperatur ist zwar in unserem Sinn kein aktives und zielgerichtetes Bewegungsgeschehen, aber ein aktives, vom Organismus autonom geregeltes Stoffwechselgeschehen, das dessen Aktivitätszustand an einer bestimmten Temperaturgröße orientiert. Darin drückt sich eine zielorientierte, geführte Stoffwechselaktivität als organismische Autonomieleistung aus (Penzlin 2014, S. 396). Die im Leben realisierte thermale Steuerung um einen für den jeweiligen Organismus absoluten Fixpunkt schafft erst die Basis für die Wärme- und Kälteerlebnisse des empfindenden Organismus. Insofern kann auch hier von einer gerichteten Aktivität des Organismus gesprochen werden, die in erster Linie den Lebensprozessen und deren Autonomisierung im Temperaturbereich (Rosslenbroich 2007, 2014) dient und auf dieser Basis die Wärme- und Kälteempfindungen ermöglicht.

Durch Betasten von Gegenständen oder Körperteilen sind objektbezogene Wärmewahrnehmungen möglich. Hierbei treten dann gezielte Bewegungen auf, die in diesem Fall als Voraussetzung für die intendierte Wärmewahrnehmung aufzufassen sind. Wie oben bereits angeführt, tritt dabei auch ein mehrfaches Betasten und wieder Lösen oder ein Vergleichen von Stellen mit unterschiedlicher Wärme durch Hin- und Hertasten auf. Das wiederholte Betasten hat neben der grundsätzlichen Ermöglichung der Wärmeempfindung durch Berührungswärme auch den Aspekt, Kontrastwirkungen zu erhöhen und Adaptionsphänomene, die beim Temperatursinn ebenfalls ausgeprägt auftreten, auszugleichen. Sie sind wiederum vergleichbar den Augenmikrobewegungen und haben ebenfalls die Verminderung oder Verhinderung von Adaptationen und die Kontrasterhöhung und somit die Ermöglichung der Wahrnehmung zum Ziel.

5.5.4 Leibgerichtete Sinne

Gleichgewichtssinn, Bewegungssinn, Tastsinn und Leibwahrnehmung – letztgenannter Sinn beschrieben als Interozeption bei Craig (2002), als Viszerozeption bei Zimmermann (2000, S. 223) oder als Lebenssinn bei Steiner (1983, S. 147) – können als leibgerichtete Sinne oder Körpersinne zusammengefasst werden, da sich die Wahrnehmungen, die durch sie ermöglicht werden, auf Zustände, Erfordernisse oder Leistungen des Leibes richten (Scheurle 1984). Im gesunden Wachzustand sind wir in der Lage, über die Stellung unserer Glieder zueinander, über aktive und passive Bewegungen unserer Gliedmaßen und des Rumpfs in sich und über den Widerstand, gegen den wir eine Bewegung ausführen, Wahrnehmungen zu machen und die Bewegungen und den Widerstand qualitativ zu erfahren. Dieses Wahrnehmungsfeld wird heute unter Propriozeption oder Tiefensensibilität zusammengefasst und umfasst die Komponenten Stellungssinn, Bewegungssinn und Kraftsinn (Zimmermann 2000, S. 224). Wir führen diese Aspekte hier gemeinsam unter der Bezeichnung Bewegungssinn auf, da die verbindende Komponente die leib- und umgebungsgerichtete Bewegungswahrnehmung ist, die die Ruhe und die Stellung der Gliedmaßen zueinander mit umfasst.

Die Viszerozeption nehmen wir von der weiteren Betrachtung aus, da hier ähnlich wie beim Wärmesinn die Aktivität in der lebensbezogenen Stoffwechselleistung liegt und nicht in der äußeren Bewegung. Allerdings spielt die glattmuskuläre Motorik in vielen Bereichen der Viszerozeption eine bedeutende Rolle (Arterienwände, vollständiges Darmorgan, Nierenbecken, Harnleiter, Blase, Gallenwege, Gallenblase, Milzkontraktionen, Ringmuskeln an Drüsenausführungsgängen usw., um nur einige zu nennen). Die glattmuskuläre Motorik ist vielfach in die Lebensfunktionen eingewoben und entsprechend beim Zustandekommen von Regelkreisen und Sinnesleistungen beteiligt. Exemplarisch seien nur die diffizilen Regulationsvorgänge am Magenausgang, dem Magenpförtner genannt, wo durch entsprechende Motorik gewährleistet wird, dass immer eine bestimmte Menge an Nahrungsbrei mit einem definierten Energiegehalt den Eingang zum Dünndarm passiert, um dort optimale Verdauungsbedingungen zu erfahren und das System aufeinander abzustimmen bzw. nicht zu überfordern (Vaupel 2000, S. 806 und S. 819). Auch dort kann von einer Einheit von Wahrnehmen und Bewegen gesprochen werden. Die Vorgänge werden häufig als Regelkreise dargestellt (Vaupel 2000, S. 823). Da die Wahrnehmungen aber vielfach unbewusst ablaufen und sich in der Regel zusammengefasst als »Wohlsein«, »Unwohlsein« oder Schmerz bewusst kundtun, und da die Aufarbeitung eine hier nicht zu leistende Komplexität erfordert, wird auf die weitere Behandlung dieses Modalbereichs hier verzichtet.

Die grundsätzliche Ermöglichung von Wahrnehmungen durch aktive, angepasste und zielorientierte Bewegungsleistungen des Organismus ist bei Gleichgewichts-, Bewegungs- und Tastsinn noch deutlicher als bei den davor behandelten Sinnen. Der Tastsinn und der Tastvorgang werden weiter unten in einem eigenen Absatz (Wahrnehmen ist Bewegen) im ▶ Kapitel 7 untersucht und sind deshalb zunächst von der Betrachtung ausgenommen.

Der Gleichgewichtssinn (statischer Sinn) des Menschen kommt in der aktiven Aufrechterhaltung der Körperposition, der Kopfhaltung und der aufrechten Stellung im Raum besonders zur Geltung. Sein primäres Sinnesorgan ist das Bogengangsorgan und das statische Organ im Innenohr. Aber auch die Stellung des Kopfs zum Rumpf wird über die Propriozeption der Bewegungsorgane des Halses als ballistisches Organ zur Organisation von Raumorientierungs- und Gleichgewichtsleistungen verwertet Weiterhin trägt die gesamte Propriozeption zum Gleichgewichtsinn bei. Die physikalische Beschreibung zeigt den menschlichen Körper in der Aufrechten als ein labiles, umgedrehtes Pendel mit einem Schwerpunkt (im Rumpfbereich in der Gegend des Nabels in der Körpermitte), der relativ weit über der Unterstützungsfläche liegt. Auf der für Körpergröße und Gewicht sehr kleinen Unterstützungsfläche der Fußsohlen wird eine Säule aufgerichtet, die statisch in sich nicht stabil, sondern durch mehr als 28 Labilitätspunkte durch die Gelenke zwischen Fußgewölbe und Kopf (Gelenke der Füße, der Beine und der Wirbelsäule; die Gelenke des Fußgewölbes nicht mitgezählt) unterbrochen und labilisiert ist. Der große Anteil der Muskulatur und damit der Bewegung für die Haltung und die Aufrechte des Menschen und das Gehen, aber auch bei allen anderen Bewegungen, wird unmittelbar deutlich (Kranich 2003).

Eine Strukturierung und Orientierung der Welt in oben und unten, in vorne und hinten, in rechts und links wird durch die Bewegungsleistung mit dem Ziel der Aufrechten im Gleichgewicht erst möglich. Die Aufrechte und der Gleichgewichtssinn gliedern den Umraum des Menschen. Die Aufrechte ermöglicht Gehen und Stehen. In der ständigen aktiven Aufrechterhaltung des Gleichgewichts wird das Verhaftetsein mit der Erde und der Schwerkraft überwunden. Man erlebt sich aufrecht wie schwebend oder getragen zwischen oben und unten (Scheurle 1984). Mit der Aufrichtung wird eine »Gegenüber-Position« zu den Dingen und Mitlebewesen der Welt erreicht. Statt Vordergliedmaßen wird die Ausprägung von Handlungs- und Begreifensorganen – platziert im Sehraum – möglich (Wilson 2000). Interessanterweise bedarf der Erwerb der Aufrechten eines intensiven Übens über viele Monate und der Erwerb dieser Fähigkeit erfordert Wiederholung, Anstrengung und den Umgang mit Misserfolg (Kranich 2003, S. 19 ff.). Die Aufrechte ist eine im sozialen Zusammenhang an Vorbildern erlernte Leistung.

Auch der Eigenbewegungs- oder Bewegungssinn (neurologisch als Lage- oder Stellungssinn untersucht) beinhaltet in der alltäglichen – nicht durch eine Untersuchung künstlich veränderten – Situation eine organismuseigene aktive Bewegungsleistung, die zur Erfahrung der vollzogenen Bewegung führt. Neben Sehnen- und Gelenkkapseln und Hautrezeptoren fungieren dabei sog. Muskelspindeln als Wahrnehmungsorgane. Deren Ansprechverhalten ist durch eigene Muskelfasern adaptiv verstellbar und wird durch eine eigene efferente Innervation aktiv reguliert. Eine besondere Bedeutung kommt dem Bewegungssinn bei der Steuerung und Erfahrung der Augenbewegung zu (s. o.). Beim Gleichgewichts- und Bewegungssinn gilt in besonders unmittelbarer Weise: Bewegen ermöglicht und strukturiert das Wahrnehmen.

5.6 Wechselweise Ursache – zirkuläre statt lineare Kausalität

Nachdem in den vorhergehenden Abschnitten das Verhältnis von Bewegen und Wahrnehmen für die einzelnen Sinnesmodalitäten jeweils gesondert untersucht wurde, wird nun der Zusammenhang von Wahrnehmen und Bewegen in Bezug auf sein prinzipielles und strukturelles Verhältnis hin analysiert. Betrachten wir erneut ▶ Abb. 5.1. Es ist offensichtlich, dass die Wegstrecken und Haltepunkte der Augenbewegung im rechten der beiden Gesichtsbilder sich an den markanten Gegebenheiten des wahrnehmbaren Gesichts orientieren. Dies gilt auch für alle anderen Sehvorgänge (Tatler et al. 2010). Dies heißt aber bedeutsamerweise, dass die Bewegungen des Auges, die konstitutiv für die Formwahrnehmungsleistung sind, sich an Wahrnehmungsaspekten und an der jeweiligen Aufgabenstellung (Intention) orientieren (Tatler und Vincent 2008; Tatler et al. 2011; Borji und Itti 2014) und nicht z. B. im Sinne eines geometrisch strukturierten Scan-Verfahrens (wie z. B. beim Aufbau eines Fernsehbilds) von Zeile zu Zeile das beobachtete Objekt abrastern. Gleiches gilt für den Hörprozess. Die erzeugten Bewegungen richten sich nach der in die Hörwahrnehmung tretenden Klanggestalt und deren Gesetzmäßigkeit (Smith und Keil 2015). Die schrittweise sich offenbarende Wahrnehmungsgestalt orientiert die Bewegungsleistung des Organismus.

Der Zusammenhang wird deutlich und erfahrbar, wenn man sich die Bewegungs- und Blickleistung beim Betrachten des Bergbilds am Beginn dieses Abschnitts (▶ Abb. 4.1) – stellvertretend für andere Gesichtswahrnehmungen – erneut vergegenwärtigt. Die »Einzelheiten« des Wahrnehmungsbilds orientieren die die Wahrnehmung ermöglichende Bewegung. – Zusammenfassend: Wahrnehmen ermöglicht die weltorientierte Bewegung. Damit treten nun die beiden Aspekte Wahrnehmen und Bewegen in ein gegenseitig sich begründendes Wechselverhältnis, d. h. ihre gegenseitige Bedingtheit ist nicht von einer der beiden Seiten aus monokausal ableitbar, vielmehr herrscht hier ein konstitutives Wechselverhältnis gegenseitiger Bedingtheit vor! Weder kausal im zeitlicher Nacheinander begründete Verhältnisse (wie sie für den physikalischen Bereich der unbelebten Natur charakteristisch sind), noch auf zukünftig zu erreichende Ziele orientiertes Verhalten (wie es für den Bereich beseelter Lebewesen charakteristisch ist), sondern korrelative Verhältnisse sind charakteristisch für Lebensprozesse.

Dies hat Wolfgang Schad in dem Aufsatz »Biologisches Denken« in grundlegender Weise ausgeführt (Schad 1982). In ähnlicher Weise formuliert es der Biologe Heinz Penzlin in seinem Buch »Das Phänomen Leben«:

> »Nur lebendige Systeme sind im wahren Sinne des Wortes selbstorganisierend, denn nur sie schaffen und erhalten ›aus eigener Kraft‹ – also selbsttätig – ihre interne Organisation aufrecht. [...] Der Begriff der Organisation schließt grundsätzlich das Konzept der Funktionalität ein. [...] Lebewesen zeichnen sich durch eine Autonomie im Sinne von ›Selbstbestimmung‹ aus. Dieses ›Sich selbst bewegen‹ im Sinne Platons, dieses [...] ›Sich selbst bestimmen‹ lebendiger Systeme stellt ein wesentliches Kriterium aller organischen Entitäten dar, durch das sie sich in grundsätzlicher Weise von allem unterscheiden, was in der organischen Natur existiert« (Penzlin 2014, S. 395 und S. 398).

Das konstitutive Wechselverhältnis der Grundstrukturen eines Organismus untereinander und des Organismus mit seiner Umwelt wird von Fuchs (2013, S. 121 f.) »zirkuläre« oder »integrale Kausalität« genannt. Sie ist konstitutiv für lebendige Systeme. Entsprechend wird der Begriff der zirkulären Kausalität bei an der Heiden eingeführt (an der Heiden 2005). Zirkuläre Kausalität gilt im Besonderen für das Verhältnis von Wahrnehmen und Bewegen, wie wir gezeigt haben.

Der grundlegende Zusammenhang von Wahrnehmen und Bewegen ist in der Physiologie durchaus bekannt, methodisch aber nicht entsprechend berücksichtigt. Wir zitieren hier exemplarisch eine Stelle aus einem weitverbreiteten Lehrbuch-Klassiker der Physiologie aus dem Kapitel über »Motorische Systeme« von Robert F. Schmidt (in einer älteren Auflage, da in späteren nicht mehr so explizit formuliert):

> »Verknüpfung von Sensorik und Motorik. Sensorische Information und motorische Aktion sind sehr stark miteinander verwoben. Für die funktionsgerechte Ausführung von Bewegungen benötigen und erhalten alle an der Motorik beteiligten Strukturen Informationen aus der Peripherie, die ihnen über die jeweilige Körperstellung und über die Ausführung der angestrebten Bewegungen Auskunft geben. Zum anderen sind bestimmte Sinnesinformationen, z. B. vom Gesichtssinn und vom Getast nur unter Einschaltung differenzierter motorischer Akte funktionsgerecht zu erzielen. Wenn man sich dieser engen Verknüpfung bewusst ist, erübrigt sich die Einführung des teilweise benutzten Ausdrucks ›Sensomotorik‹. Afferente Sinnesinformationen werden im Folgenden immer dann unter ›Motorik‹ abgehandelt, wenn ihre Umschaltung auf effektorisch-motorische Strukturen im Vordergrund der Betrachtung steht und unter ›Sensorik‹, wenn ihre perzeptorisch-sensorische Funktion betrachtet werden soll« (Schmidt 1985, S. 88).

Durch die im letzten Satz des Zitats angeführte Vereinfachung des Geschehens in Motorik oder Sensorik wird das Besondere der gegenseitigen Bedingtheit wieder aufgehoben und eine adäquate Begriffsbildung für diese Leistungen lebendiger Organismen zugunsten scheinbarer und unvollständiger Kausalbeziehungen vermieden. Nur in dieser Verkürzung sind einfache Mechanismen und monokausale Abhängigkeiten beschreibbar.

Die Betrachtung von und das Experimentieren mit abschnittbezogener Kausalität ist ein Verfahren, das in der Physiologie häufig gebraucht wird. Der Rückbezug auf die ermöglichende Gesamtsituation erfordert die aktive Ergänzung zum realen Gesamtgeschehen. Die partielle Kausalität hat für physiologische Vorgänge nur den logischen Status einer notwendigen Bedingung. Notwendig und hinreichend, d. h. im umfassenden Sinn ursächlich, für unseren Untersuchungsbereich ist erst der gesamte Zusammenhang des Funktionskreises zwischen Wahrnehmen und Bewegen, Wahrnehmendem und Wahrgenommenem und dessen Realisierung durch einen lebendigen Organismus in der Welt.

5.7 Wahrnehmen ist Bewegen

Um diese für das Verständnis des wahrnehmenden und sich bewegenden Menschen *konstitutive* Verbundenheit von Wahrnehmen und Bewegen in einem symbolischen Erlebnis zusammenzufassen, wird folgendes Vorstellungsexperiment entwickelt: Man stelle sich vor, entspannt auf einem Stuhl zu sitzen, die beiden Hände geöffnet auf den Oberschenkeln liegend und die Augen geschlossen. Es sei nun in Gedanken ein etwa 1 kg schweres Gebilde in die beiden Hände gelegt. Beim Betasten fühlen Sie als Versuchsperson des Vorstellungsexperiments eine glatte Fläche und erreichen mit einer Bewegung der rechten Hand eine Kante, an die sich eine zweite Fläche anschließt. Beim Entlangfahren mit den Fingern der einen Hand an der Kante kommt man zu einer Ecke, von der aus erneut insgesamt drei Kanten abgehen. Diese sind alle von gleicher Länge. Man folge nun einer der neuen Kanten. An ihrem Ende gelangen Sie erneut zu einem Eckpunkt, von dem wiederum drei Kanten vergleichbarer Länge im gleichen Winkel abgehen. Welches Gebilde hält der Mitvollziehende an dieser Stelle des Gedankenexperiments wohl in der Hand? – Mittlerweile wurde es sicher erkannt. Mit dem Auftauchen der inneren Repräsentation, des inneren Bildes, können Sie diesen Würfel nun in Gedanken in Ihren Händen bewegen und ihn z. B. zwischen den beiden Zeigefingern an diagonal gegenüberliegenden Eckpunkten halten und drehen. Das innere Spannungsmoment, die »tastende« Unsicherheit und die probatorische Exploration sind beim realen Ertasten eines unbekannten Gegenstands deutlich größer als im Vorstellungsexperiment. Sobald im Handeln eine innere Vorstellung des Gebildes auftaucht, wird eine freiere Handhabung des Gegenstands und ein Probehandeln in Vorstellungen möglich.

Neben dem Erfassen der Raumgestalt haben wir als »Versuchsperson« eine Vielzahl von weiteren Beobachtungen gemacht. Das Tasten der materialen Außenseite des Gebildes zeigt eine Oberfläche, die kalt und glatt ist. Ergänzt durch die erprobte leichte Verformbarkeit taucht der Gedanke »Es könnte frischer Ton sein« auf. Diese Materialvorstellung würde mit dem Gewicht von etwas mehr als 1 kg, das durch Auf- und Abbewegen abgeschätzt wurde, bei einer Kantenlänge von 10 cm übereinstimmen. Vermutlich handelt es sich um einen noch nicht getrockneten Würfel aus Ton. Die leichten Unebenheiten der Oberfläche und die nicht scharfen Kanten entsprechen diesem Gebilde. – Gibson (1962) beschreibt in einer ausführlichen Arbeit anhand von vielen vergleichbaren realen Experimenten die Unterschiede zwischen passivem Berührt-Werden und entsprechenden Reizexperimenten und der aktiven Exploration durch Tasten. Er findet eine Reihe von Übereinstimmungen zwischen dem aktiven Ertasten von Objekten und der aktiven Sehwahrnehmung. In späteren Arbeiten konnte gezeigt werden, dass das aktive Betasten von Blindenschrift zu deutlich höheren Anteilen richtiger Lösungen führt als die passive Präsentation auf den Fingerkuppen (Heller 1986). Wenn es um das Erkennen der Form dreidimensionaler Gegenstände geht, ist das aktive Tasten dem passiven Berührt-Werden überlegen (Bolanowski et al. 2004).

Zu beachten ist, dass beim Berührt-Werden die zum Kontakt führende Bewegung ebenfalls vorhanden ist, aber von außen übernommen wird. Ohne Bewegung ist die Tast-Wahrnehmung nicht möglich.

5.8 Erbilden der Objektwelt

Entsprechend dem angeführten Gedankenexperiment kann man sich – rekonstruierend und wie »in Zeitlupe« verlangsamt – den Aufbau der gegenständlichen Welterfahrung vorstellen. Stern folgert aus seinen Untersuchungen für die allererste Ordnung der Erfahrungswelt des Säuglings vier entscheidende Bezugspunke (»Inseln der Konsistenz«) beim allmählichen Entwickeln von Selbst- und Objektrepräsentation (Stern 2010, S. 114 ff.):

1. Urheberschaft: Dazu gehören
    a) »die Empfindung eines Wollens, die einer motorischen Aktivität vorausgeht«;
    b) »das propriozeptive Feedback, das während der Handlung auftritt oder ausbleibt«;
    c) »die Voraussagbarkeit der Konsequenzen, die die Handlung nach sich ziehen wird«;
2. (Selbst-)Kohärenz: Das Erfahren zeitlich und örtlich geordneter Bezüge;
3. Selbst-Affektivität (Freude, Interesse, positive Gefühle, Kummer, Wut, Ärger usw.) und
4. Selbst-Geschichtlichkeit, d. h. Gedächtnis.

Alle diese Aspekte müssen auch beim Erwachsenen für den Aufbau der Wahrnehmungswelt gleichermaßen gegeben sein. Alle Aspekte lassen sich aber auf die Grundfigur des Zusammenspiels von Wahrnehmen und Bewegen zurückführen. Aus der Urheberschaft, der daraus resultierenden Handlung und der erzeugten Wahrnehmungskonstanz ergeben sich die Zuschreibungen von Fremd und Selbst. »Selbst-Kohärenz« als das Erfahren zeitlich und räumlich geordneter Bezüge erfordert primär den realisierten Gestaltkreis, der diese zeitliche und räumliche Ordnung erst ermöglicht und immer wieder aktualisiert. Affekte bzw. die Gefühlstönung alles Erlebens durchziehen den gesamten Vorgang und ermöglichen Nuancierungen der Bedeutung. Das Gedächtnis ist zur Wiederholung, zum Verbinden der Vergangenheit mit der Gegenwart und damit zum Aufbau von Erfahrung unerlässlich, baut aber ebenfalls auf den im Gestaltkreis realisierten Prozessen auf.

In der oben skizzierten Tasterfahrung des Würfels ist die Einheit von Wahrnehmen und Bewegen besonders evident. Ohne eine Bewegung der Finger wäre nichts außer dem Druck durch die ursprüngliche Lage des Würfels fühlbar geworden. Und schon diese war durch eine von außen kommende Bewegung des Würfels in die Hände vorgegeben. Die Frage, ob ein Ursprung der Zusammengehörigkeit von Wahrnehmen und Bewegen in dem einen oder in dem anderen zu suchen ist, erübrigt sich. Es wird erfahrbar, dass die geleitete Bewegung nur durch eine zunehmende Komplettierung der aus der Bewegung sich ergebenden Wahrnehmung in der Vorstellung möglich wird. Diese leitet wiederum die folgende Bewegung. Im Wahrnehmungsprozess als kohärentem Bezug zwischen Wahrnehmendem und begegnendem Wahrnehmungsinhalt greifen proleptische (intentionale) und anamnestische Vergegenwärtigung (von bewegungsassoziierten Wahrnehmungsaspekten) ineinander und führen zur Genese einer vorbewussten Hypothesenbildung in der leiblichen Bewegung (Auersperg et al. 1960). Natürlich sind jederzeit Überraschungen durch unzureichendes Vorstellungsvermögen oder nicht erfüllte Erwartungen in der Wahrnehmung möglich. Diese Erwartungen ergeben sich aus einer vorläufigen und vorauslaufenden gestalthaften Imaginierung des später Wahrgenommenen, die nötig ist, um weitere explorative Bewegungen zu ermöglichen.

So wird deutlich: Am Anfang einer sinnesphysiologischen Untersuchung kann kein »Reiz« stehen, sondern anfänglich stehen immer schon Objekte. Man kann natürlich mit der Illusion untersuchen, isolierte »Reize« zu setzen, dies entspricht aber nicht der gegebenen Wirklichkeit, da zumindest die Eigenbewegung des Wahrnehmenden konstitutiv beteiligt ist. Von Weizsäcker schlägt deshalb an dieser Stelle vor, prinzipiell bei Wahrnehmungsexperimenten den Reiz (das Gegebene und Variierte), die Wahrnehmung (oder ihre Korrelate) und die Bewegung (oder ihre Korrelate) gleichzeitig zu erfassen und zu messen. Wahrnehmen, Bewegen und Umwelt stehen in einem nicht weiter auflösbaren Wechselverhältnis. Dieser Zusammenhang muss für sinnes- und bewegungsphysiologische Untersuchungen immer bedacht und ergänzt werden.

Die Grundgegebenheit der nichtauflösbaren Verschränkung von Wahrnehmung und Bewegung ist nicht nur für die vorgebrachten Beispiele typisch. Die genaue Analyse zeigt die prinzipielle Verschränkung. Sie findet sich in allen Wahrnehmungsmodalitäten.

6 Zur gegenseitigen Ermöglichung von Wahrnehmen und Bewegen

Im folgenden Kapitel werden die wechselseitige Ermöglichung von Wahrnehmen und Bewegen und die dazu gehörenden Voraussetzungen genauer analysiert. Wir orientieren uns dafür zunächst am Gestaltkreismodell von Weizsäckers und knüpfen daran weitere Analysen und Aspekte an. Aktuelle neurophysiologische Ergebnisse und Forschungsansätze werden dazu in Bezug gesetzt. Als wesentliche Fragestellung wird im nächsten Kapitel die Bedeutung der Wahrnehmung für die Bewegungsgestaltung gesondert verfolgt.

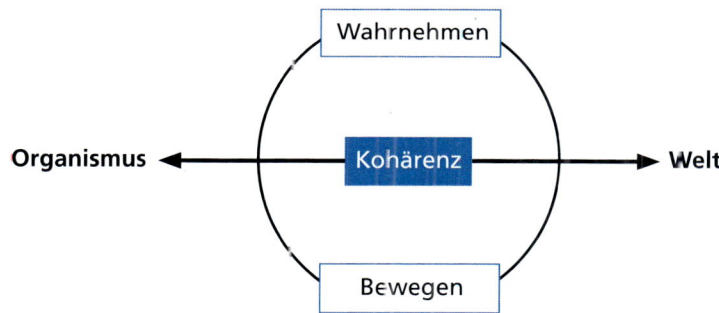

Abb. 6.1: Gestaltkreis von Viktor von Weizsäcker – ein psycho-physischer Akt.

6.1 Der Gestaltkreis von Viktor von Weizsäcker als Einheit von Wahrnehmen und Bewegen

Der menschliche Organismus ist durch Stoffaustausch, Informationsaustausch und Gaswechsel mannigfach mit der Umgebung verknüpft und von diesem Austausch abhängig. Für das Bewusstsein spielt die Wahrnehmung der Welt eine zentrale Rolle. Um die Wahrnehmung zu ermöglichen, muss sich der Organismus in einer geeigneten Weise zur Welt verhalten, unter anderem durch entsprechende Körperpositionierung und Bewegungen. Ein Organismus-Umwelt-Verhältnis, das sich in einem umgreifenden Wahrnehmungs- und Bewegungsgeschehen konstituiert, nennt Viktor von Weizsäcker Kreisgestalt oder »Gestaltkreis« (v. Weizsäcker 1968). Die Rezeptionsgeschichte dieses Werks hat Zybowski (2009) umfassend und schön erörtert. Das Gelingen des erforderlichen Prozesses beschreibt von Weizsäcker als Kohärenz zwischen menschlichem Organismus und Umwelt, das bedeutet in seinem Sinne ein unauflösbares wechselseitiges Bezugsverhältnis. Das Erfahren eines wahrnehmenden und bewegenden »Subjekts« hier und wahrnehmbarer »Objekte« dort bedingt sich gegenseitig im oben beschriebenen Wechselverhältnis von Wahrnehmen und Bewegen. Die Realisierung des Gestaltkreises ist das primäre Geschehen. Durch die nachträglich erfolgende Zuschreibung wird damit auch ein Subjekt-Objekt-Verhältnis konstituiert. Die Realisierung des nicht voneinander lösbaren Verhältnisses von Wahrnehmen und Bewegen nennt von Weizsäcker einen »biologischen Akt«.

> »[...] das Wesentliche des Gestaltkreises ist, daß das Wahrnehmen und das Bewegen einander vertretbare Zustände in jedem biologischen Akt sind, daß sie jeweils gegeneinander verborgen bleiben und daß an dieser Verschränkung, Vertretung und Verborgenheit auch das Subjekt und Objekt teilnehmen: das ›Wirkliche‹ erscheint bald im einen, bald im anderen« (v. Weizsäcker 1968, S. XIII).

Es macht nach von Weizsäcker bei der Untersuchung von Wahrnehmen und Bewegen unter Berücksichtigung dieses Verhältnisses keinen Sinn, nach kausalen Begründungsverhältnissen zu suchen; vielmehr seien die konstitutiven Bedingungen für das Zustandekommen von Wahrnehmung und Bewegung aufzuweisen und nicht objektivistisch theoretisierte Kausalitäten zu deren Erklärung anzunehmen und zu unterstellen. Als anschauliches Bild für die gegenseitige Verschränkung von Wahrnehmen und Bewegen und damit von Subjekt und Objekt entwickelt von Weizsäcker den Gedanken des »Drehtürprinzips«. Durch entsprechendes Bewegen werden Wahrnehmungen ermöglicht, durch entsprechende Wahrnehmungen werden Bewegungen orientiert (Zybowski 2009, S. 13). In den Worten von Weizsäckers:

> »Die Verschränkung enthält in sich die notwendige Bedingung, dass die Tätigkeit, wodurch mir etwas erscheint, selbst nicht erscheint und daß, indem mir etwas erscheint, ich auch tätig bin. Hier sehen wir also den Begriff der Selbstbewegung, der das Leben so stark kennzeichnet, zunächst aber durch seinen Widerspruch zur mechanischen Bewegung anstößig bleibt, sich mit einem erfahrungswissenschaftlichen Inhalt füllen. Die Wahrnehmung enthält nicht die Selbstbewegung als Faktor, der sie bedingt: sie *ist* Selbstbewegung. Es ist so, daß, wenn ich durch eine Drehtür gehe, ich das Innere des Hauses nur sehe, wenn ich hereingehe, und daß [ich] nur, wenn ich herausgehe, es nicht mehr sehe. Dieses Gleichnis soll erläutern, wie das Prinzip der Verschränkung ein Realprinzip der Biologie ist. [...] Man kann dieses Anschlußverhältnis mit einem Schlagwort als das *Prinzip der Drehtür* bezeichnen« (v. Weizsäcker 1968, S. 20 f.).

Indem von Weizsäcker den auf Aristoteles zurückgehenden Begriff der »Selbstbewegung der Lebewesen« aufgreift (Zybowski 2009, S. 13) und zu einem zentralen Ausgangspunkt seiner sich auf die Biologie und den Menschen als Lebewesen richtenden Betrachtungen macht, wird die Besonderheit des Biologischen konstitutiv, als eigenständiger Ausgangspunkt, gefasst und nicht auf die physikalische Welt reduziert. Nach von Weizsäcker wird damit das Subjekt in die Biologie eingeführt.

> »Nimmt man die Selbstbewegung der Lebewesen zum Ausgangspunkt, so hat man die ganze Schwierigkeit der Biologie nicht beiseite gelegt, sondern eingeführt und übernommen. Denn darin liegt ja die Subjektivität ihres Gegenstandes: ihr Objekt hat ein Subjekt bekommen. Das hat die Physik und jede nach ihrem Ideal aufgebaute Wissenschaft nicht« (v. Weizsäcker 1968, S. 21).

Verfolgt man also ein empirisches naturwissenschaftliches Vorgehen, das sich auf die Sinneserfahrung stützt – und das tut letztlich jede naturwissenschaftliche Vorgehensweise – beim Erforschen anthropologischer Fragestellungen, im Speziellen von Wahrnehmen und Bewegen, kann man nach von Weizsäcker im Fortgang zu keinem anderen Ergebnis kommen – wenn man den Ausgangspunkt in der Sinneserfahrung nur wirklich ernst nimmt und damit die Erste-Person-Perspektive in die Forschung mit einbezieht:

> »Wer Sinnesphysiologie und Sinnesphysik trieb, hatte gar nicht die Wahl, ob er die subjektive Gegebenheit in Methode und Theorie einführen wollte oder nicht: Empfindung und Wahrnehmung können nun einmal nicht anders denn als Erlebnis eines Subjektes festgestellt werden« (v. Weizsäcker 1968, S. 21).

6.2 Äquivalenz von Form und Bewegung

Die Einheit von Wahrnehmen und Bewegen des Menschen wird besonders deutlich an der Äquivalenz von Form bzw. Gestalt und Bewegung. Umfänglich behandelt von Weizsäcker den Zusammenhang von Form und Bewegung im »Gestaltkreis« (v. Weizsäcker 1968, S. 126 ff.).

> »Organismen haben oder bewirken nicht Bewegungen als solche, sondern ihre Bewegungen bedeuten oder bewirken *etwas*, das selbst nicht Bewegung ist. Trotzdem ist Bewegung dasjenige Prinzip, durch welches allein dieses Etwas *Form* bekommt« (v. Weizsäcker 1968, S. 127).
>
> »Ging man vom individuellen Organismus aus, dann hatte man die vorgegebene Umwelt außer Acht gelassen und mußte sie nachträglich einführen; ging man von der Umwelt, den Reflexreizen, aus, dann mußte man die zentrale Tätigkeit nachträglich einführen. Im ersten Fall erhält man die Fiktion, als komme die Umwelt nur durch ihre Reaktion auf die Bewegung des Lebewesens in Betracht, im zweiten die Fiktion, als sei der Organismus der reflektorische Spielball der Umweltreize. Ist man einmal auf diese falsche Alternative und ihren Mißerfolg aufmerksam geworden, dann liegt die Vermutung schon nahe, der Fehler stecke in dieser ursprungsmäßigen Trennung von Organismus (O) und Umwelt (U). Beide sind ja von Anfang an da. O wirkt auf U und gleichzeitig U auf O. Es gibt keine zwingende Vorschrift, wonach zuerst das eine und danach das andere Wechselverhältnis erfolge; die Gleichzeitigkeit der Wechselwirkung kann kein Grund sein, sie überhaupt als keine Wirkung oder als zeitlos anzusehen. […] Aber wir können einen Anfang machen, wenn wir die Wechselwirkung von der einseitig gedachten Kausalität unterscheiden […] Wir werden die Genese der Bewegungsformen von Organismen als *Gestaltkreis* bezeichnen« (v. Weizsäcker 1968, S. 131 f.).

Vordergründig scheint es, dass wir beim Wahrnehmen z. B. ein gezeichnetes Quadrat unmittelbar in seiner Gesamtgestalt als Quadrat »sehen«. Sinnesexperimentelle Untersuchungen aber zeigen, wie am Beispiel des Gesicht-Sehens bereits erläutert, dass damit Bewegungen des Organismus verbunden sind. Ohne das Abfahren der Gestalt mit dem Punkt des schärfsten Sehens und den damit verbundenen Augenbewegungen in Entsprechung zur Wahrnehmung ist die Gestalterfassung erschwert oder nicht möglich. Beim Sehen eines Quadrats entspricht die Selbstbewegung des leiblichen Subjekts entlang einer vorgegebenen Struktur in wesentlichen Aspekten der Gestalt, die sich dann in der Wahrnehmung als Quadrat zeigt. Dies gilt entsprechend auch für andere Figuren, siehe z. B. ▶ Abb. 5.2 aus einer Arbeit von Rittelmeyer über die Wirkung von Architektur auf den Wahrnehmungsprozess (Rittelmeyer 2002, S. 80 f.). Weiterhin erfolgt die gesamte Körper- und Stützmotorik einschließlich der Kopfbewegungen so, dass diese Wahrnehmungsleistung ermöglicht wird.

Nicht nur Figuren, auch wahrgenommene Bewegungen werden gestalthaft interpretiert. Das Rotieren eines Lichtpunkts vor einem Dunkelraum in gleichem Abstand um einen Mittelpunkt wird schon in der Form eines Kreises interpretiert, längst bevor der Lichtpunkt einmal seine Runde vollzogen hat. In Alltagssituationen nehmen wir ständig die Bewegungsbahnen von um uns in Bewegung befindlichen Mitmenschen und Fahrzeugen im Vorausgriff auf ihren weiteren Verlauf in der Zukunft als (Bewegungs-)Form wahr und bewegen uns in geeignetem zeitlichen Abstand an einer kreuzenden Person oder dem entgegenkommenden Verkehr vorbei. Die bedeutsame Äquivalenz von Gestalt und Bewegung im Erfassen der wahrnehmbaren Welt haben von Weizsäcker und Mitarbeiter in vielen Versuchen mit Lichtpunkten weiter aufgearbeitet. So erscheint bei sehr langsamer Bewegung eines Lichtpunkts auf einer Kreisbahn gar keine Bewegung, bei schneller Bewegung oberhalb der sog. Verschmelzungsfrequenz wird eine durchgezeichnete Kreislinie wahrgenommen (Auersperg und Sprockhoff 1935).

Bei der Verankerung des Organismus in der Umwelt und der Verknüpfung des leistenden Subjekts mit der wahrgenommenen Welt im Sinne des Drehtür-Prinzips liegt die Aufmerksamkeit des Erlebenden einmal mehr auf der Wahrnehmungsseite (»Ich sehe einen Baum«), ein andermal mehr auf der Bewegungsseite im Sinne von bewusst intendierten und aktiv vorgenommenen Handlungen (»Ich gehe zum Baum«). Unabhängig von der Aufmerksamkeitsorientierung auf Wahrnehmen oder Bewegen muss der andere Bereich mit weniger Aufmerksamkeit und im Hintergrund mitgeführt werden, um die Gesamtleistung – den sich kohärent durch Wahrnehmen und Bewegen aktiv in der Umwelt »verankernden« Organismus – zu gewährleisten. Der Gestaltkreis stellt »seiner Definition nach eine Koinzidenz, nicht eine Kausalität« (v. Weizsäcker 1968, S. 132) dar.

An dieser Stelle soll ein persönliches Erlebnis eingefügt werden. Der Leser kennt vielleicht die im Sommer häufig im Garten anzutreffenden Schwebfliegen. Sie imitieren im äußeren Aussehen die Farbe und den Körperbau gefährlicherer Insekten, der Wespen. Sie stechen aber selbst nicht und zeigen ein deutlich anderes Flugverhalten. Sie schweben oft an einem Punkt und bewegen sich dann ruckartig zu einem anderen Standpunkt in der Umgebung. Nun konnte der Autor einmal beobachten, wie bei Gartenarbeiten eine dieser Schwebfliegen in den Bereich der Mulde des an der Seite stehenden Schubkarrens flog. Als der Autor dann den Schubkarren nahm, um ihn zum Kompostplatz zu fahren, blieb die Schwebfliege in ihrer Position relativ zur Schubkarrenmulde fest verankert und machte die dann absichtlich erfolgenden heftigsten Raumbewegungen der Schubkarrenmulde mit, ohne in Bezug auf die Mulde ihre Position zu verändern. Dies kann als eingängiges Bild für den in seiner jeweiligen Umwelt durch Wahrnehmen und Bewegen verankerten Organismus dienen.

6.3 Der Gestaltkreis als intentionaler Akt

Nun drückt sich beim Menschen dieses kohärente Weltverhältnis dadurch in spezifischer Weise aus, dass er sein Verhalten im Bereich der individuellen Entwicklung vom Säugling zum Erwachsenen, aber auch in seiner evolutiven und kulturgeschichtlichen Entwicklung mit einer vom Individuum zunehmend autonom gefassten Orientierung auf Handlungsziele hin (Kunde 2006) – und damit mit zunehmender Autonomie und zunehmender Freiheit in Bezug auf die Handlungen in der Welt – gestaltet. Man kann dies als intentionales, d. h. im Blick auf ein bestimmtes Ziel, mit einer bestimmten Absicht gestaltetes Handeln, das einem bestimmten Haltungs- und Wertehorizont unterliegt, fassen. Damit wird der von einem Menschen realisierte Gestaltkreis als ein von einer Person mit – mehr oder weniger – frei handhabbaren Absichten gestalteter, intentionaler Akt adäquat beschrieben (Edelhäuser 1998).

Eine explizit physiologische Verwendung findet der Begriff der Intentionalität erstmals bei Johannes Müller in der ersten Hälfte des 19. Jahrhunderts. Müller charakterisiert mit diesem Begriff das Phänomen gerichteter Aufmerksamkeit und bewusst lenkbarer Willenszuwendung im Bereich der Sinnesmannigfaltigkeit und der Willkürbewegungen (Müller 1840, S. 95 ff.).

> »Unsere Sinneserscheinungen sind gewöhnlich mit einer ständigen Mitaktion des Willens verbunden. Indem wir eine zusammengesetzte Figur erblicken, prägen wir uns bald diesen, bald jenen Teil derselben lebhafter ein; wir nennen dies die Aufmerksamkeit. [...] Obgleich nun das Bild dasselbe bleibt, empfinden wir bald diesen, bald jenen Teil der Figur lebhafter, bald sehen wir die Peripherie, bald einzelne Dreiecke, bald Vierecke, welche in das Ganze hineingelegt sind, lebhafter. [...] Wir können die Intention auch willkürlich bei den Sinnesempfindungen wirken lassen. Sagen uns zwei Personen zugleich etwas ins Ohr, so hängt es ceterius paribus von unserem Willen ab, welche von beiden wir verstehen. Es liegt in unserer Wahl, zwischen gleichzeitig stattfindenden Gesichtsempfindungen, Gehörempfindungen, Geschmacksempfindungen usw., eine derselben allein lebhaft zu empfinden, während die anderen so dunkle Eindrücke hervorbringen, daß sie nicht zu unserem Bewußtsein kommen« (Müller 1840, S. 96).

Lauenstein beschreibt die Intention, die gerichtete Aufmerksamkeit, an der Grenze der inneren Beobachtbarkeit proteusartig im Bewusstsein hervorquellend (Lauenstein 1974, S. 286). »Proteusartig« nannte bereits Müller die Intentionalität, weil damit eine richtungsoffene Bestimmung seelischer Aufmerksamkeits- und Bezugsfähigkeit zu unterschiedlichen Inhalten und in der Zukunft liegenden Konkretionen gegeben ist (Müller 1840, S. 98). – Ich verwende den Begriff der Intentionalität im Folgenden in der Diktion von Johannes Müller und der weiteren

Ausarbeitung, die er durch Dieter Lauenstein und Gerhard Kienle (Kienle 1966; Kienle 1968, S. 92 ff.) erfahren hat. Im Sinne beider bezeichnet Intentionalität dasjenige Vermögen des Bewusstseins, das als »Aufmerksamkeit und gerichteter Wille, der in der willkürlichen Bewegung, in der Wahrnehmung, in der Phantasie und im Denken wirkt und an jener inneren Grenze beobachtet wird, bis zu welcher eine [introspektive] Analyse der Eigenbewegung zu dringen vermag« (Lauenstein 1974, S. 286).

> »Die Intentionalität ist naturwissenschaftlich eine ›Grenzvorstellung‹. Der Wechsel der Wahrnehmungsleistungen bei gleichbleibender Reizsituation weist darauf hin, daß die Intentionalität ein wirksamer Faktor ist, der sich aber wiederum nicht durch die Wahrnehmungsinhalte selbst charakterisieren läßt. Die Wahrnehmungs- und Bewegungsleistungen sind Folge aber nicht Bestandteil der Intentionalität« (Kienle 1968, S. 96).

Eine umfangreiche Anleitung zur und Analyse der – meditativ verstärkt – introspektiv erfahrbaren, willentlich geführten Aufmerksamkeit findet sich bei Kühlewind (2002).

6.4 Intentionale Differenzierung: Zentrum – Peripherie

Im Folgenden wird anhand von Beispielen untersucht, wie das Bewegen das Wahrnehmen in grundlegenden intentionalen Operationen ermöglicht und konfiguriert.

Das Verhältnis von Zentrum zu Peripherie ist ein nicht rein aus dem sinnlich Gegebenen ableitbares Verhältnis, sondern zeigt sich als Ergebnis einer – in der Alltagseinstellung unbemerkten – willkürlichen Tätigkeit, die die Wahrnehmung strukturiert. Um eine Erfahrung der introspektiv erfassbaren Aufmerksamkeitstätigkeit zu bekommen, kann man folgendes bekannte Beispiel nachvollziehen. Blickt man mit den Augen auf einen Punkt in der Umgebung, z. B. auf einen Eckpunkt am Türpfosten und fixiert diesen in der Folge unverwandt, so wird durch diese Situation ein konstantes Blickfeld erzeugt. In objektivistischen Begriffen ausgedrückt, bleibt die Reizeinwirkung auf die Sinnesorganisation im optischen Bereich konstant, solange der Blick nicht verändert wird. Nun kann man in der Eigenbeobachtung bemerken, dass trotz der Fixierung des Blicks ein »Wandern« im Blickfeld möglich ist – durch ein »Bewegen« der inneren Aufmerksamkeit auf unterschiedliche Gegebenheiten im Blickfeld (Wright und Ward 2008). Man kann die auf der einen Seite des Blickfelds befindlichen Gegenstände trotz einer fehlenden Wendung der Augen mit Aufmerksamkeit erfassen und deren Struktur wahrnehmen. Man kann genauso die innere Aufmerksamkeit auf die andere Seite des Blickfelds lenken und sich fragen, welche Gegenstände dort an der Wand aufgehängt sind usw. – Bei diesen und entsprechenden Versuchen kann eine »dirigierbare« Aufmerksamkeit bemerkt werden und gleichzeitig die Anstrengung, deren es bedarf, nicht durch eine Augenwendung mit dem zentralen Blick dem Ort der höchsten Aufmerksamkeitszuwendung zu folgen – was außerhalb des kleinen Experiments in der Alltagseinstellung immer sofort erfolgt.

Die Fähigkeit, in einer gleichbleibend gegebenen Sinneswahrnehmungssituation die innere Aufmerksamkeit wie einen »Willen mit Scheinwerfer« (Lauenstein 1974) im Sinnesfeld bewegen zu können, charakterisiert hier wie oben beschrieben das Wirken der Intentionalität. Durch Zuwendung zu einem Aspekt im Wahrnehmungsfeld wird ein »Zentrum« generiert, an das sich umgebend eine weniger scharf erfasste »Peripherie« anschließt. Das Zentrum wird in der Regel konturiert, mit klaren Formen und schärfer erfasst, die Peripherie unbestimmter, weniger konturiert und unbegrenzt wahrgenommen. In der Wahrnehmungspsychologie wird dies als Wirkung von Aufmerksamkeitsprozessen beschrieben (Hussy 2015). Selbst eine umfänglich auf einer objektivistischen Sinnesphysiologie aufgebaute biologische Psychologie kann das bewusste und willensmäßige Steuern von Aufmerksamkeitsprozessen und Handlungen (»motorische Aktivierung«) in einer vollständigen Beschreibung nicht umgehen (Birbaumer und Schmidt 2010, S. 501).

Entsprechendes lässt sich für das Hören beobachten und experimentell untersuchen. Beim Hören auf einen Gesprächspartner werden die restlichen Partylaute leiser und bilden einen klanglichen Hintergrund (Birbaumer und Schmidt 2010, S. 499 f.). Die Fokussierung der Aufmerksamkeit kann jederzeit neu gewählt werden.

6.5 Intentionale Differenzierung: Vordergrund – Hintergrund

Im oberen Bild der ▶ Abb. 6.2 kann man je nach gewünschter Einstellbewegung entweder zwei spiegelbildliche Gesichter oder einen Kerzenhalter oder Kelch, weiß auf schwarzem Grund, erkennen. Die Figur wird »Rubinscher Becher« oder »Rubinsche Vase« genannt nach Edgar Rubin, einem dänischen Psychologen und Forscher, der sich intensiv mit der Unterscheidung von Figur und Grund auseinandergesetzt hat (Rubin 1921). Auch dabei ist eine leise Willensanstrengung introspektiv erlebbar, die beim willkürlichen Wechsel von einer Wahrnehmungsweise in die andere auftritt. Mit deutlich vermehrter Anstrengung mag es auch kurz gelingen, schwarze und weiße Flächen in einer planen Ebene zu sehen unter Zurückstellung von figürlich-dinglichen Vorder-Hintergrund-Kontrastierungen. An der dabei erlebten größeren psychischen Anstrengung wird deutlich, wie das gewöhnliche Sehen bzw. allgemeiner das alltägliche Wahrnehmen und die dem Wahrnehmen zugrundeliegenden Bewegungen an objekt-generierendem Wahrnehmen orientiert sind. Mit einer entsprechenden begrifflichen Vorinformation wird das eine oder andere Objekt schneller gesehen werden. Das entspricht der üblichen Alltagseinstellung, die zu einem wesentlichen Teil von früher gelernten und gewohnheitsgetragenen Einstellungen geprägt ist (Hussy 2015; Kornmeier und Bach 2012).

6 Zur gegenseitigen Ermöglichung von Wahrnehmen und Bewegen

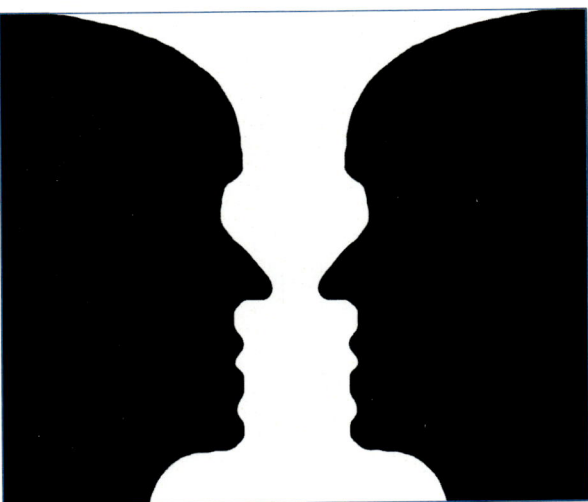

Vordergrund ↔ Hintergrund

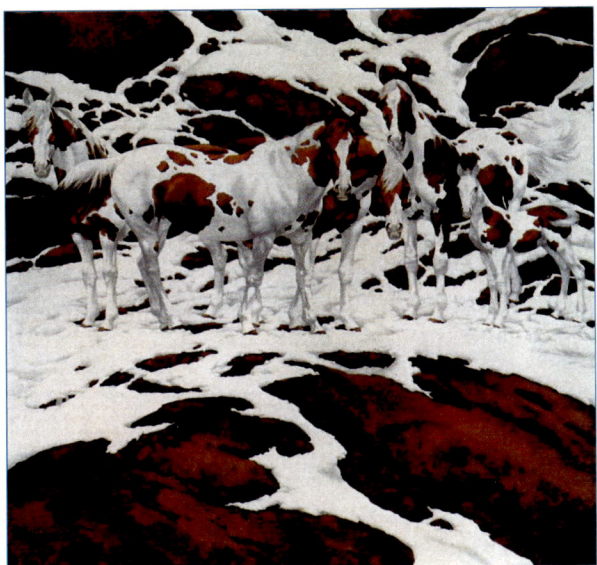

Figur ↔ Grund

Abb. 6.2: Figur-Grund-Verhältnisse aus der Bewegung zwischen einem intendierten Vordergrund und dem damit gleichzeitig erzeugten Hintergrund hervorgehend (oben: in Anlehnung an Rubin 1921, S. 244 f.; unten: © Bev Doolittle, Abdruck mit freundlicher Genehmigung der Künstlerin).

Ergänzend soll erwähnt werden, dass es bei intentionsloser Betrachtung des Hell-Dunkel-Kontrasts für eine Weile auch zu einem spontanen Umspringen von Gesichtswahrnehmung zu Kuhwahrnehmung in einem bestimmten zeitlichen Verhältnis kommt. Dies wird möglich, nachdem die beiden Gegenstände begrifflich als solche einmal erkannt wurden und entspringt einem Vermögen innerer Spontaneität.

Im unteren Hell-Dunkel-Feld können nach einigem Hinsehen Pferdefüße, Pferdeköpfe und Pferdeleiber unterschieden werden und es mag dem Betrachter überlassen bleiben, zu suchen, wie viele Apfelschimmel er auf der ausgeaperten Felslandschaft mit Schneeresten finden kann (Gemälde von Beverly Doolittle). Das zielorientierte, intentionale Verhältnis zum Strukturgehalt der Wahrnehmungswelt kann an einer Übung mit dem in schwarz-weiß an eine Wand projizierten Bild deutlich werden, durchgeführt mit einer Gruppe von Studierenden: Ihnen wurde vor dem Betrachten die Information gegeben, dass es sich in dem Bild um eine überkippende, große Meereswelle handele, innerhalb derer ein Surfer zu beobachten sei. Nach längerem Suchen kam es bei einzelnen der Beobachter zum Beschreiben eines Surfers – die Pferde wurden erst nach einer gewissen Zeitspanne entdeckt. Dann aber wurden in gegenseitigem lebhaftem Austausch immer mehr Pferde bemerkt. – Die Ziel- oder Aufgabenabhängigkeit der Wahrnehmung im Zusammenhang mit Bewegungsleistungen wurde ausführlich anhand der Blickmotorik beim Betrachten natürlicher Szenen untersucht. Die Augenbewegungen – und damit auch die gesamte Körpermotorik, die die Augenbewegungen erst ermöglicht und stabilisiert – zeigen sich abhängig von den jeweiligen Aufgabenstellungen und damit auch von den selbstgesetzten Zielen (Castelhano et al. 2009; Tatler et al. 2010; Borji und Itti 2014).

In beiden Bildern wird eine grundlegende Operation unserer Wahrnehmungs-»Tätigkeit«, die Figur-Hintergrund-Unterscheidung, anschaulich. In der Regel orientiert sich unsere zentrale Blickachse an der figuralen Herausgehobenheit und dem in den Vordergrund gezogenen Wahrnehmungsgegenstand. Der »Rest« tritt als Umgebung in den Hintergrund. Ein Verlassen der gewählten Einstellung, die an dieser Stelle wesentlich einer inneren und nur geringen äußeren Bewegung entspricht, bedarf einer Anstrengung und ist beim Wechsel zu einem neuen Ziel von Neugierde, von neuem Interesse geleitet (Metzger 1975, S. 25).

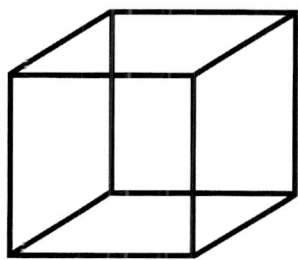

Abb. 6.3: Necker-Würfel (in Anlehnung an Metzger 1975, S. 457).

Am bekannten Necker-Würfel, einer nach dem Schweizer Physiker Albert Necker (1786–1793) benannten Kippfigur, können die bisher gesammelten Beobachtungen zur Mehrdeutigkeit der Wahrnehmungswelt und ihrem Bezug zur Bewegung ergänzt werden (▶ Abb. 6.3). Eine gute Übersicht über die umfangreiche Forschung zu bi- und multistabilen Wahrnehmungsuntersuchungen bietet der Artikel von Kornmeier und Bach (2012): Ambiguous figures – What happens in the brain if perception changes but not the stimulus. Beim Necker-Würfel kann die Linienkonstruktion als perspektivisch durchscheinender Würfel mit der Vorderseite rechts oben oder links unten räumlich interpretiert werden. Wenn man einige Sekunden auf das Bild blickt, kommt es zu einem spontanen Umspringen der Perspektive. Ein intendierter Wechsel der Perspektive ist wiederum mit der bereits beschriebenen leisen Willensanstrengung verbunden.

Nun ist ja das rein optisch auf dem Papier Erscheinende eine Linienkonstruktion in einer Ebene. Auch diese Perspektive kann eingenommen werden. Sie fällt uns allerdings wesentlich schwerer.

Gerhard Kienle charakterisierte in seiner Habilitationsschrift anhand des Necker-Würfels den Begriff der Intentionalität als naturwissenschaftliche Grenzvorstellung in der objektivistischen Sinnesphysiologie, die bei gleicher objektiver Reiz-Gegebenheit einen Variationsspielraum in der Bedeutungszuteilung ermöglicht, der im Experiment objektiv-äußerlich nicht weiter festlegbar ist und auf ein vom Wahrnehmungssubjekt ausgehendes Element in der Figuration des Wahrnehmungsgegenstands hinweist (Kienle 1968).

Wirklichkeit ist also nicht vorgegeben oder wird in einfacher Weise nur abgebildet, sondern wird im auf ein »erfahrbares Etwas« gerichteten, d. h. intentionalen, Wahrnehmungsakt erzeugt. Zur Anschauung kommt dabei aber nicht ein Beliebiges, sondern eine der möglichen Interpretationsweisen, die die Wahrnehmungswelt bereithält. Der Eigenbewegung kommt dabei eine dem Begrifflichen vergleichbare Funktion zu, indem sie Blick-, Kopf- und Körperbewegung so lenkt, dass die mögliche zur anschaulichen Gestalt wird. Am eindrucksvollsten ist dies bei der Korrespondenz von Bewegung und Figur- oder Gestaltwahrnehmung erfahrbar. Die mit den Augenbewegungen abgetastete Figur wird zur wahrgenommenen Gestalt. Die die Gestaltwahrnehmung ermöglichende Bewegung wird zur »leiblichen Seite« des Begriffs. Der im Bewusstsein erfasste Begriff ist in der die Wahrnehmung ermöglichenden Leibbewegung »verwirklicht«. Dies gilt für alle Sinnesbereiche, insbesondere aber für ihr intermodales Zusammenspiel im Aufbau der Gegenstandswelt. Das Erkenntniswort »Begriff« im Sinne von »einen Sachverhalt begreifen« bekommt einen Handlungen fundierenden und orientierenden Leibbezug. Kognition und Bewusstsein zeigen »verkörperte« Aspekte.

6.6 Zeitintegration

Neben den bisher betrachten intentionalen Leistungen, die unseren Umweltraum strukturieren, werden vom leistenden Subjekt auch Funktionen bewerkstelligt, die die Zeit strukturieren. Jede Bewegung und Handlung gliedert sich im Bewegungsvollzug in ein »Vorher« und »Nachher«. In der Einordnung einer Bewegung in zeitliche Verhältnisse der Umwelt, zum Beispiel beim zeitgerechten Zug am Glockenseil beim Läuten einer Glocke, sind wir bis auf Grenzbereiche in der Lage, das eigene Bewegungsverhalten in die aufgefasste Umweltbewegung (der Glocke) passgenau einzugliedern (Derwort 1948). Ohne diese Eingliederung gelingt ein Bewegungsakt nicht. Dabei ist zu beachten, dass das Eintauchen in die Kräftewelt der Umgebung nie zweimal das gleiche ist, da wir nie wirklich identische Bewegungsvollzüge ausführen und allein von daher ist der Bereich der vorauslaufenden Bewegungsvorstellung abzugrenzen vom realen Bewegungsakt in der physischen Außenwelt und der dabei erforderlichen Bewegungssteuerung und Kontrolle durch das Nervensystem (Edelhäuser 1998). Christian, ebenfalls ein Schüler von Weizsäckers, demonstriert in seiner Arbeit »Vom Wertbewußtsein im Tun« (Christian 1948) Untersuchungen von Sport- und Arbeitsbewegungen. Er kann zeigen, dass Bewegungen in der Realisationsphase – ähnlich wie Wahrnehmungsakte – von einem intentionalen Grundverhältnis getragen werden. Menschen sind als Tätige nur tätig in der Grundstimmung, etwas – eine Bewegung in einer Zeitgestalt geordnet – zur Ausführung oder Darstellung zu bringen. Bewegend tragen wir neben der Zielintention mit uns die Grundstimmung, etwas gut, besser, schön, ordentlich, schnell usw. zu machen (Edelhäuser 1998).

Für ein eingepasstes Bewegungsverhalten ist in jeder Situation neu die Strukturierung der Zeit erforderlich. Von Weizsäcker wählt zur Erläuterung ein Beispiel aus dem Straßenverkehr:

> »Wenn ich eine belebte Straße überquere, während ein Kraftwagen sich nähert, so bestimme ich die Geschwindigkeit meiner Schritte nicht nach einem aktuellen Sinnesreiz, der mein Auge trifft (also reflektorisch), sondern nach der Erwartung des mit so und so großer Geschwindigkeit sich nähernden Fahrzeugs. [...] Der Reiz, der mich hindern muß, eine bestimmte Geschwindigkeit zu wählen, wäre der erwartete Zusammenstoß, und der ist nicht gegeben. Der Vorsatz, der mich bestimmt, meine Schritte zu verlangsamen, liegt nicht in dem bereits erfolgten Wegstück, sondern bezieht sich auf das bevorstehende« (v. Weizsäcker 1968, S. 132 f.).

Dies ist relevant, da für ein kausalanalytisches Denken »die gesetzmäßige ›Ursache‹ meiner Steuerung noch gar nicht geschehen ist, sondern in der Zukunft liegt – also gar keine Ursache [im naturwissenschaftlich akzeptierten Sinn; Anm. des Verfassers] sein kann« (v. Weizsäcker 1968, S. 132). Nun ist es so, dass der größte Teil unserer Bewegungen diese Vorausnahme des zukünftig Erforderlichen in der gegenwärtigen Bewegungsgestaltung ausweist. Intentionale Akte und Bewegungen erfordern immer auch eine Gestaltung des zeitlichen Verlaufs und die Entwicklung einer Zeitgestalt der Bewegung hinorientiert auf das Bewegungsziel und eingeordnet in die Zeitstrukturen der Umgebung. Dazu ist die Integration des Vergangenen und des Zukünftigen in die Gestaltung der Gegenwart erforderlich. »Wir sagen kurz: Jeder Akt ist eine Improvisation« (v. Weizsäcker 1968, S. 176).

Auf der psychischen Erlebensseite findet die Eigenbeobachtung menschliches Zeitbewusstsein nur im Modus der Gegenwärtigkeit vor. Bewusstsein eines Zeit-»Verlaufs« ermöglicht erst die Erinnerung, die aber nicht die Vergangenheit als vorübergegangene, sondern als vergegenwärtigte in der gegenwärtigen Erinnerungsvorstellung beinhaltet. Ebenso ist es mit der Zukunft: Sie ist uns im Bewusstsein nur als auf uns Zu-Kommendes, als vergegenwärtigte Zukunftsvorstellung in der Gegenwart des Bewusstseins zugänglich. Nur der Inhalt der Vorstellung bezieht sich auf etwas zukünftig zu Realisierendes oder Eintretendes. Der Augenblick der Gegenwart ist dabei kein ausdehnungsloser Punkt im Zeiterleben, sondern umfasst eine bestimmte Fülle von Gegebenheiten in einer Dauer gegenwärtigen Erlebens.

Untersucht man den erlebten Augenblick von Gegenwart mit objektivierenden Verfahren von »außen«, so findet man zunächst umfangreiche rhythmische Vorgänge im Nervensystem (Entladungssalven, rhythmische Aktivitätsmuster, Elektroenzephalogramm- (EEG) und Magnetenzephalogramm- (MEG) Rhythmen) als zeitliche Phänomene von nervaler Tätigkeit. Für den Bereich der Wahrnehmung und der erforderlichen zeitlichen Integration der Sinnesafferenzen hat der Sinnesphysiologe Pöppel eine biologische rhythmische Zeitintegration in Basisrhythmen der entsprechenden Strukturen des zentralen Nervensystems vorgeschlagen (Pöppel 1971, 1990). Die in den physiologischen Strukturen verschiedener Sinnesmodalitäten unterschiedlich auftreffenden Aspekte einer linearen Zeit der »Außenwelt« werden in biologischen Grundrhythmen aufeinander bezogen und zeitlich integriert. Die notwendige Integration wurde vom Neurophysiologen Wolf Singer als »Bindungsproblem« beschrieben und als dessen Lösung wurde die Integration durch zeitliche Oszillationen (Rhythmen) vorgeschlagen (Singer 1985, 2011; Nikolić et al. 2013). Für das Erleben von Gegenwärtigkeit fand Pöppel ca. drei Sekunden Intervalle (Zeitsegmentierungen), innerhalb derer der Strom des Erlebens zu Augenblicken von Gegenwärtigkeit zusammengefasst wird (Pöppel 1990). Eine Übersicht zur biologischen Zeitintegration findet sich bei Schad (1997).

Die »Entzeitlichung« biologischer Rhythmen zeigt sich im psychischen Erleben als Gegenwart, als »Augenblick« der Gegenwart. Die biologischen Rhythmen wiederum vermitteln zwischen der linearen Zeit der physikalischen Welt und der »entzeitlichten« Wahrnehmung und Vorstellung im Modus der Gegenwart. Dabei werden inhaltliche Kategorien relevant, die in Wahrnehmungen und Vorstellungen strukturierend auftreten. Biologische Rhythmen vermitteln die Ebene des Psychischen und die Ebene des Physischen (Weger und Edelhäuser 2014).

6.7 Grundlegende intentionale Bewegungen

Die gegenständliche Wahrnehmung wird nach unseren bisherigen Analysen erst ermöglicht durch eine Reihe grundlegender Operationen im Wahrnehmungsfeld, die jeweils begründende intentionale Einstellungsbewegungen zur Voraussetzung haben. In der in jedem Wahrnehmungsaugenblick jedes Mal neu zu gestaltender Wahl im Verhältnis von

> Gestalt zu Bewegung,
> Zentrum zu Peripherie,
> Vordergrund zu Hintergrund,
> Zukünftigem zu Vergangenem

werden unterschiedliche Aspekte und Möglichkeiten der Welterfassung ansichtig.

Diese grundlegenden intentionalen Bewegungen sind von zentraler Bedeutung für das Zustandekommen gegenständlicher Wahrnehmungen. Die Zentrum-Peripherie-Relation und die Figur-Grund-Unterscheidung lassen sich nicht nur innerhalb eines Sinnesbezirks, z. B. dem des Sehens oder des Hörens, auffinden, vielmehr ist die Erzeugung der Wahrnehmungswelt aus der Sinnesmannigfaltigkeit (den Wahrnehmungsaspekten der einzelnen Sinnesmodalitäten) durch ein Vordergrund-Hintergrund- und ein Zentrum-Peripherie-Verhältnis auch zwischen den Sinnesmodalitäten charakterisiert. So kann der Leser dieser Zeilen während des Lesens gleichzeitig andere Eindrücke beachten. Die Wahrnehmungswelt entsteht aus einem Zusammenklang mehrerer Sinnesmodalitäten. Dieser Zusammenklang mehrerer Sinnesmodalitäten kann als nicht fixierte Synästhesie beschrieben werden (Rittelmeyer 2002, S. 73). Die Schwere des eigenen Körpers, der Druck auf die Sitzfläche, störende Geräusche von der Straße etc. können in die Wahrnehmung treten und das Lesen »unkonzentriert« werden lassen. Normalerweise bleiben diese Eindrücke beim aufmerksamen Lesen im Hintergrund. Es sei denn, man lässt sich ablenken und wendet dem Geräusch auf der Straße gänzlich seine Aufmerksamkeit zu. Dann tritt eine neue Vordergrund-Hintergrund-Relation auf. Kontinuierlich anwesende Hintergrund- und Peripherie-Eindrücke vermitteln in der Regel die leibbezogenen Sinne, im Besonderen der Tastsinn, der Bewegungssinn und der Gleichgewichtssinn, aber auch der Wärmesinn und der Geruchssinn. Insbesondere die leiborientierten Sinne machen im Rahmen der kontinuierlich begleitenden multimodalen Synästhesien den Leib zu einem Resonanzraum für die Fernsinne (Rittelmeyer 2014, S. 15 ff.). Zum Beispiel ist beim Sehen der Gleichgewichtssinn immer mitaktiviert und vermittelt die Lotrechte vertikaler Strukturen und das Oben und Unten. Die architektonische Gestalt von Gebäuden oder der Landschaft und deren horizontale und vertikale Orientierung wird durch Gleichgewichtssinn und Bewegungssinn erfasst und »mit-erfahren«. In bewusstseinsanalytischer Reflexion beschreibt Steiner, dass die Seins- und Wirklichkeitserfahrung der Objekte der Fernsinne, insbesondere im Sehen, durch die Eigenaktivität (Eigenbewegung) erfordernde Mit-Wahrnehmung der leibgerichteten Sinne, insbesondere von Gleichgewichts- und Bewegungssinn gestützt wird.

> »Ereignet sich zum Beispiel, daß ein Gegenstand *gesehen* wird, und zugleich der Gleichgewichtssinn einen Eindruck vermittelt, so wird scharf wahrgenommen das Gesehene. Dieses Gesehene führt zu der Vorstellung des Gegenstandes. Das Erlebnis durch den Gleichgewichtssinn bleibt als Wahrnehmung dumpf; jedoch lebt es auf in dem Urteile: ›das Gesehene ist‹ oder ›es ist das Gesehene‹« (Steiner 1983, S. 148).

Im Gegensatz dazu kommt es bei Menschen mit überraschend aufgetretener körperlicher Lähmung, die intensivmedizinisch behandelt werden, vermehrt zu Wachträumen, Halluzinationen und Psychosen (Cochen et al. 2005). Der Wirklichkeitsbezug in der Sehwahrnehmung wird durch die verminderte Leibwahrnehmung bei fehlender Eigenbewegung gestört.

So besteht in der Vielheit der sinnlichen Wahrnehmungswelt – vermittelt durch die einzelnen Sinnesmodalitäten – durchgängig ein Vordergrund-Hintergrund-Verhältnis und je nach Ausrichtung der Aufmerksamkeit und des intendierten Weltbezugs rücken unterschiedliche sinnliche Gegebenheiten in den Vordergrund des Wahrnehmenden. In aller Regel kann nur ein Aspekt der sinnlichen Gegebenheit im Vordergrund mit höchster Aufmerksamkeit verfolgt werden. Die anderen werden wahrgenommen, treten aber in den Hintergrund. Sollen gleichzeitig mehrere Aspekte in voller Aufmerksamkeit erlebt werden, ist ein rasches zeitliches Oszillieren zwischen fokussierten Einzelaspekten zu beobachten. In der Aufmerksamkeitszuteilung und Aufmerksamkeitsfokussierung sind die Ressourcen begrenzt (Birbaumer und Schmidt 2010, S. 501 f.; Kühlewind 2002, S. 19 ff.).

Am Beispiel des Kelchs bzw. der zwei Gesichter und deutlicher noch beim Necker'schen Würfel wurde eine weitere Grundgegebenheit des Aufbaus der Wahrnehmungswelt erfahrbar: Das sinnlich Gegebene ist in der Weise seines Erscheinens nicht eindeutig, sondern mehrdeutiger Interpretation zugänglich – also perspektivenoffen.

»Every view of our visual world gives rise to an infinite number of interpretations. Only through a series of inferential processes do we perceive a consistent and stable environment« (Mitroff et al. 2006, S. 709). Je nach Art unserer Ziele und Absichten und der erworbenen Begriffe werden wir unterschiedliche Aspekte in der Welt entdecken. Wie bereits am Anfang des Kapitels zum Wahrnehmen beim Reflektieren auf den »Bergblick« (▶ Kap. 4.1) angemerkt, wird ein Biologe in den Alpenwiesen anderes und anders wahrnehmen als ein Landschaftsmaler, dieser sieht wiederum anderes als ein Liebespaar. Professionen entwickeln spezifische Sichtweisen. Aber auch jede Einzelperson kann entsprechend ihrer Begriffe und Einstellungen unterschiedliche Aspekte von Wirklichkeit zur Erfahrung bringen. Methodisch legt dieser Befund das gezielte Aufsuchen unterschiedlicher Perspektiven und das perspektivische »Umkreisen« eines Sachverhalts nahe.

In diesem Sinne entpuppt sich der phänomenologischen Analyse der Wahrnehmungswelt die Wirklichkeit nicht als vorgegeben, sondern als zu vollziehende Aufgabe aufgegeben. Menschen realisieren die jeweils ihren Vorhaben und Zielen entsprechenden Aspekte und konstituieren aus diesen die dann vollbewusst ins Wahrnehmungsfeld tretende Gegenstandswelt. Von dieser Funktion lebt unsere wahrgenommene lebensweltliche Alltagsumgebung vollumfänglich. Gruppenspezifische und kulturelle Unterschiede in der Weltwahrnehmung und der sich daran anschließenden Interpretation werden so verständlich. Auch dem wissenschaftlichen Interesse entsprechen spezifische Einstellbewegungen und Zielintentionen. Das Objektive erscheint nicht ohne das leistende Subjekt, und das Subjekt nimmt jeweils eine bestimmte Perspektive auf das Objektive ein. Die von jeder zufälligen Perspektive absehen wollende objektivistische Einstellung der Naturwissenschaft stellt ein Extrem dieser Gegebenheit dar. Die vollständige Identifizierung des leistenden Pols in der Erzeugung der Wahrnehmung mit dem Körper generiert erst den reduktionistischen Materialismus (Hensel 1966). Eine Notwendigkeit zu dieser Identifikation der Wahrnehmung mit der materiellen Grundlage besteht nicht, die phänomenologische Analyse der beobachtbaren Verhältnisse beim Zustandekommen von Wahrnehmungen legen diese auch nicht nahe. Gleichwohl besteht natürlich ein Bezug der phänomenologisch beschreibbaren Bewusstseinsaspekte zur Leiblichkeit. Dieser wird später weiterverfolgt.

> »Der übliche, aus der alltäglichen Dingwelt stammende und in den Naturwissenschaften als absolut gesetzte Objektbegriff bezeichnet einen Gegenstand, der gegenüber der Beobachtungstätigkeit völlig invariant ist. Sein Korrelat ist ein vom Gegenstand völlig losgelöstes Subjekt, gewissermaßen ein zweites Ding, das dem Objekt beziehungslos gegenübersteht. Wir sehen also, wie aus dem Objektivismus notwendigerweise der psychophysische Dualismus folgt: die ›Cartesische Spaltung‹ der Welt in eine ›res extensa‹ und eine ›res cogitans‹. Was der Idee einer res cogitans zugrunde liegt, ist die falsche Identifizierung des gewöhnlichen ›Körper-Ich‹ mit dem leistenden Pol der Intentionalität, und Husserl kritisiert mit Recht Descartes, der hier auf halbem Wege stehengeblieben sei. Denn die Auffassung des Ich als eines abgesonderten, im Körper eingeschlossenen und den Dingen der Außenwelt isoliert gegenüberstehenden Wesens ist nichts anderes als die Konsequenz unserer naiven, objektivistischen Auffassung der Welt« (Hensel 1966, S. 28 f.).

> »[Stattdessen zeigt sich einer umfänglichen und die Introspektion mit umfassender Analyse] der Wahrnehmungsvorgang als ein Akt, den wir mit Brentano und Husserl als *intentional* bezeichnen. Intentionale Erlebnisse sind ›auf etwas gerichtet‹, zielen immer auf einen ›Gegenstand‹. Der gerichteten Aktivität, dem ›cogito‹, entspricht ein ›cogitatum‹ – zum Beispiel ein Sinneserlebnis. Man kann den Wahrnehmungsakt als ein polares Spannungsverhältnis zwischen Wahrnehmungstätigkeit und Wahrnehmungsgegenstand auffassen [...] und von dem ›Eigenpol‹ und dem ›Fremdpol‹ des Erlebens [sprechen]« (Hensel 1966, S. 28).

Die in der Wahrnehmung unterschiedlich wählbare Perspektive auf die Welt soll an einem Beispiel in Bezug auf ihre wirklichkeitsstiftende Bedeutung beobachtet werden. Wenn man eine Münze auf den flachen Handteller legt, kann man sich den Druck, den die Münze mit der aufliegenden Fläche auf unsere exponierte Hautstelle ausübt, vergegenwärtigen. Bewegt man die Hand beschleunigend auf und nieder, so kommt man durch den Einsatz eigener Bewegung und der mit dem Bewegungsapparat verknüpften Leibwahrnehmungen zum Erlebnis des Gewichts eines Körpers. Umfasst man schließlich die Größe der Münze mit den Augen oder mit der Hand durch Schließen zur Faust, so erhält man den Eindruck vom spezifischen Gewicht des Körpers. Alle drei Perspektiven sind je nach Intention wählbar und entsprechen einer Realisation physikalischer Grundbegriffe – in diesem Fall Druck, Gewicht und spezifisches Gewicht – in unserem sinnlichen Weltbezug (Kienle 1966). Dort waren sie schon »wirksam« lange vor ihrer wissenschaftlichen Explikation und Definition. Dieses Verhältnis tritt wiederholt auf. Naturgesetze sind leiblich realisiert und werden im Sinnesgebrauch instrumentalisiert, lange bevor sie für ein erkennendes Bewusstsein in die Form von aussagbaren Begriffen und Gesetzen gebracht werden. Die geometrische Optik und die variable Brechkraft dynamischer Linsen sind im Sinnesorgan Auge für die Sehfähigkeit lange realisiert, bevor sie Gegenstand der forschenden Naturwissenschaft und von dieser in gesetzliche Formulierung gebracht wurden. Die durch die Propriozeption erfassten Gesetzmäßigkeiten der Mechanik und Kinematik und die im Gleichgewichtssinn realisierte Urteilsfunktion bezüglich der im Gleichgewicht sich befindenden Kräfte sind weitere Beispiele. Die in der Wahrnehmung implizit erfahrenen Gesetzmäßigkeiten können als Grundlage für unser Verständnis physikalischer Gesetze gesehen werden (Smetacek und Mechsner 2004). Abstrakte begriffliche Aspekte und Gesetze, z. B. der mechanischen Physik, sind zum Teil leiblich realisiert, bevor sie in das erkennende Bewusstsein gehoben werden.

7 Bewegen

7.1 Phänomenologische Analyse und Physiologie der Bewegungssteuerung[1]

Phänomenal beachtenswert ist, dass wir uns im Sinne einer Vordergrund-Hintergrund-Unterscheidung sowohl in der Bewegungskonzeption wie in der Bewegungsdurchführung als Ort unseres phänomenalen Erlebens, als Ort unseres »Ich-Erlebens« bei Bewegungen in der Regel den entscheidenden Punkt des Leistungsvollzugs »wählen«. Wir fokussieren und »erfahren« uns beim Schreiben an der Spitze unseres Schreibgeräts, der Chirurg hat als Orientierungspunkt die Spitze des Skalpells, der hämmernde Schmied ist in der Wahrnehmungsgestaltung auf seinen Zuschlagpunkt konzentriert, beim diffizilen Einführen eines Schlüssels in ein Schloss sind wir an der Spitze des Schlüsselbarts, beim Gebrauch des Zeigestocks orientieren wir uns an dessen verlängerter gedachter Spitze und der Schütze versucht aus seinem Ziel heraus zu handeln. Im Werkzeug- oder Gerätegebrauch instrumentalisieren wir diese als prothetische »Organe« und gliedern sie unserer Leiblichkeit ein. Der Aufmerksamkeitsfokus eines Individuums beeinflusst die Ausführung von Bewegungen und deren Präzision in erheblichem Ausmaß (Wulf 2008, 2009). Bewegungen werden flüssiger, präziser und exakter, wenn ein externer Aufmerksamkeitsfokus im Wahrnehmungsfeld der Umgebung gewählt wird (Chua et al. 2019; Wulf 2009, S. 114 ff.).

Es ist nun äußerst interessant, in diesem Zusammenhang die Ergebnisse sport- und arbeitsphysiologischer Studien aus der ersten Hälfte des 20. Jahrhunderts zu sondieren. Insbesondere die Arbeiten des russischen Forschers Bernstein haben für eine allgemeine Bewegungslehre Grundlegendes zutage gefördert. Sie wurden 1967 ins Englische übersetzt und gehören zum Fundament der modernen Bewegungsforschung (Bernstein 1967). Er entwickelte dazu die Methode kinematografischer Bewegungsstudien mit Leuchtpunkten an relevanten Körperstellen (Gelenke, Schwerpunktprojektion, Arbeitsgeräte) und deren Aufzeichnung mittels stroboskopischer Belichtung auf lichtempfindlichem Material. Er konnte zeigen, dass beim Werkzeuggebrauch, beim Sport und im Alltagsleben der jeweils intendierte Arbeitspunkt in seinem Raumzeitweg (Trajektorie) die geringste Variabili-

---

[1] Teile des Abschnitts 7.1 stellen eine aktualisierte Fassung aus dem Aufsatz *Intentionalität und Bewegung* dar (Edelhäuser 1998, S. 123 ff). Der Abdruck erfolgt mit freundlicher Genehmigung des Olms Verlags.

tät bei Wiederholungsuntersuchungen aufweist. D. h. beim Schmied ist während des Hämmerns die Unterfläche des Hammers in ihrer Bewegungsbahn bei Wiederholungen am konstantesten. Alle anderen Gelenkwege sind wesentlich variabler. Wird statt des Hammers die Faust zum Instrument (z. B. beim Glattklopfen eines Teigstücks auf dem Arbeitstisch), so beschreibt der Schwerpunkt der Faust oder deren Unterfläche die konstanteste Raumkurve im Bewegungsvollzug. Dieses Phänomen wurde an einer großen Zahl unterschiedlicher Bewegungen immer wieder bestätigt, sodass Bernstein in den 1940er- und 1950er-Jahren aus einer Fülle von Beobachtungsmaterial eine Reihe von Gesetzmäßigkeiten aus der phänomenologischen Bewegungsanalyse ableiten konnte, die als theoretische Forderungen an die die menschliche Bewegung realisierenden Organsysteme notwendig zu richten sind:

1. »Zielfunktion und Regulativ der motorischen Handlung ist das Handlungsziel.
2. Ausgehend vom Handlungsziel und von der Analyse der Situation erfolgt mit der Formulierung des Bewegungsprogramms die ›Voraussahme des erforderlichen Künftigen‹.
3. Die sensorische Informationsaufnahme und Verarbeitung ist unerläßliche Grundlage für die ständige Regelung des Bewegungsverlaufs und des motorischen Lernens.
4. Motorisches Lernen besteht weniger im Ausbilden unveränderlicher Bewegungsprogramme als vielmehr im Ausbilden von ›Korrekturen‹ (Korrektur- und Regelmechanismen).
5. Der ›innere‹ Regelkreis (über die kinästetische Sensibilität) und der ›äußere‹ Regelkreis (vorwiegend über die optische Informationsaufnahme) sind für die Feinregulierung der Bewegungen unterschiedlich eingestellt und geeignet. In der Regel erfolgt im Lernprozeß eine Umschaltung der Bewegungssteuerung und Regelung auf das am meisten geeignete Korrekturniveau, d. h. zumindest in wesentlichen Teilen auf die Führung durch den ›inneren‹ Regelkreis.«

(Zusammenfassung von Pickenhain und Schnabel in der Einführung zu Bernstein 1975, S. 15)

Insbesondere die erste Feststellung über das Handlungsziel als Zielfunktion und Regulativ der motorischen Handlung im Zusammenhang mit der am besten kontrollierten Trajektorie des Arbeitspunkts im Bewegungsvollzug stellt nun die Bewegungsphysiologie vor große Schwierigkeiten. Die durchgängig zu beobachtende höhere Variabilität der körpereigenen und mehr proximalen Bewegungssegmente lässt das Konzept einer starren Steuerung nicht zu (Bernstein 1967; Braitenberg 1994; Rosenkranz und Rothwell 2012; Gandolla et al. 2014).

Als weitere Erschwernis kommt beim gegenwärtigen Stand der Bewegungsphysiologie hinzu, dass noch nicht einmal die Kontrollparameter zum Dehnungsverhalten eines einzelnen Muskels hinreichend geklärt und in ein einfaches Modell zusammengefasst sind (Edelhäuser 1996; Sheean und McGuire 2009; Dietz und Sinkjear 2012). Da alle Bewegungen Mehrgelenkbewegungen sind, erscheint ein sehr hohes Maß an möglichen Bewegungsrealisationen mit entsprechenden Freiheitsgraden, die durch ein Steuersystem zu kontrollieren sind. Die Zahl der zu regulierenden Größen wächst durch die zusätzliche Berücksichtigung der in der Regel aufrechten Haltung des Menschen im Bewegungsvollzug in Gang und Stand. Der menschliche Körper ist bezüglich seiner Mechanik als umgedrehtes Pendel im labilen Gleichgewicht anzusprechen, dessen Pendelachse durch eine Vielzahl von Gelenken mit unterschiedlichen Gelenkachsen und Freiheitsgraden unterbrochen ist. Diese Aspekte zusammen ergeben für den Bewegungsvollzug eine analytisch kaum übersehbare Anzahl zu regulierender Größen.

Die pointierte Erfassung dieser Problemsituation geht auf Bernstein zurück und die zu fordernde Reduktion der Vielheit möglicher Bewegungsrealisationen durch einen jeweils konkret zu leistenden Vollzug wird das Bernstein-Problem genannt (Sporns und Edelman 1993). Es wird auch als Überwindung der vielen möglichen Freiheitsgrade einer Bewegung durch Abbildung auf ein überschaubares Maß an steuerbaren Variablen formuliert (Hayashibe und Shimoda 2014). Da zum gegenwärtigen Zeitpunkt der Theoriebildung noch nicht einmal für die Steuerung eines einzelnen Muskels eine Einigung über ein wenige Variablen umgreifendes Kontrollmodell vorhanden ist (obwohl mehrere Vorschläge existieren), wird das Problem hoffnungslos, wenn man Mehrgelenkbewegungen und die Regulation der Aufrechten einbezieht (Latash 1993). Natürlich gibt es eine Vielzahl erforschter neurophysiologischer, neuromuskulärer und bewegungsphysiologischer Einzelaspekte und durch das Studium krankheitsbedingter menschlicher oder künstlicher Läsionen im Tierversuch sind viele Zusammenhänge beschrieben. Das diesbezügliche Material ist auf eine nicht mehr zu überschauende Fülle an Einzelaspekten angewachsen. Doch muss den bekannten Funktionen des Nervensystems und den damit verbundenen Bewegungsvorstellungen für die Bewegungskonzeption nach den bisherigen Ausführungen der Status notwendiger, aber alleine nicht hinreichender Bedingungen für die Realisation des Bewegungsvollzugs zugedacht werden. Wir betrachten vor diesem Hintergrund nun grundsätzliche Aspekte der Neurophysiologie und des Zusammenspiels zwischen dem sog. motorischen und dem sensorischen Nervensystem beim Generieren von Bewegungen. Dazu werden im Folgenden zwei Kasuistiken und eine vielfach untersuchte These dargestellt, die jeweils exemplarisch unterschiedliche Aspekte für unsere Frage des Zusammenhangs von Wahrnehmen und Bewegen bzw. von motorischem und sensorischem Nervensystem veranschaulichen.

Es handelt sich dabei einmal um die durch exakte klinische Beobachtung und vor allem durch viele neurophysiologische und Laboruntersuchungen herausgearbeitete Bedeutung der Afferenz für die Bewegungssteuerung. Dazu werden im Folgenden Ergebnisse von Untersuchungen berichtet, die 1982 in der Zeitschrift Brain veröffentlicht wurden (Rothwell et al. 1982), in der ein 36-jähriger Farmer beschrieben wird, der eine langsam progrediente rein sensorische Polyneuropathie aller peripheren Nerven entwickelte, das heißt aller Nerven, die vom Rückenmark in die Peripherie zu den Extremitäten, zu Haut, Muskeln, Sehnen usw. ziehen, und oberflächen- und tiefensensible Rezeptoren mit dem Rückenmark und dem Zentralnervensystem verbinden. Betroffen waren ausschließlich die afferenten Fasern der peripheren Nerven. Die Erkrankung des Patienten war schleichend progredient.

Zum zweiten wird dann die Geschichte der Rehabilitation eines ebenfalls jungen Patienten dargestellt, der nach seiner erworbenen Behinderung für eine Reihe von Jahren von einem Neurologen, Prof. Cole, betreut wurde. Der Patient, Ian Waterman, litt an einem vollständigen Verlust der Wahrnehmung der Bewegung der eigenen Gliedmaßen und des Rumpfs. Seine Eigenbewegungswahrnehmung, die Propriozeption, war durch eine nicht umkehrbare Störung der zugehörigen markhaltigen afferenten Fasern bis in Höhe des Halsbereichs durch eine Viruserkrankung unmöglich geworden (Cole und Sedgwick 1992; Cole 1995).

Und schließlich werden drittens detailliert die Arbeiten von Franz Mechsner zur Bewegungssteuerung im Kontext der bisherigen Überlegungen und in Beziehung zum Gestaltkreis von Viktor von Weizsäcker besprochen (zur Übersicht siehe Mechsner 2004d).

Der leitende Gesichtspunkt wird dabei jeweils die Frage sein, inwieweit Wahrnehmen für die Bewegungsgestaltung erforderlich und notwendig ist. Die beiden Kasuistiken werden ausführlich geschildert, um ein differenziertes Bild von der Bedeutung bestimmter Nervenfunktionen und der damit verbundenen Wahrnehmungen für die Bewegungsgestaltung zu bekommen.

7.2 Die Bedeutung der peripheren Afferenzen für die Bewegung

Der 36-jährige Farmer, der Anfang 1980 im berühmten Londoner Kings College Hospital umfangreich neurologisch untersucht wurde (Rothwell et al. 1982), war quasi sensibel deafferenziert. Er hatte durch eine schwere, periphere, rein sensorische Neuropathie keine Wahrnehmung, keine Oberflächen- und Tiefensensibilität in Bezug auf seine vier Extremitäten mehr. Die reine Muskelkraft war im Wesentlichen nicht beeinträchtigt. Der Patient konnte mit diesem Schädigungsmuster einen breiten Spielraum von vorbekannten Fingerbewegungen mit bemerkenswerter Akkuratesse ausführen, einschließlich komplexer synergistischer Hand- und Unterarmbewegungen. Er konnte individuelle Fingerbewegungen durchführen und mit den Fingern bei geschlossenen Augen Figuren in die Luft malen. Er konnte auf einem Kraftmessgerät einen bestimmten Druck ausüben und drei verschiedene Distanzen mit unterschiedlicher Geschwindigkeit per Handbewegung durchlaufen. Er konnte unterschiedliche Kraftstufen mittels einer Daumenbewegung auf einem Kraftmesser erzeugen.

Gegenstände jedoch, die in seine Hand gelegt wurden, konnte der Patient ohne Zuhilfenahme des Blicks in Bezug auf ihr Gewicht nicht einschätzen. Beachtenswert ist, dass der Farmer, trotz der relativ erfolgreich durchgeführten Laboratoriumsaufgaben, seine Hände im Alltag kaum noch sinnvoll einsetzen konnte. Es war ihm unmöglich, einen Stift zu greifen und zu schreiben, seine Hemdknöpfe zuzuknöpfen oder eine Tasse in der Hand zu halten. Ein wesentlicher Teil seiner Schwierigkeiten lag im vollständigen Fehlen einer Korrekturmöglichkeit für seine absichtsvoll intendierten Bewegungen. Der Patient konnte nicht mehr korrigieren und adäquat erfassen, ob er den Schreibstift mit voller Kraft oder nur sehr lose in der Hand hielt, ob die Bewegungen überschießend oder zu klein intendiert waren. Ohne Augenkontrolle konnte er Bewegungen mit einer bestimmten Kraft über längere Zeit nicht ausführen, so fielen ihm z. B. die Einkaufstüten aus der Hand, weil er nicht in der Lage war, zu bemerken, ob die Finger um den Durchgriff geschlossen waren und mit der nötigen Kraft hielten.

Noch erstaunlicher wird der Bericht, wenn man erfährt, dass der Patient sich bei langsam fortschreitender Erkrankung einen neuen Wagen zulegte. Bei diesem Wagen waren Lenkrad, Gangschaltung, Blinker usw., alles am üblichen Ort. Da es sich jedoch um ein anderes Modell handelte, waren die Oberflächen etwas verändert, die Griffgrößen verschieden, die Distanzen minimal unterschiedlich. Dieses zusammen führte dazu, dass es dem Patienten nicht mehr möglich war, vorher nahezu automatisierte oder mit wenig Aufmerksamkeit vollzogene Bewegungen auf den neuen Wagen einzujustieren und neu zu erlernen, sodass der Farmer nach einiger Zeit frustriert den Wagen wieder verkaufte. Dies zeigt die große Bedeutung afferent kontrollierter Bewegungsführung, auch bei aus einem inneren Antrieb und aus der Vorstellung willkürlich induzierbaren und gestaltbaren Bewegungen, für die präzise, genaue Ausführung.

Dieses klinische Bild ist noch vollständig mit dem Modell eines rein physiologischen und durch Nerveninformation vermittelten sensomotorischen Regelkreises verstehbar. Die fehlende afferente Information verhindert die Feinjustierung der Bewegungen auf die jeweiligen situativen Erfordernisse (Winges 2015). Insbesondere zeitlich länger andauernde Bewegungsfolgen oder Kraftausübungen sind ohne entsprechende sensorische Rückkopplung nicht adäquat durchführbar (Soechting und Flanders 2008).

7.3 Verlust der Bewegungswahrnehmung des Körpers (Propriozeption)

In der folgenden Schilderung ist der Patient noch schwerer gestört. Es kommt zum vollständigen Verlust der Körpereigenbewegungswahrnehmung, der Propriozeption. Ian Waterman lebte als Metzger auf der britischen Kanalinsel Jersey und erkrankte mit 19 Jahren an einer Virusinfektion, die ihn für längere Zeit fiebrig und schwach machte. Innerhalb von Tagen stellte er fest, dass er vom Hals an abwärts nichts mehr fühlen konnte und insbesondere keine Wahrnehmung mehr davon hatte, wo und wie seine Arme und Beine, ja sogar sein Rumpf lagen – wenn er nicht hinschaute (Cole und Sedgwick 1992). Zunächst bemerkte er das erst, als er aus aufgerichteter Oberkörperposition im Bett unkontrolliert umkippte oder als er aus dem Bett aufstehen wollte und hinfiel; der Boden fühlte sich zwar kalt an und es tat ihm auch vom Sturz weh, aber er empfand den Boden nicht wirklich als hart. Er hatte den feinen Berührungssinn und die Propriozeption, den Lagesinn, den Stellungssinn für die Gliedmaßen, die Rückmeldungen aus den Gelenkkapseln, aus den Sehnen und aus der Muskulatur vom Nacken abwärts vollständig verloren (Cole 1995, S. 32). Ian Waterman konnte während seiner Behandlungsphase im Krankenhaus nicht erleben, wo und wie sein Körper im Bett lag. Nur Schmerz- und Temperaturempfinden der Extremitäten waren erhalten geblieben. Ebenfalls unbetroffen waren die efferenten, die sogenannten motorischen Bahnen vom Kopf über das Rückenmark zur Muskulatur. Ausführliche spätere elektrophysiologische Untersuchungen nach seinem Erkrankungsbeginn zeigten einen kompletten Ausfall der großen afferenten myelinisierten peripheren Nervenfasern unterhalb des Halses. Die weiteren afferenten Nervenfasern waren unterschiedlich stark betroffen (Cole und Katifi 1991).

Ian Watermans Erkrankung ist selten, bis heute kennt man nur einige ähnlich beschriebene Fälle in der internationalen Literatur (Sterman et al. 1980; Albin et al. 1987; Caramia et al. 1987; Arcila-Londono und Lewis 2012). Rückmeldungen aus dem Körper zu Lage und Bewegung fehlten Waterman vollständig. Erhalten war die Wahrnehmung für Wärme und Kälte, Schmerz und Muskelerschöpfung (Gallagher und Cole 1995). Es fühlte sich bei Erkrankungsbeginn für ihn an, wie wenn sein Körper haltlos im Raum umhertreiben würde. Auch das Erleben der Größenverhältnisse und der Konturen des Leibes schwand. Er konnte keinerlei gesteuerte sinnvolle Bewegung mehr vollziehen, obwohl die efferenten Nervenfasern in ihrer Funktion ungestört waren und die reine Kraftausübung unbeeinträchtigt war. So wusste er nicht mehr, wie er es anstellen könnte, dass sein Arm sich adäquat bewegte, um den Rumpf aufzurichten. Aber selbst ein Unbewegt-Bleiben war schwierig, und das insbesondere, wenn Ian Waterman nicht hinsah, wo sich seine Körperteile befanden. In diesem Fall neigten diese dazu, scheinbar »auf eigene Faust« irgendwohin zu wandern. Der junge Patient war umfassend pflegebedürftig geworden und auf fremde Hilfe angewiesen. Er beschrieb sich als schlaff wie eine Stoffpuppe.

Durch verschiedene Erlebnisse motiviert, begann er ein Selbsttrainingsprogramm, bei dem er die frühere Selbstverständlichkeit von Bewegungsausführungen aufgab und sich Stück für Stück überlegte und über eine Kontrolle durch die Augen erarbeitete, wie die gewollte Bewegung auszuführen sei. Zum Beispiel nahm er sich für das Aufrichten des Rumpfs im Bett vor, die Bauchmuskeln zu kontrahieren. Den Bewegungserfolg kontrollierte er an den sich ändernden optischen Wahrnehmungen. Auf diese Weise gelang es ihm, in einem mehr als dreijährigen intensivsten persönlichen Trainingsprogramm, in dem er kleinste Bewegungseinheiten Schritt für Schritt erneut lernen musste, wesentliche Bewegungsfähigkeiten wieder zu erlangen. Er lernte wieder Stehen, Gehen, das Gleichgewicht im Raum zu halten und unterschiedliche Rumpf- und Gliedmaßenpositionen einzunehmen (Cole 1995; Gallagher und Cole 1995).

Die Schwierigkeiten, die für ihn dabei auftraten, sind für Gesunde nahezu unvorstellbar. So gewöhnte er sich einen leicht nach vornüber gebeugten Gang an, um mit den Augen ständig auch die Fußspitzen ins Gesichtsfeld zu bekommen. Um die Vornüberneigung auszugleichen, streckte er beide Hände und Arme weit nach hinten, um doch in einer Gleichgewichtslage über den Füßen bleiben zu können. Zum Beispiel ging er nach einiger Zeit wieder am Markt einkaufen, und wenn er einen gekauften Gegenstand in seine vorgehaltene Einkaufstasche hineingesteckt bekam, führte das zunächst zu größten Gleichgewichtsstörungen. Stück für Stück musste er lernen, wie er durch gedankliche Vorwegnahme und optische Kontrolle die zu erwartende Gleichgewichtslage-Veränderung antizipatorisch ausgleichen konnte. Er musste unter voller Fokussierung seines Bewusstseins und lediglich den optischen Sinn als einzige Rückkopplungsschleife, als einzige Feedbackschleife nutzend, vollständig neu lernen, seine Bewegungen alltagsrelevant zu koordinieren. Die drei Jahre waren erfüllt von einem harten Trainingsprogramm, aber auch von größtem Engagement des Ian Waterman. Dies nannte er seinen täglichen Marathon. Unter diesem Titel ist die Erkrankungsgeschichte und die selbstinduzierte Rehabilitation des jungen Patienten 1995 veröffentlicht worden: Pride and a Daily Marathon (Cole 1995).

Ian Watermans Geschichte wurde von Jonathan Cole, einem Consultant für klinische Neurophysiologie und Professor für Neurologie an der University of Southampton und im Poole Hospital, Dorset, der Ian Waterman eine Zeit lang begleitete und betreute, beschrieben und publiziert. Wenn Ian Waterman zu müde wurde oder durch eine zusätzliche Erkrankung, ja selbst durch einen banalen Schnupfen, in seiner Aufmerksamkeits- und Konzentrationsleistung geschwächt war, dann blieb er zu Hause oder im Bett, weil es ihm dann nicht möglich war, die nötige Konzentration und mentale Leistung aufzubringen, um seine Bewegungen zu kontrollieren und zu koordinieren.

Neben einer Beeinträchtigung der mentalen Fähigkeiten war es der schlichte Ausfall des visuellen, des optischen Feedbackkanals, der zum vollständigen Verlust der gezielten Bewegungsfähigkeit führte. Wenn das Licht ausging, konnte Ian Waterman sich nicht mehr sinnvoll bewegen. – An diesem Beispiel wird drastisch und in stärkerem Maße als in der vorher beschriebenen Situation des Farmers deutlich, welche eminente und prinzipielle Rolle die Wahrnehmung, insbesondere die Wahrnehmung der durch die Eigenbewegung erzeugten Veränderungen – wenn diese, wie in diesem Fall, nicht über die von der Natur angelegte Feedbackschleife der Propriozeption gehen – beim Erzeugen und Gestalten von Bewegungen spielt.

Das Besondere ist bei Ian Waterman, dass die Rückkoppelung nicht über Sehnen-, Gelenkkapsel- und Muskelrezeptoren erfolgen konnte – dies sind die klassischen Rezeptoren des propriozeptiven Systems –, sondern über Veränderungen im optischen Wahrnehmungsbild der Umwelt erfolgen musste. Im optischen Wahrnehmungsfeld erfuhr er die durch die Eigenbewegung induzierten Veränderungen. Dies bot ihm die Chance zum Neuaufbau einer Kontrolle seiner Bewegungen. Dass dabei sehr viele neue Koordinationen von Wahrnehmungen zu Bewegungen zu erlernen waren, zeigt die Dauer der Rehabilitationsgeschichte von Ian Waterman. Üben und erneutes Lernen spielten eine wesentliche Rolle für die Ermöglichung seiner neuen Bewegungsfähigkeiten. Beim Erlernen musste er zunächst alle verfügbare Aufmerksamkeit aufwenden. Zu Beginn seiner Rehabilitation habe er z. B. 100 Prozent seiner Konzentration auf das Gehen verwenden müssen. Später band nach seiner eigenen Einschätzung Gehen in ebenem, gut beleuchtetem Gelände 50 bis 70 Prozent seiner Aufmerksamkeit. Gehen in unebenem Gelände erzwang auch weiterhin seine volle Aufmerksamkeit. Belastete man seine Aufmerksamkeit und Konzentration z. B. durch eine einfache Rechenaufgabe, wurde das Gehen auch in einfachem Gelände unmöglich (Gallagher und Cole 1995).

Insbesondere das motorische Lernen ist nach unseren bisherigen Überlegungen abhängig von der intentional aktivierten Eigenbewegung und der resultierenden Wahrnehmungsänderung (Rosenkranz und Rothwell 2012; Gandolla et al. 2014). Bei Ian Waterman konnte man im Nachhinein zeigen, dass Bewegungssteuerung und motorisches Lernen unter eigeninduzierten Bewegungen gelang, obwohl das Feedback durch den Sehsinn erfolgte, wohingegen bei passiver Bewegung keine Bewegungswahrnehmung und kein Lerneffekt auftraten (Yousif et al. 2015). Man beginnt daher einen dynamischen von einem statischen Anteil der Propriozeption beim Bewegungslernen zu unterscheiden (Yousif et al. 2015; Proske und Gandevia 2012, S. 1665 ff. und S. 1687 f.).

7.4 Die Bedeutung der phänomenalen Wahrnehmung für die Bewegung

Einen spezifischen Verweis auf die unverzichtbare Rolle der bewussten Sinneswahrnehmung in der Bewegungssteuerung zeigen die Arbeiten von Franz Mechsner (Mechsner et al. 2001; Mechsner und Prinz 2003; Mechsner 2003; Mechsner 2004a–e; Mechsner und Knoblich 2004; Schack und Mechsner 2006; Mechsner 2007; Mechsner et al. 2007; Mechsner 2008; 2010; Springer et al. 2011). Mechsner ist Biologe und war Mitarbeiter in verschiedenen neurophysiologischen Arbeitsgruppen, die sich mit Fragen der Bewegungskoordination beschäftigten. In der Zeit seiner Mitarbeit in der Arbeitsgruppe für Bewegungskoordination am Münchner Max-Planck-Institut für psychologische Forschung bearbeitete er Fragen zur Koordination spiegelsymmetrischer Extremitätenbewegungen. Diese waren seit Jahren im Fokus der Aufmerksamkeit bei Untersuchungen zum Verständnis der Bewegungssteuerung, weil man annahm, dass sich entsprechende Muskeln an beiden Extremitäten, sogenannte homologe Muskeln, in ihrer Bewegungskoordination wegen der bilateralen Symmetrie als Modell für die Erforschung von motorischen Programmen eignen.

So versuchte man, einen vermuteten hierarchischen Aufbau von Bewegungsmustern und der im sog. »motorischen Nervensystem« verankert gedachten Bewegungsprogramme neurophysiologisch genauer beschreiben zu lernen (Humphrey und Freund 1991). Im Hintergrund dieser Theorie stehen komplexe Annahmen über motorische Programme, die den motorischen Handlungen zugrunde liegend gedacht werden und unabhängig vom sensorischen Input die Grundform von Bewegungen gestalten (Weiss et al. 2000). Die Analogie zu modernen Computervorstellungen oder Computermodellen des Gehirns ist evident. Die angenommenen Bewegungsprogramme spielen für darauf aufbauende Konzepte der Bewegungssteuerung eine zentrale Rolle (Birbaumer und Schmidt 2010, S. 267 f.; Vidal et al. 2015).

Bewegt man zwei distale Gliedmaßenabschnitte, z. B. beide Zeigefinger parallelsymmetrisch, d. h. scheibenwischerartig hin und her und versucht die Bewegung so schnell wie möglich zu beschleunigen, so stellt sich nach einiger Zeit immer das Phänomen ein, dass die Bewegungen spiegelsymmetrisch zueinander erfolgen, d. h. die Finger beugen gleichzeitig nach innen und gleichzeitig nach außen. Beim Versuch, die Bewegung möglichst schnell durchzuführen, laufen vergleichbare Bewegungen nach einer Weile immer in bilateral symmetrische Bewegungsmuster ein. Dies war scheinbar konsistent mit der Theorie der symmetrischen Innervation homologer Muskelpaare abgebildet.

Nun hatte Mechsner eine geniale Idee: Er drehte einfach eine Hand – dann waren die Muskelgruppen nicht mehr homolog – und führte das gleiche Experiment mit der Handinnenfläche nach oben auf der einen und mit der Handinnenfläche nach unten auf der Gegenseite durch. Erstaunlicher Weise stellte sich das gleiche Ergebnis ein, obwohl jetzt nicht mehr homologe Muskelgruppen zueinander synergistisch oder antagonistisch arbeiteten. Bei intensiver Beschleunigung mündeten die Bewegungen nach einiger Zeit erneut zwingend in die spiegelsymmetrische Ausführung. Dies lässt sich an unterschiedlichen Extremitätenabschnitten zeigen. Damit hatte er die Idee gefasst und es war für ihn klar, dass die bisherigen Konzepte zur Bewegungssteuerung über die Verankerung von bilateral symmetrischen Bewegungsprogrammen so nicht greifen konnten und dass die Wahrnehmung selbst eine wesentliche Rolle in der Bewegungskoordination spielen müsse. Da ein einzelner Fall heute bestenfalls als Ideen generierend gelten darf, führte er Untersuchungen an einer kleinen Gruppe von acht Probanden durch. Die Ergebnisse waren den Resultaten im Selbstexperiment durchweg vergleichbar, der Versuch konnte mit größerer Formalisierung in einer Nature Publikation veröffentlicht werden (Mechsner et al. 2001).

Sehr aufschlussreich waren Untersuchungen von Rotationen mit unterschiedlichen Umlaufgeschwindigkeiten der rechten und linken Hand. Bittet man Versuchspersonen mit der rechten und der linken Hand gegenläufige spiegelsymmetrische Kreise in der Luft mit gleicher Winkelgeschwindigkeit so vollführen zu lassen, dass, während die linke Hand einen Kreis vollführt, die rechte in gleicher Weise spiegelsymmetrisch einen Kreis vollführt, so ist das problemlos möglich. Nach einiger Übung gelingt den Versuchspersonen auch rechts eine doppelt so schnelle Kreisbewegung wie links. Bei der Frage nach einer 3:1 koordinierten Kreisbewegung zwischen rechts und links ist schon erhebliche Übung erforderlich, aber man kann sich durch geschickte Kompartimentierung der Bewegung der einen Hand vorstellen, dass auch dies noch gelingt. Noch komplexere Anforderungen, wie ein Drehen im Verhältnis 4:3 scheinen unmöglich.

Um diesen Versuch zu systematisieren, wurde eine Tischplatte durchbohrt und zwei Zeiger oben auf der Tischplatte angebracht, die durch eine Achse mit einer Kurbel unter dem Tisch fest verbunden waren. Wurden die Kurbeln unter dem Tisch gedreht, drehten sich oben die Zeiger in gleichem Maße, sodass die Armbewegung jetzt durch die Zeigerbewegung abgebildet wurde. Durch eine kleine Maßnahme war es nun den Probanden ohne größere Schwierigkeiten möglich, selbst komplexe Bewegungen wie ein 4:3-Verhältnis zu realisieren. Der Trick bestand darin, dass in einer der Durchsteckachsen eine Zahnradübersetzung von 4:3 eingefügt wurde, während die andere Achse starr blieb. Um die oben sichtbaren Zeiger zu spiegelsymmetrischen Kreisen mit identischen Umlaufgeschwindigkeiten zu bringen, mussten die Hände unter dem Tisch im Verhältnis 4:3 bewegt werden. Dies war nach wenigen Einübungsschritten allen Probanden problemlos möglich (▶ Abb. 7.1). Aus diesen Versuchen schloss Mechsner zwingend, dass die Bewegungskoordination sich nicht an motorischen Programmen und Mustern mit festen zugehörigen neuronalen Verbindungen ausrichtet, sondern an einfach überschaubaren, in diesem Fall spiegelsymmetrischen, Wahrnehmungsgegebenheiten (Mechsner et al. 2001; Mechsner 2004d; Mechsner und Knoblich 2004).

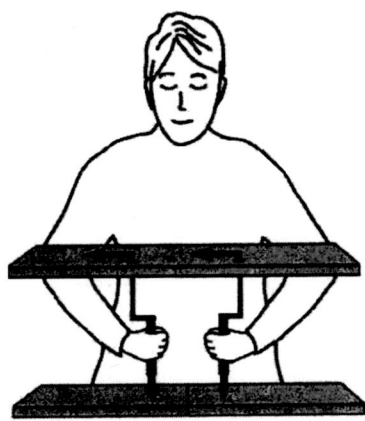

Abb. 7.1: Rotationen mit unterschiedlicher Umlaufgeschwindigkeit von linker und rechter Hand (© Thomas Braun, Heidelberg; in Mechsner 2004f, S. 49).

Mechsner beschrieb seine Beobachtung im Rahmen gestaltpsychologischer Annahmen (Mechsner 2003; Mechsner 2004e; Mechsner und Prinz 2003). Im geschilderten Experiment wurde die propriozeptive durch die optische Bewegungswahrnehmung ersetzt. Vor dem Hintergrund dieser Ergebnisse veröffentlichte Mechsner dann eine ausführliche Erörterung seiner daraus abgeleiteten Annahme, dass die Bewegungssteuerung sich innerhalb des Wahrnehmungsraums beschreiben lässt und dass die Wahrnehmung das Feld ist, in dem die Bewegungssteuerung erfolgt. Die Arbeit »Psychological Approach to Human Volontary Movements«, die Mechsner 2004 im Journal of Motor Behavior veröffentlichte, führte zu einer großen Zahl an wissenschaftlichen Leserbriefen und einer ausführlichen Diskussion dieses Ansatzes (Mechsner 2004d und e), die bis heute nicht abgeschlossen ist und sich in den übergeordneten Ansatz der ideo-motorischen Hypothese der Bewegungssteuerung einfügt (Springer et al. 2011). In der Folge konnte Mechsner in weiteren Arbeiten, u. a. in bildgebenden, hirnphysiologischen Studien weitere Belege dafür aufweisen, dass die These einer Bewegungssteuerung durch die Wahrnehmung und durch antizipierte Bewegungseffekte im Wahrnehmungsraum tragfähig ist (Müller et al. 2009, 2011; Springer et al. 2011). Im Konzept eines kognitiven und wahrnehmungsorientierten Ansatzes der Bewegungssteuerung werden die Arbeiten von Mechsner vorwiegend unter den Aspekten von Bewegungskoordination, Bewegungslernen und der Antizipation auftretender Wahrnehmungen eingeordnet (Kunde 2006). Eine zentrale Stellung nimmt dabei die zur Bewegung gehörende Bewegungsvorstellung (»motor imagery«) ein (Jeannerod 2004; Causer et al. 2013; Schack et al. 2014; Frank et al. 2014).

In der langen Ära der vorwiegend behavioristisch dominierten Untersuchungen des menschlichen Verhaltens und der Bewegung wurden die Aspekte der endogenen Gestaltung, der Introspektion und willensbasierte Forschungsansätze unangemessen vernachlässigt (Shin et al. 2010; Schack et al. 2014). Konzeptionen, die die menschliche Bewegung und das menschliche Verhalten nicht als paradigmatischen Ausgangspunkt vorwiegend reizbestimmt (senso-motorisch) oder reflektorisch zu verstehen versuchen, sondern die propriozeptiven Rückmeldungen als Ergebnis eigener Bewegung analysieren und in komplexere Bewegungskonzeptionen einordnen, sind heute aufgrund der neueren empirischer Forschung akzeptiert (Proske und Gandevia 2012; Soechting und Flanders 2008). Die Ergebnisse von Mechsner und anderen Arbeitsgruppen zur Bewegungssteuerung durch Wahrnehmung, Bewegungsvorstellung und antizipierte Effekte, und der im Zusammenhang mit der Bedeutung der Wahrnehmung für die Bewegungsvorstellung entwickelte Ansatz einer »Action from Within« (Jeannerod 2004) entsprechen in vieler Hinsicht auch der Alltagserfahrung und der im ersten Teil dieser Arbeit ausführlich dargestellten phänomenologischen Analyse. Diese ergab, dass menschliches Handeln im Regelfall zielgerichtet und intentionsorientiert vollzogen wird, sich in den Wahrnehmungszusammenhang einbettet, dabei flexibel und anpassungsfähig ist und von einer Bewegungsvorstellung geleitet wird. Rein reflektorische Gesten, wie z. B. Muskeleigenreflexe, sind in diesem Konzept fixierte und evolutionär konservierte stereotype Bewegungsanteile, die für zielorientierte und komplexe Bewegungen in Dienst genommen werden.

Unter diesem Blickwinkel wird das hohe Maß an Flexibilität menschlichen Bewegens und Verhaltens leichter verstehbar. Der Mensch zeigt sich auch in seinem motorischen Verhalten, ähnlich wie in seinem anatomischen und biologischen Körperbau, nicht hochgradig spezialisiert und umweltspezifisch eingepasst, sondern gerade wenig umweltangepasst und damit zu flexiblem Verhalten fähig. Menschliche Bewegungs- und Verhaltenssteuerung muss sich in angetroffene Umweltgegebenheiten nicht nur einfügen können, sondern sich, geradezu im Kontrast dazu, auch davon absetzen können im Sinne wenig eingepasster Verhaltensweisen, die stattdessen die Herstellung beabsichtigter Veränderungen der Umwelt (kulturelle Gestaltung des Lebensraums, Technik) ermöglichen (Rosslenbroich 2007, siehe dort insbesondere Kapitel 8, 11 und 12).

Dieser Ansatz, der das menschliche Bewegungsverhalten als zielorientiertes, im von uns oben eingeführten Begriffsgebrauch als intentionsgeleitetes Verhalten zu beschreiben versucht, ist in der Psychologie bereits seit Mitte des 19. Jahrhunderts als sog. »ideo-motorische Hypothese« bekannt (siehe z. B. William James, Principles of Psychology, 1890, Kapitel 23, Vol. 2, S. 373–382) Eine Übersicht bis zur Gegenwart findet sich bei Shin et al. (2010). Die Grundannahme ist dabei, dass Assoziationen zwischen zunächst basalen, spielerisch oder auch nicht zielorientiert ausgeführten spontanen Bewegungen des Körpers zusammen mit den einhergehenden sensorischen Effekten Schritt für Schritt und lernabhängig zu Merkwelten, ähnlich der sonstigen Gedächtnisbildung, aufgebaut werden (Koch et al. 2004). Die ideo-motorische Hypothese in ihrer gegenwärtigen Ausprägung beinhaltet – auf der Basis empirischer Untersuchungen – drei wesentliche Teilaspekte und eine Schlussfolgerung (Schack und Tenenbaum 2004a, 2004b; Koch et al. 2004; Keller et al. 2014; Schack et al. 2014; Prinz 2015):

1. die Bedeutung der Zielorientierung menschlicher Handlungen,
2. die Bedeutung der »antizipierten Wahrnehmungen« für die Bewegungsvorstellung,
3. die Bedeutung der Bewegungsvorstellung (»mental motor imagery«) für die Bewegungsplanung und die Bewegungsdurchführung.

In diesem auch »perceptual-cognitive approach« (Schack und Tenenbaum 2004a) genannten Ansatz zeigt sich die Gestaltung der geeigneten Bewegungsvorstellung (auf der Basis von Wahrnehmungen) als der entscheidende Schritt bei der Bewegungsplanung und -initiierung. Die Bewegungsvorstellung zieht die Bewegungsinitiierung nach sich (zur Übersicht siehe Koch et al. 2004). Das adäquate Ansprechen von relevanten und geeigneten Bewegungen erfolgt aus der Bewegungsvorstellung. Dies ist ein Lernprozess, der elementar beginnend Wahrnehmungen, die als Resultat auf Bewegungen folgen, mit der kognitiven Handlungsplanung verknüpft und einfache auf dann immer komplexere Zusammenhänge und Handlungsplanungen ausdehnt (Lex et al. 2015). Damit werden Bewegungsgestaltung und Bewegungslernen zu einem Aspekt von Gedächtnis und Erinnerung und sind mit den dazu passenden Methoden untersuchbar. Dementsprechend werden

4. willentliche Bewegungen geplant, durchgeführt und gespeichert im Gedächtnis – über den Weg der Bewegungsvorstellungen, die die zu erwartenden Wahrnehmungseffekte beinhalten (Prinz et al. 1995; Schack und Tenenbaum 2004a; Schack und Mechsner 2006; Schack et al. 2014).

Bewegungskontrolle und motorisches Lernen sind so auf der gleichen Ebene anzusiedeln und zu untersuchen wie sonstige Lern- und Erinnerungsvorgänge (Prinz et al. 1995; Jeannerod 2004; Schack et al. 2014). Und sie erfolgen mit der vollen Kreativität und Flexibilität des menschlichen Bewusstseins und Vorstellungsvermögens. Bewegungsvorstellung (»motor imagery«) und Bewegungsdurchführung der vorgestellten Bewegung involvieren die gleichen kortikalen Areale (Jeannerod 2004; Pfurtscheller et al. 2008; Sharma und Baron 2013). Ganz diesem Ergebnis entsprechend wird in einigen neueren Arbeiten die Rolle des Motorkortex und des supraspinalen efferenten Systems darin gesehen, dass vom Motorkortex aus nicht eine feste Programmierung der Muskelaktivität erfolgt, sondern ein »Erwartungssignal« u. a. bezüglich des »erwarteten sensorischen Inputs« auf die Ebene des Rückenmarks und der Muskelsteuerung »gesendet« wird, das offen für die aktuelle und spezifische Wahrnehmungssituation und Propriozeption ist (Gandolla et al. 2014; Adams et al. 2013).

Die Steuerung der menschlichen Bewegung erfolgt also aus und in der phänomenalen, aufmerksamkeits- und bewusstseinsdurchdrungenen Wahrnehmungswelt (Mechsner et al. 2001; Mechsner 2003; 2004e).

Ian Waterman musste seine Bewegungsvorstellungen und die erwartbaren Effekte von Bewegungen nach seiner Erkrankung völlig neu erlernen. Als antizipierbare Effekte in der Wahrnehmung standen ihm jetzt nicht mehr die früher erlernten und gewohnten propriozeptiven Rückmeldungen bei Bewegungen zur Verfügung. Er musste alle Bewegungsintentionen und die zugehörigen Vorstellungen auf der Basis visuellen Feedbacks neu erlernen. Dunkelheit nimmt ihm dieses Feedback und führt zum Verlust der Fähigkeit zur Bewegungssteuerung. Einschränkungen der Konzentrationsfähigkeit und der kognitiven Vorstellungskapazität durch z. B. Erkrankung oder Ermüdung verunmöglichen ihm die Bewegungskontrolle ebenfalls.

Der Gestaltkreisansatz – Wahrnehmen *ist* Bewegen (Mechsner 2004e) – eröffnet im Grunde genommen erst das vollumfängliche Verständnis des ideo-motorischen Konzepts und der neueren Forschungsergebnisse zur Bewegungsgestaltung. In jeder Wahrnehmung werden die zugrundeliegenden Bewegungen bewusst, teilbewusst oder unbewusst mit-erfahren. Auf dieser Basis eignen sich Wahrnehmungen und Vorstellungen zur Bewegungsplanung und zur Bewegungskontrolle. Die zu einer Bewegung gehörenden erwartbaren Veränderungen der Wahrnehmung (»anticipated movement effects«) werden erlernt (Koch et al. 2004; Schack und Mechsner 2006; Frank et al. 2014). Bewegung und Wahrnehmung sind zwei zusammengehörige Aspekte einer zu leistenden Gegebenheit: des menschlichen Weltbezugs (v. Weizsäcker 1968, S. 176). Der menschliche Organismus zeigt Rezeptivität und spontane Aktivität konstitutiv und damit vom Anbeginn des Aufbaus der Erfahrungswelt an.

7.5 Zur Problematik einer adäquaten Prägung der Begriffe (»motorische Nerven«)

Fasst man das bisher zur Physiologie und Psychologie der Bewegungssteuerung Erarbeitete zusammen, lässt sich zunächst sagen, dass eine analytisch sorgfältige Vorgehensweise bei der Frage nach dem Zusammenhang zwischen psychischen (Wahrnehmungsbild, Bewegungsvorstellung – »motor imagery«, Handlungsintention) und physiologischen Aspekten (beteiligte Organe, Nerven und Nervenzentren, Richtung der Nervenleitung, Funktionen der verschiedenen Nervenanteile) für eine an der Empirie und den Tatsachen orientierten wissenschaftliche Begriffsbildung in der Neurophysiologie die Ebenen der physiologischen Beschreibung und die Zuordnung der dazu gehörenden Funktionen und Leistungen des Bewusstseins und der psychischen Ebene sauber trennen muss (Heusser 2011, S. 124). Die physiologische Beschreibung kann dabei nur die physiologischen Beobachtungen ordnen und in Zusammenhang bringen, z. B. die Richtungen der Bewegungsleitung, die durch die Synapsen den Nerven aufgezwungen wird, und somit von afferenter und efferenter Richtung, d. h. von den zentralen Anteilen zuleitender oder ableitender Aktionspotenzial-Laufrichtungen sprechen.

Aus der Beschreibung des deafferenzierten Farmers wurde deutlich, dass die physiologische Grundlage für zielorientierte, in die Realität der Welt eingepasste Bewegungen funktionierender afferent-efferenter Regelkreise als notwendiger Bedingung bedarf. Die Wort- und Begriffsprägung »motorischer Nerv« hingegen stellt eine verkürzende und den wirklichen Zusammenhang verschleiernde Zuordnung komplexer psycho-physiologischer Zusammenhänge – in diesem Fall der Bewegungsverursachung und der Bewegungssteuerung – zu einzelnen Nervenanteilen (hier efferenten Nervenanteilen) dar. Das führt zu der mit der Wortwahl nahegelegten Suggestion, dass alleine mit efferenten Nerven und ihnen zugeordneten zentralnervösen Verarbeitungsstellen (z. B. dem »motorischen Kortex« (Gyrus praecentralis) oder Anteilen des Frontallappens des Großhirns) schon handlungsrelevante Bewegungsleistungen erzeugbar wären. Die reale motorische Leistung, die Bewegung, ist aber an eine ganze Reihe notwendiger Bedingen im physiologischen Bereich geknüpft, von denen der »motorische Nerv« eine zwar wesentliche, aber eben nur *eine* notwendige Bedingung unter anderen darstellt, die zu beschreiben und ggf. zu erforschen sind (wie z. B. die adäquate Funktion der Synapse zwischen efferentem Nerv und Muskel, die adäquate Muskelfunktion usw.).

Der psycho-physiologischen Begriffsbildung »motorischer Nerv« widersprechen auch die physiologischen Tatsachen. Aus diesen ergibt sich, dass zur Generierung sinnvoller oder alltagstauglicher Bewegungsleistungen afferente und efferente Strukturen zusammenarbeiten müssen. Die zum Untersuchungszeitpunkt trotz gestörter Afferenz darstellbaren (»rein efferenten«) Bewegungsleistungen des erkrankten Farmers können nicht nur den efferenten Strukturen zugeordnet werden, da sie auf der Basis des bis zur Störung möglichen »motorischen« Lernens zustande gekommen sind, das neben anderen Bedingungen senso-motorische Regelkreise aus Efferenz *und* Afferenz und weitere Nervenanteile zur Grundlage hatte. Auf dieser Erfahrungsbasis waren dem Farmer zum Untersuchungszeitpunkt Bewegungsvorstellungen möglich. Deren Beitrag zur Gestaltung von Bewegungsleistungen wurde oben bereits dargestellt. Auch der Begriff der »Motoneurone« oder die Wortprägungen vom »ersten Motoneuron« für die zentrale efferente Bahn vom Großhirn zu den Rückenmarksumschaltungen und dem sogenannten »zweiten Motoneuron« vom Rückenmark zum peripheren, quergestreiften Muskel unterliegen der gleichen Suggestion einer psychophysischen Lokalisierbarkeit der Bewegungsverursachung in einem bestimmten Nervenabschnitt. Entsprechendes gilt für die Begriffe »sensible« oder »sensorische Nerven« und die zugehörigen »sensorischen Zentren«.

Das Beispiel von Ian Waterman, bei dem bis auf Schmerz- und Temperaturempfindungen propriozeptive Wahrnehmungsmöglichkeiten aus den Gliedmaßen und dem Körperrumpf zum zentralen Nervensystem (ZNS) vollständig unterdrückt waren, macht den begrifflichen Fehlgebrauch auf andere Weise empirisch deutlich. Hier ist zur Generierung einer sinnvollen Bewegungsleistung nach jahrelangem Training ein anderer Sinnes-»Kanal« erarbeitet worden, in diesem Fall das Sehen, und damit stellt sich erneut ein afferent-efferentes Zusammenspiel ein, indem hier der Sehnerv die Afferenz übernimmt. Erst mit neu erworbenen afferent-efferenten Schleifen wird eine Bewegungssteuerung wieder möglich.

7.5 Zur Problematik einer adäquaten Prägung der Begriffe (»motorische Nerven«)

Man kann zusammenfassend festhalten, dass für die Ermöglichung komplexer, sinnvoller Bewegungsleistungen des Menschen ein afferent-efferentes Zusammenspiel entsprechender neuraler Strukturen erforderlich ist; zumindest für das Bewegungslernen wurde das mit den angeführten Beispielen hinreichend deutlich. Da nun jegliche motorische Leistung des Menschen auf einer erworbenen Motorik beruht, und frühe reflektorische Bewegungsanteile im Säuglingsalter abgebaut werden, um einer Erwerbsmotorik Platz zu geben, gilt die angeführte Beziehung umfänglich. Die große Beteiligung der Afferenzen beim Strukturieren von Bewegungen zeigt sich schon ganz äußerlich im deutlichen Überwiegen der afferenten Fasern in einem peripheren Nerv zur Muskulatur (Mitchell und Schmidt 1983; Leyk 2009).

»Man kann den Muskel folglich auch als größten Sensor im Organismus bezeichnen, der durch seine komplexe Vernetzung im zentralen Nervensystem alle wichtigen Organ- und Regelsysteme beeinflusst« (Leyk 2009, S. 713).

Faserverteilung in einem peripheren Nerv zur Muskulatur

Die Afferenzen überwiegen in den muskelbezogenen Gliedmaßennerven (Zahlenangaben aus Leyk 2009; Mitchell und Schmidt 1983).

Muskelnerv

- Afferenzen:
  - 40 % »sensorische« Fasern
    → komplexe Vernetzung im ZNS und veg. NS
    → beeinflusst alle wichtigen Organ- und Regelsysteme
    (Herz, Lunge, Gefäße, Verdauungstrakt, …)
- Efferenzen:
  - nur 17 % »motorische« Fasern
    (alpha- und gamma-Neurone)
  - ca. 40 % vasomotorische (vegetative) Fasern

Einen entscheidenden weiteren Schritt im Verständnis des Zusammenspiels zwischen psychologischen und physiologisch erfassbaren Aspekten des wahrnehmenden und bewegenden Organismus ermöglichen die Arbeiten von Mechsner. Diese Befunde zeigen bei adäquater Einordnung und Interpretation, dass das Bild von komplexer Leitungsverdrahtung, analog zu Computer-Hardware-Modellen, mit afferenten und efferenten physiologischen Regelkreisen, die nur als physikalisch-chemische, molekulare, biologische Aspekte gedacht werden, nicht ausreicht, um die notwendigen und hinreichenden Bedingungen für das Zustandekommen der Bewegungssteuerung zu beschreiben. Die Wahrnehmung auf phänomenaler Ebene unter Einbeziehung von Wahrnehmungsgesetzmäßigkeiten und/oder die an der Wahrnehmung entwickelte Vorstellungsbildung sind erforderlich, um eine Bewegung zu gestalten.

7.6 Zum Begriff der Information in der Bewegungssteuerung

Die Hinzunahme des Informationsbegriffs ohne spezifischen Inhalt, in der Regel so gebraucht, dass innerhalb der afferenten und efferenten Nervenleitungen »Information« weitergegeben wird, reicht im Sinne einer konsequent empirischen Zugangsweise zur Frage nach den Grundlagen von Wahrnehmen, Vorstellen und Bewegen nicht aus, um alle notwendigen und hinreichenden Bedingungen zur Bewegungssteuerung zu erfassen. Es ist die erlebte Wahrnehmungswelt, die vom Subjekt je konkret erfahrene Erste-Person-Perspektive in ihrer für den einzelnen Akteur spezifischen inhaltlichen Weltorientierung, die den Bezugsrahmen für eine konkrete menschliche Handlung und die dazugehörige Bewegungssteuerung abgibt. Die Wahrnehmung kann und wird in Teilen durch Bewegungsvorstellungen, durch »motor imagery«, ersetzt, wie oben gezeigt. Diese sind erlernt und beruhen beim Erlernen ebenfalls auf leib- und umweltbezogenen Wahrnehmungen. Erst auf dieser Ebene der phänomenalen Wahrnehmung und Vorstellungsbildung wird neben den physikalisch-chemischen und den biologisch notwendigen Bedingungen der Kreis der für die Bewegungssteuerung erforderlichen Komponenten vollständig. – Mit den Wahrnehmungs- und Vorstellungs*bildern* des Bewusstseins erst ist die entscheidende Ebene der Bewegungs*steuerung* erreicht. Die Frage der Bewegungsverursachung ist damit noch nicht berührt, diese werden wir im nächsten Kapitel (▶ Kap. 7.7) behandeln.

Auf der Ebene des real erlebenden Bewusstseins ist Information nicht abstrakt und unkonkret, sondern je spezifisch im Rahmen seelisch durchlebter und erlebter Situationen mit konkreten Wahrnehmungs-, Vorstellungs- und Erinnerungsbildern erfüllt. Die Wahrnehmungs- und Vorstellungswelt wird von einem im Hier und Jetzt gegenwärtigen Subjekt erlebt und konkretisiert. Mit dem intentionalen, zielorientierten Subjekt, das innerhalb vielschichtiger und individueller Motivkonstellationen Handlungsziele auswählt und umsetzt (Heckhausen 1987a; Heckhausen 1987b), ist die Ebene beschrieben, die die Bewegungssteuerung nicht nur ermöglicht, sondern realisiert. Dazu bedarf es der als Leistungspol der Intentionalität, als Ich-Wesen oder als Selbst in der Erste-Person-Perspektive beschreibbaren Realität. Diese stellt sich in der Reflexion als (vorgestelltes) Ich den Weltobjekten, der Umwelt und den Mitmenschen gegenüber und gelangt durch die leibliche Repräsentation im örtlichen Hier und im zeitlichen Jetzt zu Selbstbewusstsein. Für den aktiven, den sich anderem zuwendenden, den leistenden Pol der Subjektivität kann das oben angeführte Zitat von Hensel gelten, dass die naive Verortung dieses leistenden Pols des intentionalen Akts von Wahrnehmen und Bewegen im Körper erst zur kartesianischen Spaltung, und damit zu all den aus dieser Spaltung erzeugten (Schein-)Problemen des psycho-physischen Dualismus führt. Das Selbsterleben ist in jeder Wahrnehmung im Hintergrund anwesend durch das Tätigsein des Selbst u. a. in Begriffsbildung und Intentionslenkung.

Den rein physiologisch beschriebenen, mit den Bezeichnungen »motorischer Kortex«, »prämotorischer Kortex«, »suplementär motorisches Areal« (SMA) versehenen Regionen und deren Zusammenspiel mit Basalganglien, limbischem System, Kleinhirn und frontalem und parietalem Kortex wird neben sonstigen Funktionen der Steuerung die Handlungsinitiierung hinzugedacht. Damit wird die Frage nach der Initiierung, Aktivierung und damit Urheberschaft der menschlichen Bewegungen entweder im »Reiz« der Außenwelt oder im Zentralnervensystem in den beschriebenen Strukturen physiologisch-anatomisch verortet oder die Frage wird diffus umgangen. Sie soll deswegen im folgenden Kapitel gesondert untersucht werden.

7.7 Selbst-Erfahrung, Ich-Erfahrung und Bewegungsinitiierung

Wahrnehmen, Denken und Handeln kann der Mensch nur im Leib und im Zusammenspiel von nervalen und anderen Organen des Organismus. Unter dem Aspekt des Aufbaus der Erfahrungswelt (▶ Kap. 4.8) haben wir bereits die Grundelemente der sich entwickelnden Selbsterfahrung aus der eigeninduzierten Aktivität heraus beschrieben. Im Wechselspiel von intentionalem Bewegen und dem dazu in Bezug stehenden Wahrnehmen entwickeln sich auf der Basis von Gedächtnis und Erinnerungsleistungen und eingebettet in emotional Bezüge Objekt- und Selbstrepräsentationen (Vorstellungen). Zentral ist nach Stern dabei das Element der erlebten »Urheberschaft« (Stern 2010, S. 114 ff.).

Der leistende Pol der psychischen Ebene, der als rein inhaltsbezogener und somit geistiger Aspekt oder Ich-Wesen des Menschen beschrieben werden muss, offenbart seine Realität im tätigen Hervorbringen von Wahrnehmungen und Bewegungsakten. Die Gewahrwerdung dieses leistenden Pols erfolgt in der leibgebundenen und vom Leib ermöglichten Wahrnehmung, die durch die Abhängigkeit von der Eigenaktivität und durch das Spiegeln und Zurückwerfen der Eigenaktivität als »meine« Wahrnehmung erfahren wird. Die Ich-Vorstellung ist die passive Erfahrung des leistenden und gewöhnlich unbewusst bleibenden Ich oder Selbst. Insofern zeigt die Ich-Wesenheit des Menschen selbst die Grundfigur des Gestaltkreises, indem das vorbewusste, noch bewusstseinsdunkle, zukunftsorientierte und aktive Hervorbringen – der leistende Pol der Subjektivität – sich in der erzeugten Veränderung der leibbedingten Sinneswahrnehmung als Ich-Vorstellung erfährt. Der Leib wird zum Spiegel der Ich- oder Selbsterfahrung. Das Hervorbringen ist dabei stets zukunftsbezogen und ermöglichend, während die Ich-Vorstellung entsprechend vergangenheitsbezogen und konkretisiert ist.

Eine etwas andere Darstellung dieser Aspekte des menschlichen Ichs findet sich bei Schad 2014 und in einem Aufsatz zum Ich-Begriff, wo das Ich als »Doppelnatur« beschrieben wird (Schad 2011). Dabei wird der rezeptive Anteil als zentrisches, leibbezogenes Ich-Bewusstsein und der leistende Ich-Anteil als umkreisorientiert und in und mit der Welt verwoben analysiert. Wir meinen, dass auch dieser Unterscheidung letztlich der oben beschriebene Aspekt von Aktivität und Rezeptivität zu Grunde liegt. Die empirisch in der Selbstbeobachtung und in der Reflexion zu fassende Wesenheit des Menschen zeigt sich zunächst nur indirekt in ihren Wirkungen. Die vermeintliche Doppelnatur kennzeichnet die Situation des sich in seinen Wirkungen gewahrwerdenden »leistenden Pols der Subjektivität«, des Ich, ab einer bestimmten Stufe der körperlich-seelischen Entwicklung: dem Aufwachen des Selbst in der leib- und weltorientierten Wahrnehmung.

Eine klärende Erörterung, wie beim menschlichen Wahrnehmen, Vorstellen, Denken, Fühlen und Bewegen qualitativ-inhaltliche seelische Funktionen, die als Bewusstseinselemente nicht räumlich und teilweise nicht zeitlich zu charakterisieren sind, mit räumlichen und zeitlichen Aspekten der Leiblichkeit zusammenspielen, findet sich in einem Aufsatz von Thomas Fuchs (Fuchs 2005). In dieser Darstellung wird das Gehirn als ein Beziehungsorgan entwickelt, das erst aus seiner Einbettung in den Leib, und mit diesem in die Welt, verstehbar wird. Fuchs hat diese Konzeption in dem weitreichenden Buch »Das Gehirn – ein Beziehungsorgan« umfänglich ausgearbeitet und u. a. die Problematik der Zuordnung qualitativer, nicht räumlicher und nicht zeitlicher seelisch-geistiger Erfahrungen zu den raum-zeitlichen Gegebenheiten des Leibes beleuchtet (Fuchs 2013). In seiner Kritik der Verwendung eines abstrakten und nicht dem Erleben zugeordneten Informationsbegriffs in den Neurowissenschaften (Fuchs 2013, S. 172 ff.) zitiert er McCulloch (2003, S. 11 f.), der an Putnam (1979) anknüpfend formuliert:

1. »*Bedeutungen sind nicht im Kopf* – um Bedeutungen zu erfassen, müssen wir die Umwelt des Individuums mit einbeziehen;
2. *Bedeutungen sind im Geist* – es kann sie nur für bewusste Wesen geben;
3. *Der Geist ist nicht im Kopf* – folglich muss eine adäquate Charakterisierung des Bewusstseins eines Individuums seine Umwelt mit enthalten« (Fuchs 2013, S. 174, Hervorhebungen im Original).

Anhand von Beispielen und prinzipiellen Überlegungen analysiert und kritisiert Fuchs die Zuordnung von Bewusstseinselementen und -funktionen auf räumliche Nervenstrukturen im Sinne eines Lokalisationsversuchs.

»Deshalb ist auch die Rede von umschriebenen ›neuronalen Korrelaten von Bewusstsein‹ nicht angemessen: Sie impliziert nämlich, dass sich Phänomene wie Wahrnehmungen, Gefühle oder Denkvorgänge von der Bewusstseinstätigkeit insgesamt isolieren ließen. Doch diese Phänomene sind keine isolierbaren Zustände, sondern setzen ein Subjekt voraus, das wahrnimmt, fühlt, denkt etc. Was aber das ›Korrelat‹ dieses Subjekts ist, wie weit seine tragende organische Grundlage reicht, und ob sie nicht über das Gehirn hinaus den ganzen Organismus einbezieht, ist bislang völlig ungeklärt« (Fuchs 2013, S. 70 f.).

Dazu bleibt aus der in der vorliegenden Arbeit entwickelten Perspektive allerdings anzumerken, dass in der mustergültigen phänomenologischen Darstellung von Fuchs die Herausarbeitung des Leistungspols im phänomenologischen Untersuchungsfeld nicht weit genug vollzogen wird und der Lebensbegriff vom leiblichen Leben über das seelische Leben bis hin zum rein inhaltlich sich darstellenden geistigen Leben keine sondernde Differenzierung erfährt. Insofern ist die mögliche – und zur Charakterisierung des leistenden Pols der Subjektivität (Hensel 1989) erforderliche – Herausarbeitung eines geistig-wesenhaften Ich-Begriffs an dieser Stelle bei Fuchs zwar veranlagt, aber nicht ausgeführt.

Die Begriffsbildung der »neuronalen Korrelate von...«, die sich in vielen Artikeln und Aufarbeitungen von Untersuchungen des Nervensystems findet und häufig eng umgrenzte Gebiete bezeichnet, stellt einen nicht zulässigen Lokalisationsversuch psychischer Phänomene dar. Noe und Thompson (2004) haben für den Sehvorgang die Zuordnung von Inhalten optischer Sinnesfelder zu bestimmten Neuronen und Neuronenverbänden des visuellen Systems untersucht und konnten zeigen, dass eine eindeutige Zuordnung nicht möglich ist. Selbst bei gleichen Objekten ist die Aktivität der zugeordneten visuellen Neuronen von der Körperhaltung, dem Verhalten, dem Aufmerksamkeitsgrad, der Relevanz des Objekts für die aktuelle Aufgabe usw. abhängig. Der gesamte innerleibliche und umweltbezogene Kontext spielt also selbst für die Neuronen der Sehrinde eine Rolle (Fuchs 2013, S. 70 f.).

> »Wahrnehmung ist also keine bloße Momentaufnahme einer Reizkonstellation, sondern ein dynamischer, intentionaler und aufmerksamkeitsgeleiteter Prozess, der das gesamte System von ZNS, Körper und Umwelt mit einbezieht. Die Suche nach neuronalen Korrelaten visueller Wahrnehmungen kann daher immer nur bestimmten Einzelelementen dieser Wahrnehmung gelten – keineswegs ist damit die personale, leibräumlich situierte Wahrnehmung selbst erfasst« Fuchs 2013, S. 71 f.).

Analog zur Analyse von Noe für die visuelle Rinde gilt die nicht eindeutige Zuordenbarkeit von psychischen Aspekten wie der Bewegungsvorstellung oder der zur Bewegung korrespondierenden Wahrnehmung auch für die bereits erwähnten problematischen psycho-physiologischen Begriffsbildungen und Verortungen der »motorischen Zentren« und der »prämotorischen« oder »supplementärmotorischen Areale« (Gandolla et al. 2014).

Zaretskaya und Bartels (2013) konnten durch eine Analyse der Störanfälligkeit zeigen, dass es einen großen Unterschied macht, ob eine Wahrnehmungsverarbeitung bewusst oder unbewusst geschieht. Untersucht wurde die Wahrnehmung und Verarbeitung bewegter und unbewegter Sehfeldobjekte. Die mit bewusster Wahrnehmung einhergehende neuronale Aktivität zeigte sich bei weitem stabiler und gegen Störungen unanfälliger. Die Autoren folgerten daraus, dass es einen beträchtlichen Unterschied zwischen der bewussten und der unbewussten Bewegungsverarbeitung im Gehirn gibt. Hohwy (2009) fordert für die Frage nach dem Zusammenhang zwischen Hirnzentren und Bewusstseinsvorgängen neue empirische und experimentelle Zugänge. Die Arbeitsgruppe um Kiefer konnte mit MRT-Studien zeigen, dass bewusste Absichten die unbewusste Signalverarbeitung im ZNS im Sinne der bewussten Prozesse beeinflussen und regulieren. Störreize wurden nur dann relevant, wenn die Probanden einen Aspekt der Störreize mit im Aufmerksamkeitsfokus hatten (Ulrich et al. 2014). Im Bereich der visuellen Kontrolle motorischer Aufgaben konnte gezeigt werden, dass die unbewusste Reizbearbeitung von der Aufmerksamkeit, dem Handlungsziel und der Aufgabenstellung relevant beeinflusst wird. »This suggests that even unconscious processing is flexible and context-dependent as a function of higher-level executive control settings« (Kiefer 2012, S. 1). Die mit bewussten Vorsätzen einhergehenden neuronalen Prozesse können die automatisierten Systeme beeinflussen und steuern (Kiefer et al. 2012; Adams und Kiefer 2012).

Fassen wir das bisher einer empirisch-analytischen Aufarbeitung des Problemkreises sich Darbietende zusammen: Für die umfassende Beschreibung menschlicher Bewegung bedarf es einer physischen Leiblichkeit, die als lebendiger Organismus die Grundlage zu einem seelischen Erleben bietet – auf dieser psychischen Ebene sind Wahrnehmungen, Vorstellungen, Gedanken, Willensimpulse etc. anzusiedeln. Innerhalb dieser seelischen Entwicklungsstufe erfährt die Wahrnehmungs- und Vorstellungswelt eine innere Zuspitzung und Orientierung hin auf ein intentional sich darlebendes und sich selbst erfassendes Ich oder Selbst. – Dieses Selbst erlebt sich als Aktion setzendes und Reaktion bewirkendes, als Bewegung strukturierendes und Wahrnehmung erfahrendes Wesen, wobei die beiden Aspekte von Wahrnehmen und Bewegen in gegenseitiger Verschränkung und in einem nicht einseitig auflösbarem Wechsel-Ursachen-Verhältnis stehen.

Wie oben gezeigt, ermöglicht die entsprechende Bewegungsgeste auf unterschiedlichen Ebenen die Erfahrung von Wahrnehmungen, und die Wahrnehmungen leiten und strukturieren die Bewegung im Sinne einer weltorientierten Einpassung. In dieser Struktur der Erfahrung von Wahrnehmung und Bewegung, von Aktivität und Passivität als Kreisgestalt oder Gestaltkreis und in der sich darin intentional erzeugenden und erfahrenden Menschen-Wesenheit mit den zugehörigen leiblichen Gegebenheiten sind die notwendigen und hinreichenden Bedingungen zum Zustandekommen menschlicher Bewegung und Wahrnehmung beschrieben. Sie werden in jeder Welterfahrung neu vollzogen. Wir charakterisierten deshalb den Gestaltkreis von Viktor von Weizsäcker als intentionalen Akt (▶ Kap. 6.3).

Für Begriffe wie Wahrnehmen, Denken, Vorstellen, Ich usw. ist es im Sinne des oben erwähnten Aufsatzes von Fuchs (2005) ein Kategorienfehler, von einem räumlichen Ort des Denkens oder der Wahrnehmung oder auch des Ich-Wesens zu sprechen. Da sich diese Begriffe auf qualitativ-inhaltliche und auf Bewusstseinsaspekte beziehen, sind diese genauso in der Welt wie im Leib zu Hause. Eine »Verörtlichung« ist allenfalls in Bezug auf die jeweils gewählte Inhaltlichkeit, mit denen sich der leistende Pol der Subjektivität (das Ich) beschäftigt, möglich. Orientiert sich das Ich in seiner inhaltlichen Bestimmung an in der Welt erfahrenen Aspekten, beschäftigt es sich mit der Inhaltlichkeit der Umwelt oder der Mitwelt, so kann man sagen, das Ich lebt in der Welt (Edelhäuser 1998, 2015).

Unter diesem Blickwinkel wird die philosophisch-erkenntnisorientierte Darstellung zugänglich und anregend, die Rudolf Steiner 1911 auf dem europäischen Philosophenkongress in Bologna formulierte:

> »Und man wird deshalb zu einer besseren Vorstellung über das ›Ich‹ erkenntnistheoretisch gelangen, wenn man es nicht innerhalb der Leibesorganisation befindlich vorstellt und die Eindrücke ihm ›von außen‹ geben läßt; sondern wenn man das ›Ich‹ in die Gesetzmäßigkeit der Dinge selbst verlegt, und in der Leibesorganisation nur etwas wie einen Spiegel sieht, welcher das außer dem Leibe liegende Weben des Ich im Transzendenten dem Ich durch die organische Leibestätigkeit zurückspiegelt. Hat man sich einmal für das mathematische Denken mit dem Gedanken vertraut gemacht, daß das ›Ich‹ nicht im Leibe ist, sondern außerhalb desselben und die organische Leibestätigkeit nur den lebendigen Spiegel vorstellt, aus dem das im Transzendenten liegende Leben des ›Ich‹ gespiegelt wird, so kann man diesen Gedanken auch erkenntnistheoretisch begreiflich finden für alles, was im Bewusstseinshorizonte auftritt. – Und man könnte dann nicht mehr sagen, das ›Ich‹ müsse sich selbst überspringen, wenn es in das Trans-

zendente gelangen wollte; sondern man müßte einsehen, daß sich der gewöhnliche empirische Bewußtseinsinhalt zu dem vom menschlichen Wesenskern wahrhaft innerlich durchlebten [so verhält], wie das Spiegelbild sich zu dem Wesen dessen verhält, der sich in dem Spiegel beschaut. – Durch eine solche erkenntnistheoretische Vorstellung würde nun der Streit zwischen der zum Materialismus neigenden Naturwissenschaft und einer das Spirituelle voraussetzenden Geisteswissenschaft in eindeutiger Art wirklich beigelegt werden können« (Steiner 1984, S. 139 f.).

Steiner formuliert hier einen aus der Anthroposophie hervorgehenden zentralen Gesichtspunkt zum Verhältnis des menschlichen Selbst oder Ich zur Wahrnehmung, zur erfahrenen Welt und zu den gedanklichen Bestimmungen der durch die Sinne erfahrenen Welt. Sowohl im rein inhaltlichen Denken wie in der vom inhaltlichen Denken durchdrungenen Wahrnehmung lebt das denkende Ich in den Gesetzmäßigkeiten und im gedanklichen Inhalt der Welt.

Für den heutigen Sprachgebrauch kann man zum besseren Verständnis das als »Transzendentes« in diesem Zitat Angesprochene durch den Begriff des »Geistig-Gesetzmäßigen« oder des »rein Gedanklichen« oder des »wesenhaft Gedanklichen« im Sinne von »in den Gesetzmäßigkeiten der Zusammenhänge lebend« ersetzen, ohne dass damit ein philosophischer und inhaltlicher Verlust einhergeht. Steiner beschreibt offensichtlich die Teilhabe des menschlichen Selbst an den gedanklich fassbaren gesetzlichen Strukturen der Welt beim Wahrnehmen. Er hat vorauslaufend die Erarbeitung mathematischer Gesetzmäßigkeiten im menschlichen Bewusstsein und ihr Wirksamsein in den mathematisch beschreibbaren Vorgängen der Physik, z. B. der Mechanik, ausgeführt und damit für die Mathematik die Teilhabe des erkennenden Bewusstseins an den Gesetzmäßigkeiten der Welt erläuternd beschrieben. Diesen Gedanken baut er im zitierten Abschnitt für die Wahrnehmung im Allgemeinen aus.

Der Philosoph Eckhard Förster schreibt in einer Abhandlung zur Rezeption dieses Beitrags von Steiner und zur Frage der zeitaktuellen Bedeutung dieser Ausführungen:

»[Die Philosophie und die Erkenntnistheorie haben] bis heute nicht wirklich darauf reflektiert, dass nicht nur die traditionelle Bewusstseinstheorie, sondern auch das von dieser vorausgesetzte Wahrnehmungsmodell unhaltbar sein könnte. [...] Da die Tatsache, dass mathematische Gesetze in der Außenwelt realisiert sind, dann nicht mehr damit zu erklären ist, dass die Außenwelt bloßes Vorstellungskonstrukt ist, könnte man gerade in dieser Tatsache ein Indiz dafür sehen, dass wir etwas über die Dinge selbst erkennen können, nicht nur [über] unsere Vorstellungen. [...] Die Naturwissenschaft, so könnte man dann argumentieren, erforscht die materiellen Grundlagen des Bewusstseins, und Geisteswissenschaft erforscht das Wesen dessen, was seine Tätigkeit in diesen materiellen Grundlagen spiegelt und damit zum Bewusstsein kommt.« (Förster 2011, S. 36 f.)

Eine Verbindung dieser Ausgangspunkte kann sich einer systematischen und kontrollierten Verbindung von Erster- und Dritter-Person-Perspektive in der Forschung, einer Verbindung von Ergebnissen der Introspektion mit den Ergebnissen der Naturforschung, ergeben. Für die Fragen nach dem Aufbau der leiblichen Grundlagen für das menschliche Bewusstsein und für die Frage nach der Stellung und der Bedeutung der Wahrnehmung für die Welterfassung sind dann beide Zugangswege, Natur- und Geisteswissenschaft, heranzuziehen. Den Versuch, die beiden Zugangswege systematisch zusammenzuführen benennt Steiner als eine zentrale Aufgabe der Anthroposophie.

»Der relativen gegenseitigen Unabhängigkeit der einen und der anderen von obigen Betrachtungsweisen muß ergänzend eine andere, in die Tiefe gehende, gegenübertreten, welche die Synthesis des Sinnlichen und Übersinnlichen anzuschauen in der Lage ist.« (Steiner 1984, S. 142)

Das Übersinnliche ist hier mit dem rein Gedanklichen gleichzusetzen.

In der skizzierten Verankerung des Ich-Wesens des Menschen in der Welt und im Leib wird auf der einen Seite ein Welt-Bewusstsein und auf der anderen Seite ein Ich-Bewusstsein mittels der zugehörigen Leiblichkeit möglich. In der im Gestaltkreis beschriebenen Verklammerung von Leib und Welt kommt es im Rahmen der Wahrnehmung und im Sinne von erlebten Ereignissen zu einer Wesenserfahrung der Welt und damit zu einer Bereicherung des Ich. Der Welterfahrung gegenüber stellt das intentionale Handeln den Menschen im Sinne einer Ich-Äußerung als Schöpfer von Neuem über die erfahrene Natur hinaus in die Welt. Die durch die Eigenbewegung erzeugte Möglichkeit der Weltwahrnehmung führt zu einer Entmaterialisierung in der Vorstellung: Die Welt wird Bild. Hingegen werden die individuell gewählten Handlungsziele, die zunächst rein wesenhaften Charakter haben, durch die Realisierung in der Welt konkretisiert und materialisiert. Die inneren Bilder und Handlungsmotivationen und Ideale werden werk- und welthaltig.

Die aus der Evolution sich ergebende Herausentwicklung eines isolierten Selbstbewusstseins des Menschen aus den Weltgesetzlichkeiten – als Ich-Wesen – wird parallelisiert und ergänzt durch die Möglichkeit zum Handeln und Wirksamwerden von der Ich-Ebene in die Welt durch schöpferisches und gestaltendes Handeln entlang deren Gesetzlichkeit. Hier wird eine Reintegration der Sonderung

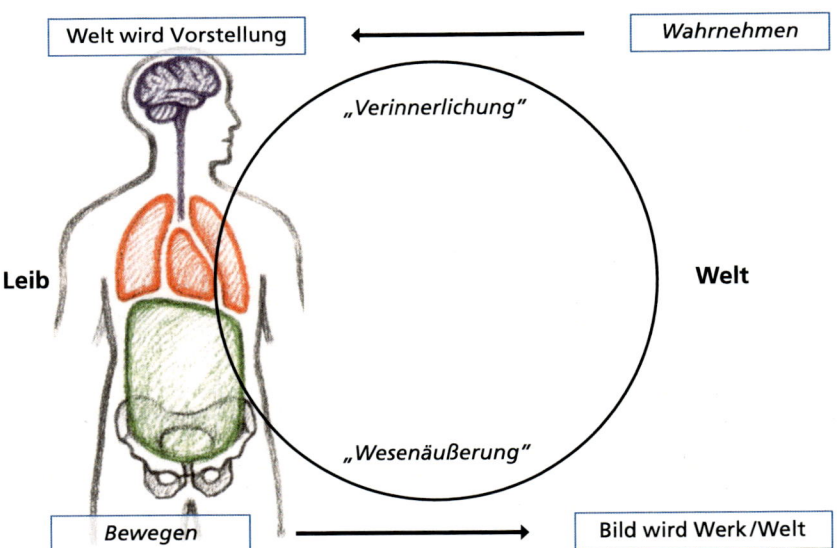

Abb. 7.2: Die Wahrnehmung der Welt führt zu einer Bereicherung des eigenen Wesens; im Handeln zeigen sich die Intentionen des inneren Menschen (Zeichnung des menschlichen Organismus aus Rohen 2007, S. 32).

im Selbstbewusstsein vollzogen. In dieser Geste wurzeln auch alle Handlungen für und im Kontakt zu Mitmenschen, zum Beispiel die Hilfestellungen und Unterstützungen im Dienstleistungs- und Gesundheitsbereich. Soziales, gestaltendes und therapeutisches Handeln der Menschen hat seinen Ausgangspunkt in der Wahrnehmung der Mitwelt, im Anderen, im Du und in dessen Hilfeleistungs- und Entwicklungsbedarf. Im Nicht-Gelingen, im nur teilweisen Gelingen, in der Verbesserungsmöglichkeit und Verbesserungsbedürftigkeit, in der Steigerungsfähigkeit menschlichen Handelns liegt die Korrektur von Seiten »der Welt« beim Ausführen der eigenen Handlungsintentionen. Hingabe an die Welt und Erproben im Handeln führen zu einem vertieften Eindringen in deren Gesetzlichkeit. Dies zeigt sich im individuellen Handeln und in der gemeinschaftlichen kulturellen Entwicklung: So kann auch der Weg der modernen, empiriebasierten Naturwissenschaft poetisch beschrieben werden. In ihrer Entfaltung und Ausdifferenzierung zeigt sich das Eindringen des erkennenden und selbstvergessen sich hingebenden menschlichen Ich in die Gesetzmäßigkeiten der Natur und des menschlichen Organismus.

7.8 Die Bewegungssteuerung des Menschen erfolgt aus der psychischen Ebene der Wahrnehmung

Die Wahrnehmung wird ermöglicht durch eine geeignete Einstellbewegung des Leibes und aus den Gegebenheiten der Welt. Wahrnehmbar wird die Welt in ihrer Mannigfaltigkeit. In den Gegebenheiten der Umwelt und der organismischen und menschlichen Mitwelt, im mitmenschlichen Gegenüber des Du, findet der Mensch seine Handlungsantriebe und Bestimmungen. Dort findet er Motive und Ziele für sein Handeln und den Ort für deren Realisierung. Steiner formuliert 1917 in »Von Seelenrätseln« im 6. Anhang:

> »In die Sinne erstreckt sich die Außenwelt wie in Golfe hinein in das Wesen des Organismus. Indem die Seele das im Sinne vor sich gehende Geschehen umspannt, nimmt sie nicht an einem inneren organischen Geschehen teil, sondern an der Fortsetzung des äußeren Geschehens in den Organismus hinein. [...] – Und in einem Bewegungsvorgang hat man es physisch auch nicht mit etwas zu tun, dessen Wesenhaftes innerhalb des Organismus liegt, sondern mit einer Wirksamkeit des Organismus in den Gleichgewichts- und Kräfteverhältnissen, in die der Organismus gegenüber der Außenwelt hineingestellt ist. Innerhalb des Organismus ist dem Wollen nur ein Stoffwechselvorgang zuzueignen; aber das durch diesen Vorgang ausgelöste Geschehen [die Bewegung, Anm. d. Verf.] ist zugleich ein Wesenhaftes innerhalb der Gleichgewichts- und Kräfteverhältnisse der Außenwelt; und die Seele übergreift, indem sie sich wollend betätigt, den Bereich des Organismus und lebt mit ihrem Tun das Geschehen der Außenwelt mit« (Steiner 1983; S. 158 f.).

Nicht bewegungserzeugende »motorische« Nerven, nicht »motorische« Zentren im Gehirn, nicht angenommene Bewegungsprogramme, die man dem computerartig gedachten Gehirn hinzudenkt, nicht die nervalen Strukturen, sondern der in der Wahrnehmung sich an und in der Welt und am anderen Menschen, am anderen Ich, am Du sich erfahrende Mensch ist die Ursache menschlicher Handlungen bis hinein in die Bewegungssteuerung und Bewegungskoordination. Der Bewegungsapparat ist dabei das primäre Organ der menschlichen Bewegungsrealisation: Skelettsystem und Muskeln – die großen Stoffwechselorgane des Bewegungssystems, die chemische Energie und Wärme in mechanische Bewegung der Gliedmaßen übersetzen. Nicht »motorische« Nerven mit »Aktionspotenzialen« bewegen den Menschen, sondern der sich in die Bewegungsorganisation im Handeln »einleibende« und »inkarnierende« Mensch. Er hat als tätigkeitsorientiertes und Anfänge setzendes Wesen die Stoffwechsel- und Energiebereitstellungsprozesse, unter anderem das Herz-Kreislauf-System, das auf Belastung eine intensive Aktivierung erfährt, und die zugehörige Muskulatur als leibliche Grundlage für Handlungen und damit für seine Willensäußerungen zur Verfügung.

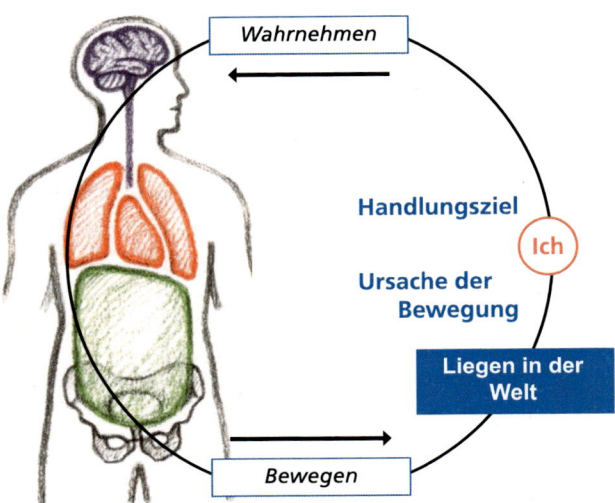

Abb. 7.3: Handlungsziele generieren sich aus und in der erfahrenen Um- und Mitwelt des Menschen (Zeichnung des menschlichen Organismus aus Rohen 2007, S. 32).

Das in der Realität der Wahrnehmungswelt sich erfahrende Ich generiert von dort her seine Handlungsziele und damit die Ursache intentional geführter menschlicher Bewegung – bis hinein in die konkrete, über viele Jahre des motorischen Lernens zu entwickelnde Fähigkeit zu diffiziler Bewegungssteuerung (▶ Abb. 7.3). Der Gestaltkreis Viktor von Weizsäckers erweist sich als eine fruchtbare Weiterführung des oben zitierten Gedankens von Steiner, dass im Wahrnehmen und Bewegen die Seele (das Bewusstsein) des Menschen seine leibliche Seite im Sinne einer wesensorientierten, nicht raum-zeitlichen Struktur übergreift und sich in der Welt darlebt.

In dieser Blickrichtung wird der Leib zum Spiegelorgan, in dem die Welt in der Wahrnehmung des Menschen zur Darstellung kommt; – man kann durch einen gedanklichen Wechsel der Perspektive auch sagen, in dem die Welt im Menschen sich selbst erfährt und ihrer selbst bewusst wird. Steiner (1977) führt zum Verhältnis des Seelischen zum Leib und zur Welt in einem Vortrag 1917 aus, dass bei einer Handlung, z. B. dem Wegschlagen einer Fliege von der Stirn, der Handlungsimpuls in der Welt – beim Ort der Handlung – liegt, mittels der Nervenbahnen durch den Organismus hindurchgeht und in die Handlung mündet. Dabei zeichnet er rot die afferenten Nerven und blau die efferenten Nerven und fügt an, dass die Unterbrechung zwischen den beiden in den Synapsen (hier symbolisch gebraucht für die Summe der synaptischen Verbindungen im ZNS) dazu da sei, um Bewusstsein in den sonst rein biologischen Ablauf zu bringen. Ansonsten ist der Vorgang im Sinne eines zusammengehörigen Prozesses geschlossen zu denken. Damit wird ein Funktionszusammenhang skizziert, der der Gestaltkreisidee sehr ähnlich ist und die teilweise Übereinstimmung mit dem Ansatz von Weizsäckers, der eventuell einzelne Schriften Rudolf Steiners gekannt und rezipiert hat, wird deutlich.

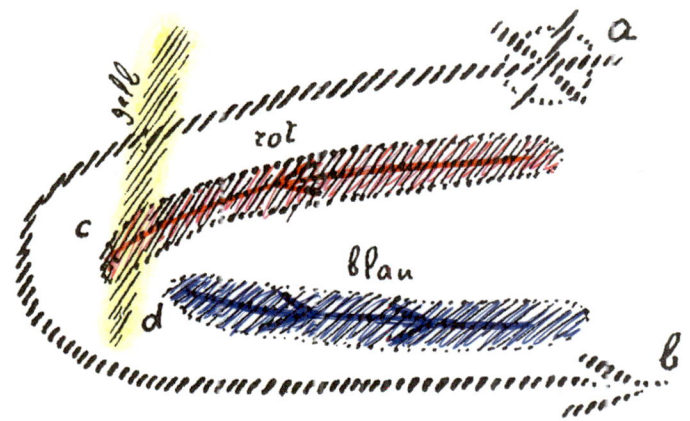

Abb. 7.4: Rudolf Steiner: Zeichnung zum Zusammenhang von Wahrnehmen und Bewegen; weitere Erläuterungen im Text (Steiner 1977, S. 12).

Verfolgt man eine umfängliche, konsequent an der Erfahrung orientierte (»phänomenologische«) Zusammenstellung, die einzelne empirische Untersuchungselemente nicht ohne hinreichenden Grund anderen Erfahrungsebenen kausal unterordnet (die z. B. von der physikalischen Weltbetrachtung ausgehend die Ebene des seelischen Erlebens als in allen Aspekten durch die physikalisch-chemischen Vorgänge des Gehirns hervorgebracht und verursacht denkt), dann ergeben sich als Kernaspekte einer vollständigen – und dieses ist in unserem Sinne eine anthroposophische – Betrachtung der menschlichen Bewegung:

1. Psychische Aspekte (Bewusstsein, Wahrnehmung, Vorstellen, affektive Komponenten und willenshafte Aspekte) sind in die Bewegungsgestaltung zwingend (d. h. notwendig) eingebunden.

2. Die menschliche Bewegung ist kein nur leiblich, anatomisch, physiologisch, biochemisch zu verstehender Vorgang.
3. Die Handlungsimpulse sind »weltverankert«; sie stammen aus den in der Wahrnehmung erfassten und konkretisierten Motiven. (Der Willensimpuls liegt in der Welt.)
4. Die Nerven haben nur eine Wahrnehmung und Vorstellung ermöglichende Funktion.
5. In Wahrnehmen und Bewegen »übergreift« das Bewusstsein (die Seele) den Organismus hin zu einer Verklammerung von Leib, Welt und Bewusstsein im Sinne des Gestaltkreises.

8 Wahrnehmen und Bewegen als zentrale Elemente von Embodiment – die funktionelle Dreigliederung des menschlichen Organismus

Für die bisher erarbeitete Konzeption des Zusammenhangs von Wahrnehmen und Bewegen im Gestaltkreis wird nun der Blick auf deren leibliche Realisation gelenkt. Sucht man für die Funktionen Wahrnehmen und Bewegen nach den zugehörigen leiblichen Grundlagen, so finden sich das Nerven-Sinnessystem und das Bewegungssystem verbunden mit dem Energiestoffwechsel als organische Grundlagen. Diese zeigen bereits in ihrer embryonalen Genese einen gemeinsamen Entwicklungszusammenhang: Das Nerven-Sinnes-System ist überwiegend ektodermaler Herkunft, das Stoffwechselsystem mit den zugehörigen Organen der Bauchhöhle ist vorwiegend entodermaler Herkunft und das Skelett- und Muskelsystem zeigt in der Somitenbildung eine mesodermale Genese (Rohen und Lütjen-Drecoll 2004). Die gemeinsame Bildung als Organsystem wird zur Grundlage für den späteren Gebrauch im Funktionszusammenhang.

Das einige Jahrzehnte vor dem Gestaltkreis entwickelte Konzept der funktionellen Dreigliederung des menschlichen Organismus mit den drei Organsyste-

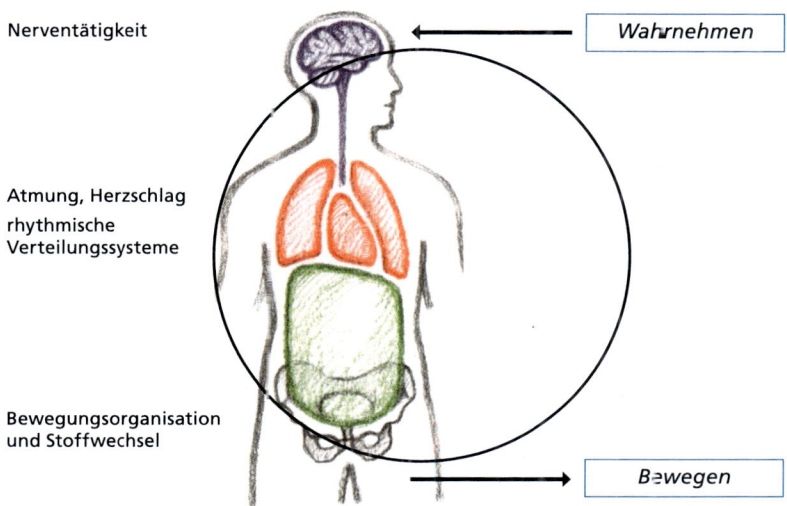

Abb. 8.1: Der Gestaltkreis als intentionaler Akt und seine leibliche Realisierung (Zeichnung des menschlichen Organismus aus Rohen 2007, S. 32).

men Nerven- und Sinnes-System, Rhythmisches System (vor allem Atmungs- und Herz-Kreislaufsystem) und Stoffwechsel- und Gliedmaßen-System durch Rudolf Steiner (Steiner 1983, S. 150 ff.) zeigt sich als passgenaues leibliches Gegenstück für den Funktionszusammenhang von Wahrnehmen und Bewegen im Gestaltkreis.

Rudolf Steiner entwickelte die Konzeption der funktionellen Dreigliederung zur Klärung der Frage nach dem Zusammenhang zwischen körperlichen Vorgängen und dem Bewusstsein bzw. Selbstbewusstsein des Menschen. Sie fand eine erste schriftliche Darstellung im Anhang des Buchs »Von Seelenrätseln« (Steiner 1983), das 1917 als Nachruf auf den kurz vorher verstorbenen Philosophen Franz Brentano gedacht war, dessen Gedankenentwicklung und Werk Steiner mit großer Aufmerksamkeit verfolgt hatte. Die funktionelle Dreigliederung ist nach Steiners eigener Aussage das Resultat einer seit seiner Wiener Studienzeit (1881) kontinuierlich fortgesetzten Reflexion auf und Bemühung um die Aufklärung des Zusammenhangs zwischen leiblichen, seelischen und geistigen Phänomenen.

In Bezug auf die Bewusstseinsphänomene (die seelische Ebene des Menschen) unterscheidet Steiner dabei die Bereiche des Vorstellens, des Fühlens und des Wollens (des Vermögens, etwas in Gang zu setzen). Im gegenwärtigen psychologischen Sprachgebrauch ausgedrückt, werden damit die Ebenen des kognitiven, des affektiv-emotionalen und des voluntativen Vermögens beschrieben. Dabei ist es wesentlich zu beachten, dass nur der Bereich des Vorstellens und des vorstellungsdurchdrungenen Wahrnehmens den Bewusstseinsgrad der vollen Wachheit und ein vorstellendes Gegenstandsbewusstsein zeigt. Die Ebene des Emotionalen, der Gefühlswelt zwischen Sympathie und Antipathie, findet sich in ihrem Kern auf der Stufe traumhaften Erlebens oder traumhafter Wachheit. Die Selbsterfahrung des wachen Gegenüberstehens im gegenständlichen Vorstellungsbewusstsein verändert sich hier zur einverwebenden Zuständlichkeit des Gefühlslebens. Die Selbsterfahrung zeigt sich im Modus der Aussage: Ich *bin* traurig, freudig, verstimmt, niedergeschlagen usw. Hier herrscht Verwobenheit und traumhaft herabgedämpfte Bewusstseinshelligkeit. Vom atmosphärischen Miterleben zur höheren Klarheit des Gegenstandsbewusstseins findet das Gefühl erst in der Gefühlsvorstellung, die sich in jeder Aussage über Gefühle und Stimmungen kundtut. Dann ist die Erfahrung des Zuständlichen der Gefühlswelt in eine Vorstellungsbildung umgeschlagen.

Auf einer dritten Stufe unterscheidet Steiner die leistende und damit Bewegung und Veränderung anstoßende Willensseite. Dieses seelische Vermögen und Bewusstseinsphänomen ist vom vorstellenden Alltagsbewusstsein aus gesehen nur durch Grenzvorstellungen erreichbar und nur indirekt beschreibbar. Wir bilden und kennen Handlungs- und Zielvorstellungen. Diese sind aber nicht die Handlungsinitiierung selbst. Der introspektiven Selbstbeobachtung wird der Impuls oder die Anstrengung zur Handlungsinitiierung als Grenzphänomen zugänglich. Handeln ist wie ein Abspringen oder eine Grenzüberschreitung aus der Vorstellungswelt hin zur Bewegung. Heckhausen, Gollwitzer und Weinert sahen dieses Phänomen vergleichbar dem Überqueren des Rubikons durch Cäsar im Herbeiführen unumkehrbarer Veränderungen (in: Jenseits des Rubikon: Der Wille in den Humanwissenschaften, Heckhausen et al. 1987). Die seelisch reale Willens-

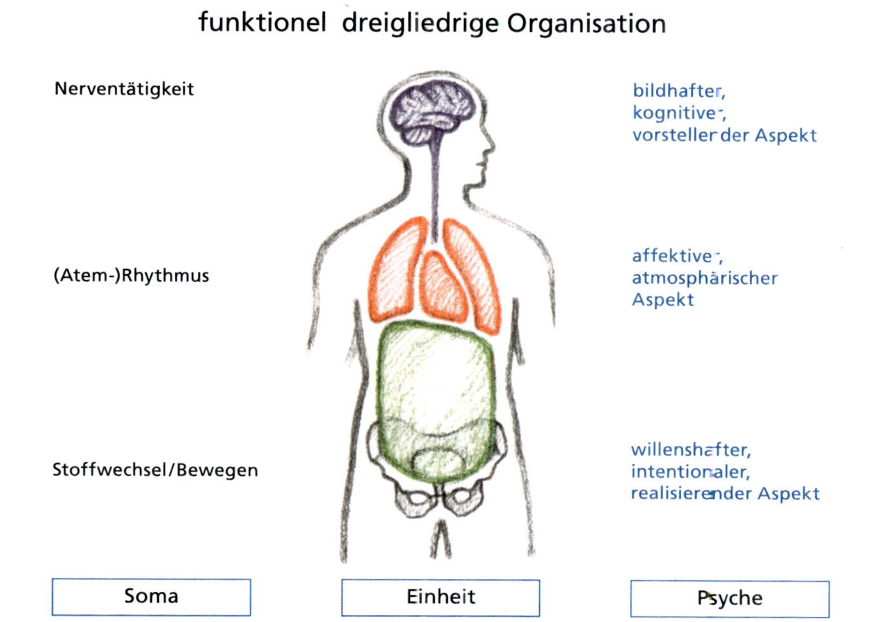

funktionel dreigliedrige Organisation

Nerventätigkeit

bildhafter, kognitiver, vorstellender Aspekt

(Atem-)Rhythmus

affektiver, atmosphärischer Aspekt

Stoffwechsel/Bewegen

willenshafter, intentionaler, realisierender Aspekt

Soma	Einheit	Psyche

Abb. 8.2: Strukturen der leiblichen und seelischen Realisierung von Wahrnehmen und Bewegen. Embodiment-Konzept der funktionellen Dreigliederung von Steiner (1983; Zeichnung des menschlichen Organismus aus Rohen 2007, S. 32).

ebene liegt im schlafähnlichen Un- oder Unterbewusstsein. Vergleichbar dem Aufwachen am Morgen werden wir unserer Handlungen im vorstellenden Gegenwartsbewusstsein erst durch die sich verändernde Wahrnehmungswelt bewusst. Steiner gebraucht das Bild der im Wachbewusstsein ausgesparten dunklen Flecke, die vom Vorstellungsvermögen nicht erreicht werden. In der Handlungsinitiierung ist der Handelnde, anders als beim gegenständlichen Vorstellen und auch anders als beim zuständlichen Fühlen, vollständig eingetaucht und eins mit dem Prozess und der Handlung. Identifikation erfolgt. Jegliches Gegenüberstehen geht verloren. Häufig wird der Wille als Kraft, als Willensstoßkraft, als Willensspannkraft, aber auch als organisierendes Prinzip, das Kräfte auf ein Ziel hin bündelt, konzipiert (Weinert 1987).

Für diese drei Stufen von vorstellendem Denken, Fühlen und Wollen im menschlichen Bewusstseinsraum sucht Steiner nun die zugehörigen leiblichen Grundlagen. Er entwickelt dabei einen umfassenden Embodimentansatz, der alle leiblichen Prozesse als Grundlage von Bewusstseins- und Selbstbewusstseinsentwicklung einbezieht. Für das vorstellende Wachbewusstsein zeigen sich das Nervensystem und die zugehörigen Sinnesorgane als relevante leibliche Grundlage. Steiner fasst die beiden Komponenten zum Nerven-Sinnes-System zusammen. Für alle emotionalen Zustände findet er als leibliche Grundlage zentral die rhythmischen Vorgänge von Herzschlag und Atmung und deren Zusammenspiel. Obwohl in der primären Darstellung Steiners nicht weiter darauf eingegangen wird, zeigen sich viele Phänomene des emotionalen Erlebens unmittelbar mit Veränderungen in der Herzschlagfolge und der Atmung einhergehend. Die sprichwörtliche Verwendung offenbart die unmittelbar erlebten leiblichen Bezüge: Wir sprechen vom »stockenden Atem«, vom »stehenbleibenden Herzen«, vom »Herzen, das vor Freude hüpft«, aber auch vom »Schrecken, der einem in die Glieder fährt« und der »Aufregung, die das Herz bis zum Hals schlagen lässt«. In all diesen hinweisenden Redewendungen finden sich primäre Leiberfahrungen, die über den Weg des bildhaften Vorstellens Metapher wurden. Steiner erweitert diesen Ansatz der primär leibbezogenen und leibgetragenen Gefühlswelt auf alle rhythmisch-leiblichen Vorgänge.

Als leibliche Grundlage für das im Handeln sich realisierende Willensvermögen des Menschen beschreibt Steiner dessen Gliedmaßen- und Stoffwechselorganisation. Für die Gliedmaßenorganisation ist das ungewohnt, aber nachvollziehbar, realisiert sich doch das Bewegungshandeln des Menschen über die Gliedmaßenorganisation in die Handlungen. Innerhalb der Gliedmaßenorganisation wiederum sind die Muskeln die entscheidenden Organe, die Stoffwechseltätigkeit in äußere mechanische Kraftentfaltung übersetzen und damit den Leib als Körper in der physischen Umgebung des Menschen bewegen.

Es ergibt sich ein Leib-Seele- oder Leib-Bewusstseinszusammenhang, der sich in drei Bewusstseinsstufen und Organsystemen manifestiert (▶ Tab. 8.1).

Tab. 8.1: Bezug zwischen seelischen Fähigkeiten, Bewusstseinsstufen und leiblicher Organisation.

Leibesorganisation	Seelenfähigkeiten/Bewusstseinsstufen
Nerven-Sinnes-System	Vorstellen (Wachbewusstsein)
rhythmische Organisation (mit dem Zentrum in Herzschlag, Kreislaufregulation und Atmung)	affektive und Gefühlsebene (traumhaftes, halbwaches Bewusstsein)
Stoffwechsel- und Gliedmaßenorganisation	Wille, Handlungsvermögen (schlafähnlich, tief »unbewusster« Bewusstseinszustand)

Damit skizziert Steiner in modernen Worten ausgedrückt ein umfassendes Embodimentkonzept, das den gesamten Leib als Grundlage des seelischen Vermögens fasst.

> »Der Leib als Ganzes, nicht bloß die in ihm eingeschlossene Nerventätigkeit ist physische Grundlage des Seelenlebens. Und wie das letztere [...] sich umschreiben läßt durch Vorstellen, Fühlen und Wollen, so das leibliche Leben durch Nerventätigkeit, rhythmisches Geschehen und Stoffwechselvorgänge« (Steiner 1983, S. 158).

Zusammenfassend spricht Steiner vom Stoffwechsel-Gliedmaßen-System, vom Rhythmischen System und vom Nerven-Sinnes-System als drei unterschiedlichen Subsystemen des menschlichen Organismus. Der Bezug zur embryologischen

Ausdifferenzierung der großen Organsysteme und zur Entwicklung dieser Organsysteme aus den drei Keimblättern ist unmittelbar deutlich (Rohen und Lütjen-Drecoll 2004).

Diese drei Systeme stehen nun nicht nebeneinander, sondern durchdringen sich in jedem Teil und in jedem Organ des Organismus. Die Stoffwechselorgane, die vorwiegend in der unteren Leibeshöhle und im Muskelsystem des Menschen gruppiert sind, zeigen neben ihren vorwiegenden Stoffwechselfunktionen auch rhythmische Eigenschaften und sind vom Nerven-Sinnes-System begleitet. In der mittleren Leibeshöhle, in der Brust, befinden sich vorwiegend rhythmisch geprägte Organe, im speziellen Herz und Lunge. Auch sie haben als leibliche Basis natürlich Stoffwechselfunktionen. Sie prägen die rhythmischen Eigenschaften spezifisch aus, sind aber auch von einem relevanten, vorwiegend vegetativen Nervensystemanteil durchdrungen. Für das Nerven-Sinnes-System wiederum gilt, dass es, neben der vorwiegenden Funktion Informations- und Vorstellungsorgan zu sein, zur Basis eine umfassende Stoffwechseltätigkeit hat und auch ausgeprägte rhythmische Funktionen aufweist.

8.1 Konzept

Bewegung vollzieht sich in Raum und Zeit und in der dinglich-materiellen Welt. Die inhaltliche Bestimmung der menschlichen Bewegung und ihre Gestaltung haben zur Grundlage die kognitiven, mentalen Wahrnehmungen und Vorstellungen des Menschen, mithin Bewusstseinsaspekte, die nicht physisch-materieller, dinglicher Natur sind. Wie lassen sich Wahrnehmungen und Vorstellungen in ihrer leibgebundenen Realität denken, ohne in einen psycho-physischen Dualismus und die Leib-Seele-Paradoxie zu verfallen? Steiner entwickelt dazu in dem oben angeführten Aufsatz (Steiner 1983, S. 150 ff.) einen methodischen Ansatz. Um zunächst einen methodisch motivierten Begriff zu haben, nennt er die das Bewusstsein ermöglichende Funktion des Nervensystems »Nerventätigkeit«. Diese physiologische Tätigkeit ist die Grundlage für das Vorstellungsbewusstsein. Sie ist in der Nervenphysiologie nicht als Substanz oder Einzelvorgang nachweisbar, sondern zeigt sich als übergeordneter Prozess mit einer bestimmten physiologischen Auswirkung und mit einer bestimmten Prozessrichtung. Diese Tätigkeit sei auf der physiologischen Ebene nur durch eine Methode der Ausschließung zu erfassen.

Steiner regt also an, auf der leiblichen Seite des Organismus drei Ebenen in Bezug auf Substanzprozesse und physiologische Zustände zu unterscheiden:

- Stoffwechseltätigkeit (die biochemische Prozessebene),
- rhythmische Vorgänge (die Zeitstrukturen des Organismus) und
- die bereits skizzierte »Nerventätigkeit« (die besondere Gestaltung der substanziellen Prozesse durch das Auftreten von Bewusstsein und Vorstellungs*tätigkeit*).

Für die Erfassung der »Nerventätigkeit« und deren physiologische Auswirkungen sei methodisch zunächst alles »auszuschließen«, was als Stoffwechselvorgänge in der menschlichen Nervenorganisation beschrieben werden kann. Ebenfalls seien alle rhythmischen Vorgänge im Nervensystem herauszuarbeiten, um sie abgrenzen zu können von der dann verbleibenden »Nerventätigkeit«: Diese erst bilde die eigentliche Grundlage für die Bewusstseinsvorgänge im Nervensystem.

Dieses Vorgehen stellt vor allem eine methodisch geführte Herangehensweise dar. Interessanterweise lässt sich aber anhand der Entwicklungsgeschichte der Neurobiologie – parallel zur sich entwickelnden Naturwissenschaft – erkennen und zeigen, dass diese Methode der Ausschließung forschungsgeschichtlich realisiert wurde und wird. Am Anfang des naturwissenschaftlichen Zeitalters standen u. a. durch Descartes Überlegungen, die Nervenfunktion in mechanisch-hydraulischen Übertragungseigenschaften der Nerven zu sehen. Mit den Entdeckungen der Elektrophysik und der Ionenchemie wurden die elektrochemischen Vorgänge an der Nervenmembran bedeutsam. Sie werden auch heute noch im Rahmen der Aktionspotenziale und Potenzialschwankungen als wesentliche Nervenfunktion angesehen. In allen vergleichbaren Modellen werden Stoffwechselvorgänge, wenn auch in feinsten Konzentrationen, als Grundlage der Nervenfunktion erfasst und beschrieben.

Dieser Ansatz, die Suche nach Bewusstseinsfunktionen durch materielle Prozesse, hat – insofern er ausschließlich chemisch formuliert wird – sich selbst durch die fortschreitende wissenschaftliche Suche nach den Ursachen für die Funktion des Nervensystems als alleinige Ursache für menschliches Bewusstsein ausgeschlossen. Beginnend mit der Elektroenzephalografie (EEG), also den elektrischen Ableitungen vom menschlichen Gehirn durch Berger 1924 (Berger 1929), wurden rhythmische Eigenschaften nervaler Strukturen zugänglich. Die EEG-Forschung hat im Zusammenhang mit der Bewusstseinsforschung in den letzten 30 Jahren einen immensen Aufschwung erfahren und zu einer Renaissance des EEG in der Bewusstseinsforschung geführt. Dabei wurde deutlich, dass im ZNS eine Vielzahl rhythmischer Strukturen realisiert ist und dass die rhythmischen Eigenschaften von einzelnen Nervenzellen und von Verbänden von Nervenzellen, sogenannte Nervennetze, wesentliche, funktionstragende Aspekte des Nervensystems darstellen (Singer 2011). Eine Zeit lang herrschte eine regelrechte Euphorie, weil vermutet wurde, dass man im rhythmischen »Neuronengebrumm«, z. B. im 40-Hz-Band der nervennetzbasierten Rhythmik, die Grundlage für Bewusstsein gefunden haben könnte. Eine komprimierte Zusammenstellung der rhythmischen Eigenschaften von Neuronen und Neuronenverbänden findet sich im Science Review von Buzsáki und Draguhn (»clocks tick, bridges and skyscrapers vibrate, neuronal networks oscillate«), die auch die immaterielle Struktur von »geschichteten Frequenzbändern« als Speichermedium von (allerdings rein abstrakt gedachter) Information anführen (Buzsáki und Draguhn 2004).

Nun zeigte sich im Verlauf fortschreitender Forschung, dass neben Stoffwechseltätigkeit (zum Beispiel in der Elektrochemie der Aktionspotenziale) und neben den rhythmischen Eigenschaften (sowohl von einzelnen Neuronen, wie von Neuronenverbänden und von übergreifenden Gehirnstrukturen), weiterhin immer noch eine Erklärungslücke offenbleibt, die auch durch die rhythmischen Eigenschaften des Nervensystems nicht ausgefüllt wird. Insbesondere die inhaltliche, bildhafte und kontinuierliche Erlebnisstruktur des Bewusstseins wird durch die beschriebenen Ebenen von Stoffwechsel und Rhythmus im Nervensystem offensichtlich ermöglicht, aber nicht erklärt.

Dazu formuliert Steiner 1917 einen interessanten Innen-Außen-Aspekt:

»Die leiblichen Vorgänge im Nervensystem, welche dem Vorstellen die Grundlage geben, sind physiologisch schwer zu fassen. Denn, wo Nerventätigkeit stattfindet, da ist Vorstellen des gewöhnlichen Bewußtseins vorhanden. Der Satz gilt aber auch umgekehrt: Wo nicht vorgestellt wird, da kann nie Nerventätigkeit gefunden werden, sondern nur Stoffwechseltätigkeit im Nerven, und andeutungsweise rhythmisches Geschehen. Die Physiologie wird nie zu Begriffen kommen, die für die Nervenlehre wirklichkeitsgemäß sind, so lange sie nicht einsieht, daß die wahrhaftige Nerventätigkeit überhaupt nicht Gegenstand der physiologischen Sinnesbeobachtung sein kann. Anatomie und Physiologie müssen zu der Erkenntnis kommen, daß sie die Nerventätigkeit nur durch eine *Methode der Ausschließung* finden können« (Steiner 1983, S. 156 f., Hervorhebung im Original).

Damit wird auf eine gestaltende Beziehung des Bewusstseins zum Nervensystem verwiesen, nicht auf eine Fortsetzung der physiologischen Prozesse in die Ebene der Psychologie hinein. Aus der Blickrichtung der Physiologie ergibt sich: Was sich im Nervensystem funktionell geltend macht, selbst aber kein Stoffwechselvorgang ist und auch kein rhythmischer Vorgang, dieses sei als Funktion dem Bewusstsein zugrundeliegend. Nun wird diese Betrachtung umgedreht und von der Bewusstseinsseite her argumentiert: »Wo nicht vorgestellt wird, da kann nie Nerventätigkeit gefunden werden ...«. – Dort also, wo im Aktionszustand des zentralen Nervensystems sich Vorstellungsbewusstsein geltend macht, erfahren Stoffwechsel- und rhythmische Vorgänge eine andere Charakteristik. – Bewusstsein ist nicht aus Stoffwechsel und Rhythmus kausal abzuleiten. Wohl aber verändert sein Auftreten und die inhaltliche Ausformung zum Vorstellungsbewusstsein im Zusammenklang von leibgestützter Wahrnehmung und gedanken-getragener Inhaltlichkeit (Begriff) den Stoffwechsel und den Rhythmus des Nervensystems in charakteristischer Weise.

Man kann diese methodische Anregung so verstehen und ausarbeiten, dass die Ursache für die Inhaltlichkeit des Bewusstseins nicht im materiellen oder rhythmischen Geschehen des Organismus zu finden oder aufzusuchen sei, sondern dass es gleichsam darum gehe, das Lesen der *Charakteristik der Physiologie des Organismus in unterschiedlichen Bewusstseinszuständen* zu lernen. Wie gestalten sich Stoffwechsel- und rhythmische Tätigkeit, wenn der Organismus im Zustand des Schlafs ist? Wie verlaufen Stoffwechsel- und rhythmische Tätigkeit der Organe – im Speziellen des Gehirns –, wenn wachbewusst vorgestellt wird? Nicht die Verursachung, sondern die Änderung materieller und rhythmischer Gegebenheiten, die mit unterschiedlichen Bewusstseinszuständen einhergehen, ist ansichtig zu machen.

Die leiblich notwendigen Bedingungen für unterschiedliche Bewusstseinszustände sind »von außen« beschreibbar. Die qualitative und inhaltliche Seite des Bewusstseins ist nur von innen, im Bewusstsein selbst, zu erfassen. In den mit bestimmten Bewusstseinsvorgängen korrespondierenden physiologischen Prozessen sieht man die Abbildung der Bewusstseinsvorgänge. In den Änderungen beim

Wechsel von Bewusstseinszuständen, zum Beispiel vom Schlaf zum Wachbewusstsein, kann man eine Dynamik beschreiben, die die leibliche Grundlage und eine Voraussetzung von Vorstellungstätigkeit ist. Der inhaltsbasierte und der zustandsbasierte (Wachen, Schlafen, Träumen) Zugang stellen auch die beiden wesentlichen Forschungsrichtungen in der Bewusstseinsforschung in Bezug auf die leiblichen Grundlagen dar (Hohwy 2009).

Also nicht die Suche nach kausaler Verursachung von Bewusstsein durch leiblich materielle oder rhythmische Vorgänge ist nach Steiner die adäquate Forschungsfrage in Bezug auf das Verhältnis von Gehirn und Bewusstsein, von Leib und Seele, von Geist und Körper, von Gehirn und Vorstellung, sondern einzig die Frage, *wie* in Bezug auf unterschiedliche Bewusstseinszustände im lebendigen Leib sich materielle Stoffwechselprozesse und rhythmische Vorgänge (bzw. längerfristig Wachstums- und Entwicklungsvorgänge) verändern. Bewusstsein kann nicht aus der Lebensebene kausal abgeleitet, aber als in der Gestaltung der Lebensebene wirksam erfahren werden.

Lassen sich diese prinzipiellen und methodischen Anregungen und Klärungen in der Physiologie aufweisen? – Erstaunlicherweise geht dies sehr konkret.

8.2 Rhythmus als Vermittler zwischen Lebens- und Bewusstseinsprozessen

Das EEG liefert eine Abbildung von elektrisch rhythmischen Vorgängen in den Kortexstrukturen des Gehirns. Es ist lange bekannt, dass in Tiefschlafphasen langsame, langwellige Rhythmen (Deltawellen), in Einschlaf- und Aufwachphasen etwas schnellere, unrhythmische Vorgänge mit höherer Frequenz zwischen 4 Hz und 7,5 Hz (Tetawellen) auftreten, während entspanntes Wachbewusstsein bei geschlossenen Augen zu einer vorwiegend okzipital am Kortex auftretenden Alphaaktivität (zwischen 7,5 Hz und 12,5 Hz) führt, wohingegen waches Sinnesbewusstsein mit kleinamplitudigen, schnellen, unregelmäßigen Wellen (Betarhythmus zwischen 12,5 Hz und 30 Hz) einhergeht. Nun hat man in neuerer Zeit mit hochauflösendem EEG und computerisierten Verfahren gelernt, dass kognitive Vorgänge mit noch schnelleren Gammarhythmen und einzelnen Wellenbündeln einhergehen und hat so entdeckt, dass nicht nur die klassischen vier bewusstseinszugeordneten Frequenzstufen im EEG, sondern wenigstens acht bis zehn unterschiedliche, in sich strukturierte Frequenzbänder im Säugetier- und Menschenkortex zu differenzieren sind (Buzsáki und Draguhn 2004).

Je wacher und bewusster das Vorstellen im Menschen auftritt, desto schneller und unregelmäßiger werden die kortikal ableitbaren EEG-Rhythmen. Und je tiefer der Schlaf des Menschen, desto langsamer und regelmäßiger wird das EEG (▶ Abb. 8.3) und nähert sich dabei den langsamen organeigenen Rhythmen der Stoffwechselorgane an, die, eingebettet in den zirkadianen Rhythmus, eine Viel-

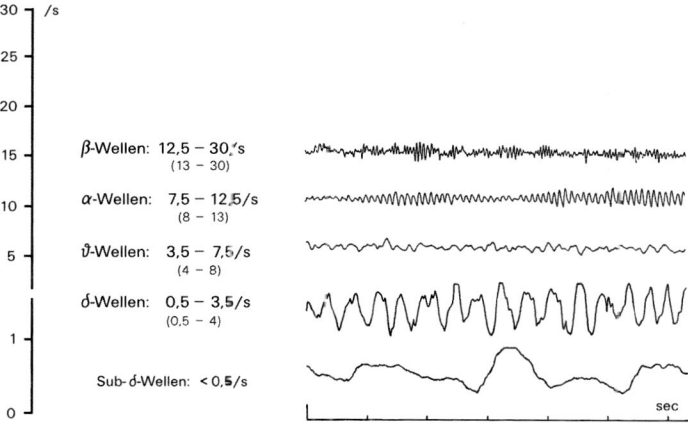

Abb. 8.3: Typisch unterscheidbare EEG-Frequenzbänder – nach oben mit zunehmender Bewusstseinswachheit, nach unten mit zunehmend tieferem Schlaf einhergehend (modifiziert nach Neundörfer 1995, S. 19).

zahl langwelliger, ineinander verzahnter Rhythmen zeigen (Heckmann und Gutenbrunner 2013, S. 43 ff.; Golenhofen 2004, S. 114 ff.). Es lässt sich so eine differenzierte zeitlich rhythmische Struktur des menschlichen Organismus darstellen.

Deren weitere Ausarbeitung ist eine wesentliche Aufgabe einer nicht nur der anatomischen Raumstruktur und der Gestalt sich zuwendenden Morphologie, sondern einer den lebendigen Zeitstrukturen des Organismus nachforschenden Physiologie; einer Physiologie, die in den zeitlichen Strukturen des Organismus von der molekularen bis zur makroskopischen Ebene spezifische Lebensäußerungen und umfassende, oszillierende zeitliche Prozesse als Lebenserscheinungen beschreiben lernt.

Eine umfängliche Wissenschaft von den zeitlichen Dimensionen des Organismus und seiner Lebensvorgänge als Chronobiologie ist wünschenswert und in der Zukunft weiter zu entwickeln. Zeigt sich das Lebendige doch gerade im Wandel der Erscheinungsformen, indem es diese in einer raumübergreifenden Zeitgestalt integriert. Wesentliche Grundlagen einer die räumlich-anatomische Herangehensweise an den Organismus ergänzenden Chronobiologie, einer Biologie der Zeitstrukturen des menschlichen Organismus, wurden z. B. von Gunther Hildebrandt erarbeitet (Hildebrandt 1987, 1994). Vergleichbar der anatomischen Gliederung des Organismus lässt sich die zeitliche Strukturierung des Organismus beschreiben. Dazu liegen eine Reihe von Ausarbeitungen vor (Rosslenbroich 1993; Schad 1997, 2001; Hildebrandt et al. 1998; Edelhäuser 2010; Heckmann und Gutenbrunner 2013).

In Bezug auf die Zeitorganisation des menschlichen Organismus sind schnelle, unregelmäßige Rhythmen und mit diesen einhergehend die Miniaturisierung und Zurückdrängung von physiologisch-materiellen Substanz- und Stoffwechselprozessen und das Überwiegen von Strukturprozessen im Wesentlichen an den

Membranoberflächen der Zellen, insbesondere der Nervenzellen, anzutreffen. Die Rhythmen der kortikalen ZNS Prozesse zeigen einen Abdruck des jeweiligen Bewusstseins. Wo Bewustsein auftritt, geht dies mit einem Rückgang von aufbauenden und regenerativen Stoffwechselprozessen einher. Das Nervensystem und im Besonderen das zentrale Nervensystem sind dafür der exemplarische Ausdruck. Die Zurücknahme von substanzbildenden und regenerativen Stoffwechselprozessen im phylogenetisch und ontogenetisch sich entsprechend strukturierenden Organ des Nervensystems, gesteigert im ZNS, letztlich in allen »ent-vitalisierenden« Prozessgesten des Organismus, führt zur Möglichkeit des Auftretens von Bewusstsein. Der dabei zu beobachtende Antagonismus zwischen Lebens- und Bewusstseinsfunktionen (z. B. in der phylogenetischen Abnahme der Regenerationspotenz mit zunehmender ZNS Entwicklung oder ontogenetisch in den mit allen Differenzierungen verbundenen Absterbevorgängen bei den Organbildungen, umfänglich betrachtet in allen Spezialisierungs- und Differenzierungsvorgängen) findet sich bei Heusser (2011, S. 155 ff.) ausführlich beschrieben.

Das ZNS bildet sogar ein eigenes aktives Hemmsystem für Regenerations- und Proliferationsvorgänge an den Neuronen und deren Subsystemen aus (Wahl et al. 2014; Pernet und Schwab 2012). Dies ist der Grund für die begrenzte Regenerationsfähigkeit der ZNS Strukturen nach Läsionen, wie z. B. nach ischämischen Infarkten (Schlaganfall) (Wahl et al. 2014; Buchli und Schwab 2005). Diese Hemmung dient vermutlich der Konsolidierung und Fixierung von Strukturen im sich entwickelnden Gehirn während der Ontogenese durch die Stabilisierung von synaptischen, dendritischen und axonalen Strukturen (Schwab und Strittmatter 2014). Das Bewusstseinsorgan Gehirn hat seine funktionellen Zellstrukturen, die Neuronen, überwiegend im Zustand irreversibler postmitotischer Hemmung (Go-Phase des Zellzyklus) ohne weitere Zellteilungsmöglichkeit. Nervenzellen sind langlebig, aber wenig regenerativ. Der Antagonismus von Strukturbildung und Vitalität wird dabei ansichtig.

Steiner fasste diesen Antagonismus von aufbauenden Lebensprozessen und devitalisierenden Bewusstseinsprozessen prinzipiell und formulierte an anderer Stelle:

»Das wird der große Moment in der Entwicklung der [...] Naturwissenschaft sein, wo sie das Entgegengesetzte der Entwicklung, an der entsprechenden Stelle fortsetzend diese Entwicklung, erkennen wird, wo sie nicht nur den Aufbau, sondern auch den Abbau, wo sie zu der Evolution die Devolution erkennen wird. Dann wird man verstehen, wie das Geistige im Tiere und im Menschen – im Menschen auf eine selbstbewußte Art – das Materielle ergreift. Das Geistige ergreift das Materielle nicht dadurch, daß dieses sich ihm entgegenentwickelt, sondern es ergreift es dadurch, daß das Materielle sich im umgekehrten Prozeß abbaut, und im Abbauen findet das Geistige dann seine Erscheinung, seine Offenbarung. So sind wir erfüllt vom Geistigen, das überall da ist, wo Devolution ist, nicht Evolution, wo Ent-Entwicklung ist.« (Steiner 1982, S. 155 f.)

Diesem Gedanken folgend ist das »Zurückdrängen« des physisch-lebendigen Wachstums, das Zurückhalten von Regenerationsprozessen, das Abbremsen von vitalen Lebensprozessen die Grundlage für Bewusstsein und Vorstellungsbildung. Die gedanklich-inhaltliche Seite, die Bedeutungsaspekte der Vorstellung, sind dabei dem Immateriell-Gedanklichen zuzuordnen. Die qualitative materiale Struktur (Farben, Töne, warm und kalt, Geruch, Geschmack usw.) erlangt die

Vorstellung bzw. das vorstellende Bewusstsein durch die verschiedenen leiblichen Sinnesorgane und deren Organprozesse. Diese steuern qualitatives Material als Formaspekt zur Vorstellung bei, basierend auf der Sinnesorganisation, realisiert in einem belebten Leib. Anschaulichkeit und Bildnatur sind offenbar dem vorstellenden Bewusstsein eigen und ihm genuin zuzuordnen.

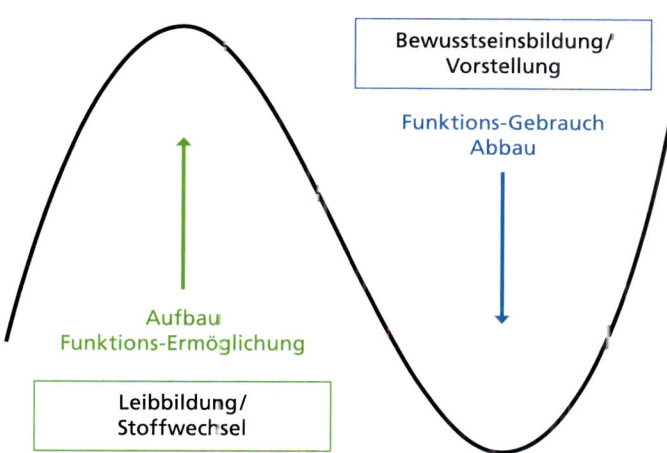

Abb. 8.4: Zum Antagonismus von Leben und Bewusstsein. Der Stoffwechsel generiert eine Membranspannung durch die energieabhängigen Na/K-»Pumpen«. Das Aktionspotenzial baut dieses ab und devitalisiert die Zelle. Die Entladungseigenschaften der Neuronen werden zur Grundlage für Strukturen übergreifende rhythmische Prozesse im ZNS – symbolisch veranschaulicht im Bild der Welle als Zusammenwirken von Form und Substanz.

Der umfangreichen und differenzierten rhythmischen Strukturierung des ZNS kommt damit möglicherweise eine oder sogar die vermittelnde Funktion zwischen Bewusstsein und Lebenserscheinungen zu (Pereira 2013, 2014; Weger und Edelhäuser 2014). Der Wechsel zwischen Aufbau (Funktionsermöglichung) und Abbau (Gebrauch der Funktion) findet sich auf unterschiedlicher Zeitskalen vom Nervenaktionspotenzial im Millisekundenbereich über rhythmische Aufmerksamkeitsphänomene im Minuten- bis Stundenbereich (z. B. Rest-Activity Cycles) bis hin zum großen circadian eingeordneten Rhythmus von Wachen und Schlafen, wo der Wechsel zwischen Bewusstsein (Devitalisierung) und Erholung (Vitalisierung) urbildlich auftritt (Hildebrand et al. 1998).

8.3 Die leibliche Realisierung von Vorstellen, Fühlen und Wollen

Das Erbilden einer Handlungs- oder Bewegungs*vorstellung* erfordert Wahrnehmen, Erinnern, Zielvorstellung und Intentionalität. Diese Funktionen basieren auf dem ZNS. Die Bewegungs*realisation* hingegen erfordert die Aktivierung des Stoffwechselpols des Organismus, der muskulo-skeletalen Anteile und der den Energiestoffwechsel tragenden Organe. Bewegung erfordert somit das Ineinandergreifen des informationstragenden und formenden Bewusstseinspols und des ermöglichenden Lebens- oder Stoffwechselpols. Die Stoffwechselorgane und -prozesse bleiben dabei weitgehend im Unbewussten. Sie dienen der Energiebereitstellung und der Energieumsetzung in äußere Arbeit mittels der Muskulatur. Die Muskulatur ist das eigentliche Bewegungsorgan.

Die menschliche Bewegungstätigkeit realisiert also in physiologischer Weise und in langer Evolutionsgeschichte das ständige Ineinandergreifen von seelisch-geistigen Wesensebenen mit der leiblich-lebendigen Ebene des Menschen – oder anders ausgedrückt: das Zusammenspiel von formenden Impulsen aus dem Nerven-Sinnes-System mit ermöglichenden Impulsen aus dem Stoffwechselbereich. So mag in einem ersten Zugriff verständlich werden, warum die zielvolle menschliche Bewegung – erfüllt und gestaltet aus dem wahrnehmenden Erleben der Um- und Mitwelt – von eminent gesundendem und präventivem Charakter ist. Dieser Aspekt wird in ▶ Kapitel 10 gesondert betrachtet.

Das Ineinandergreifen von formenden und strukturierenden, und in der Regel den Substanzaufbau zurückdrängenden, Impulsen aus dem Nerven-Sinnes-System und ermöglichenden Stoffwechselfunktionen findet man an allen Stellen des Organismus wieder. So ist die Neuronentätigkeit des ZNS im Zusammenspiel von aufbauenden Stoffwechselfunktionen mittels der energieabhängigen Natrium-Kalium-»Pumpen«, die eine Membranspannung erzeugen, die ermöglichende Voraussetzung für das »de-polarisierende« Nerven-Aktionspotenzial, das den lebendig aufgebauten Gradienten elektrochemisch passiv nutzt, um zu einer möglichst stofftransportarmen Strukturveränderung (Informationsweitergabe) zu kommen. Es begegnen sich in der Nervenzellmembran unmittelbar ermöglichende, »aufbauende« (über die energieverbrauchende Na-K-Pumpe) mit abbauenden Prozessen (dem Natriumeinstrom im Aktionspotenzial). Das Nervenaktionspotenzial ist genau besehen gar kein »Aktions«-Potenzial, erst recht kein »Feuern« von Neuronen, sondern stellt ein *passiv* fortgeleitetes Signal dar, das auf der Grundlage vorauslaufender, spannungserzeugender Stoffwechseltätigkeit realisiert werden kann. In diesem Wechselspiel von Aufbau und Abbau stellt die – die erzeugten Potenziale nutzende und abbauende – Nerventätigkeit die Grundlage für das Vorstellungsbewusstsein dar.

Hingegen sind auf der Stoffwechselseite des Organismus die Muskeln diejenigen Organe, mithilfe derer durch die Umwandlung von chemischer Stoffwechselenergie zu mechanischer äußerer Arbeit die seelischen Willens- und Handlungsimpulse in physisch-äußere Handlungen und physische Realität umgesetzt werden. Die tief im Unterbewussten bleibenden Willensqualitäten des Seelischen finden nach Rudolf Steiner (Steiner 1983, S. 153) im Bewegungs- und Stoffwechselsystem ihre leiblichen Grundlagen.

Um einem Verständnis näher zu kommen, wird im Folgenden die differenzierte Betrachtung der Entwicklung der Bewegungsformen im Lebendigen des Physiologen Klaus Golenhofen angeführt, die er an verschiedenen Stellen dargestellt hat (Golenhofen 1978, 2004, S. 91–93).

Golenhofen gliedert nach dem Grad der Differenzierung der Bewegung und der Spezialisierung der zugrundeliegenden Zellfunktionen (▶ Tab. 8.2). Auf einer ersten, basalen Stufe beschreibt er die zelluläre Beweglichkeit durch Auswachsen von Zellwandanteilen, wie sie z. B. im Rahmen der amöboiden Zellbewegungen oder bei weißen Blutkörperchen realisiert wird. Die Ausbildung von Pseudopodien, d. h. Ausstülpungen der Zellwand, erfolgt dabei durch Protoplasmaströmungen, die durch die kontraktilen Eiweiße Aktin und Myosin, wie sie auch im Skelettmuskel die Grundlage für die Kontraktilität bilden, ermöglicht werden. Im Nervensystem ist z. B. das Auswachsen von Synapsen als eine Grundlage der Plastizität zu diesen Eigenbewegungen von Zellen zu rechnen.

Auf der nächsten Stufe werden spezialisierte Zellanteile mit vielen kontraktilen Elementen entwickelt, die z. B. als Tubuli die Bewegungsleistungen der Zellen ermöglichen. Beispiele sind die Flimmerhärchen des respiratorischen Epithels in der Bronchialschleimhaut oder die Flimmerbewegungen des Epithels im Eileiter beim Transport der Eizelle.

Mit der Entwicklung vielzelliger Lebewesen wird als nächster Schritt die volle myogene Automatie erreicht mit nun ganz zur Bewegung spezialisierten, glattmuskulären Zellen. Als Einzelzelle haben sie noch die Kompetenz zum vollständigen motorischen Akt von der Erregungsbildung bis zur Kontraktion. Diese glattmuskulären Zellen finden sich in nahezu allen Stoffwechsel- und Herz-Kreislauf-Organen: im Magen, im Darm, im Uterus, in der Wand der arteriellen Blutgefäße, im Harnleiter, in den Gallengängen usw. Häufig ist es dabei so, dass viele Einzelzellen in Kopplung zusammenarbeiten und erst zusammen die volle myogene Automatie erreichen.

Tab. 8.2: Entwicklung der Bewegung im Lebendigen – Gliederung nach dem Grad der Differenzierung (nach Golenhofen 1984, zit. nach Golenhofen 2004, S. 91).

	Bewegungsstufe	Spezialstruktur
Stufe 1	Protoplasma-Bewegungen (Pseudopodien)	Spezialmoleküle
Stufe 2	Myoid-Bewegungen (Flimmerbewegungen)	spezialisierter Zellteil, Organelle
Stufe 3	volle myogene Automatie (Magen, Darm, Uterus, Blutgefäße u. a.)	einzelne Muskelzelle (bzw. viele gleichartige Zellen)
Stufe 4	differenzierte myogene Automatie (Herz, Magen, Nierenbecken-Ureter u. a.)	viele verschiedenartig spezialisierte Muskelzellen
Stufe 5	nerval gesteuerte Bewegung (Skelettmuskel, Pupille, manche Blutgefäße u. a.)	Muskel- und Nervenzellen

Wenn im Rahmen glattmuskulärer Zellverbände eine innere Ausdifferenzierung erfolgt und einzelne glattmuskuläre Zellen sich auf Erregungsbildung (Schrittmacherzellen), auf Erregungsleitung oder zur Kontraktion spezialisieren, wird dies als differenzierte myogene Automatie beschrieben. Noch sind alle beteiligten Zellen Muskelzellen. Ein Beispiel für diese Stufe glattmuskulärer Motorik ist die Peristaltik des Darms mit Schrittmacherzellen im Magenfundus, die die peristaltische Rhythmik vorgeben, die von den nachfolgenden glattmuskulären Zellverbänden aufgegriffen wird. Eine ausdifferenzierte Gestaltung der Bewegung findet sich auch im Herzen durch das muskuläre Reizleitungssystem. Weitere Beispiele differenzierter Bewegungsorganisation findet man im Nierenbecken, im Harnleitersystem und im Uterus. Die unterschiedlich spezialisierten Muskelzellen wirken dabei so zusammen, dass geordnete, sinnvolle Bewegungsabläufe im erforderlichen Kontext möglich werden. Auch auf dieser vierten Stufe erfolgt die Bewegungsgestaltung noch völlig unabhängig von einer nervalen Versorgung. Es ist für den hier entwickelten Zusammenhang wichtig zu beachten, dass alle auf diesen vier Stufen beschriebenen Bewegungsleistungen völlig ohne Nervensystem realisiert werden.

Erst auf der fünften Stufe tritt nun die nerval gesteuerte Bewegung auf. Die Funktion der Muskelzellen wird jetzt ganz auf die Kontraktion beschränkt. Alle Kontrollkompetenz, die auf den vorherigen Stufen noch an die Membran der Muskelzellen und ihre Aufgaben bei der Kontraktionsinitiierung und der Bewegungsgestaltung gekoppelt war, wird nun vollständig abgesondert und auf einen Nerv übertragen. Die nerval gesteuerte Bewegung findet in der Skelettmuskulatur ihre höchste Ausprägung, sie tritt aber auch bei glattmuskulärer Motorik, z. B. an den Pupillen der Augen oder in der Wand von Blutgefäßen schon auf, die direkt auf nervale Impulse reagieren. Bei der Skelettmuskulatur und der zugehörigen Nervenfaser, zusammengefasst als motorische Einheit, handelt es sich somit um eine höchst spezialisierte Ausformung der Bewegungsfähigkeit.

Damit kann für die stufenweise Entwicklung der Bewegungsorganisation das folgende Bild gezeichnet werden. Glatte Muskelzellen und glattmuskuläre Muskelzellverbände sind zu voller myogener Automatie befähigt. Sie werden entweder durch mechanische Dehnung (z. B. Endothelzellen im Gefäßbett), durch elektrische Kopplung im Zellverbund und durch Substanzen aus der Umgebung (z. B. Adrenalin, Noradrenalin, Histamin und Acetylcholin) zur Kontraktion veranlasst. Gestaltung und Kontrolle der Bewegung liegen in der Zellmembran. In ihrer Funktion bildet die glattmuskuläre Zelle den unmittelbaren Zusammenhang mit ihrer Lebensumgebung ab und gliedert sich sinnvoll in diese ein. Eine nervale Innervation ist für die Bewegungsleistungen nicht erforderlich. Direkte Nervenverbindungen zur glattmuskulären Zelle werden nicht ausgebildet, stattdessen werden an Stellen, wo eine vegetative Innervation erfolgt, die Substanzen des vegetativen Nervensystems in die Umgebung der glatten Muskelzellen abgegeben und wirken auf diese wie Umgebungssubstanzen (z. B. Adrenalin und Noradrenalin).

Im Gegensatz zur Situation bei der glattmuskulären Motorik ist beim quergestreiften Skelettmuskel jegliche muskuläre Eigenreagibilität auf den Umgebungszusammenhang unterbunden. Durch ihre spezielle Ausdifferenzierung sind die quergestreiften Muskelzellen nur noch über motorische Endplatten von efferenten Nerven aus ansprechbar. Zwischen Muskelzelle und Umgebung schiebt sich das Nervensystem und stellt den Umgebungs- bzw. Weltbezug für die Muskulatur her. Die ursprüngliche Bewegungseinheit der glatten Muskelzelle wird zur ausdifferenzierten motorischen Einheit aus quergestreifter Muskelfaser und zugehörigem Nerv. Die Kontraktion wird selektiv nur noch über diesen Zugang zugelassen. Gleichzeitig öffnet sich aber über das Nervensystem und das daran angeschlossene Sinnessystem ein vieldimensionaler und variierbarer Weltbezug. Entfernt liegende Aspekte, wie z. B. das Ziel eines Speerwurfs, können nun in Beziehung zur Muskelfunktion treten. Das Sinnes- und Nervensystem als Träger von Wahrnehmungen und Bewegungsvorstellungen schiebt sich zwischen die motorische Zelle und ihre Umgebung und wird damit zum Träger des »Umgebungsbezugs« der quer gestreiften Muskulatur und des nach außen gerichteten Bewegungssystems des Menschen.

So wird deutlich und nachvollziehbar, dass das Bewegungsvermögen des Organismus primär nicht an das Nervensystem, sondern an ein eigenes, phylogenetisch und ontogenetisch in Stufen funktioneller Spezialisierung sich entwickelndes Bewegungssystem gekoppelt ist. Hier hat die Fähigkeit des menschlichen und tierischen Organismus zur Selbstbewegung ihren Ursprung und ihre leibliche Grundlage. Die von Steiner beschriebene Verankerung des seelisch erlebten Willens (des Vermögens etwas zu verwirklichen) in der Muskulatur, in der Bewegungsorganisation und im Stoffwechsel wird nachvollziehbar (Steiner 1983, S. 155 f.).

Die Skelettmuskeln im Bewegungsapparat stellen die den seelischen Willen in die äußere Handlung tragenden und damit den Willen leiblich realisierenden Organe dar. Sie arbeiten in den äußeren, mechanischen Kräfteverhältnissen der Welt. Die im Handeln den Willen realisierende Funktion kommt dem Muskel selbst zu, indem im Muskelstoffwechsel aus energiereichen, d. h. mit verinnerlichter Wärme ausgestatteten Substanzen über den zellulären Energiestoffwechsel die energetische und die Wärmegrundlage für die Muskelkontraktion ermöglicht werden.

Der so in Anlehnung an Golenhofen in seiner stufenweisen Entwicklung beschreibbare Bewegungsorganismus und die Stoffwechselvielfalt des Organismus können als leibliche Grundlage des seelischen Willensvermögens aufgefasst werden.

Betrachtet man exemplarisch einen einzelnen Skelettmuskel in Aktion (▶ Abb. 8.5), so zeigt sich: Die Struktur und Koordination schaffende Komponente in der Muskeltätigkeit kommt von Seiten des Nervensystems, vermittelt durch die sensomotorischen Regelkreise des peripheren Nervensystems, das die Verbindung zwischen dem zentralen Nervensystem (Rückenmark und Gehirn) und der Muskulatur herstellt. Über den Weg des Nervensystems kommen die formenden und gestaltenden Aspekte für die Bewegung aus den Wahrnehmungen und aus den Bewegungsvorstellungen. Über das Nervensystem wird der Bezug zur Umwelt hergestellt und eine hohe Variabilität des Bewegungsverhaltens ermöglicht.

Demgegenüber vermittelt die Durchströmung des Muskels mit Blut über den Gasaustausch die Verbindung der äußeren Atmung mit der Zellatmung. In der

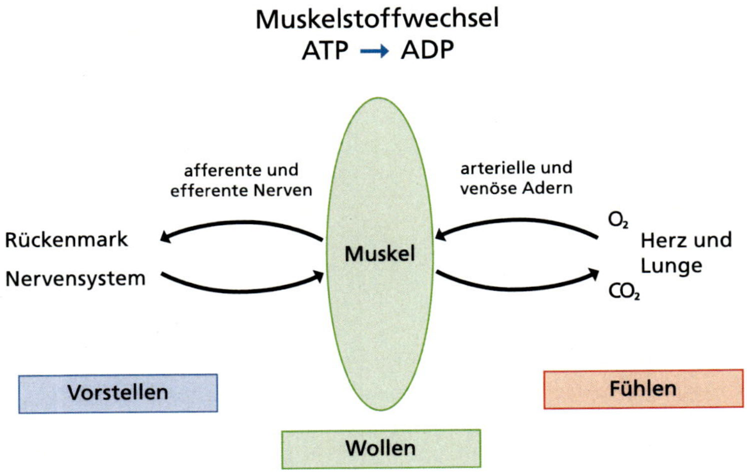

Muskelstoffwechsel
ATP → ADP

afferente und efferente Nerven — Muskel — arterielle und venöse Adern

Rückenmark / Nervensystem ← → Muskel ← → Herz und Lunge (O_2, CO_2)

Vorstellen | Fühlen
Wollen

Abb. 8.5: Die Muskeln im Bewegungsapparat stellen die den seelischen Willen in die äußere Handlung tragenden (die den Willen realisierenden) Organe dar. Sie arbeiten in den äußeren, mechanischen Kräfteverhältnissen der Welt (Zeichnung in Anlehnung an Rohen 2007, S. 318).

inneren Atmung in den Mitochondrien treffen sich der Atmungsstrom und der Ernährungsstrom des Organismus und ermöglichen in der Zellatmung den wesentlichen Anteil der Energiebereitstellung. Dies erfolgt auf der Basis des rhythmisch arbeitenden Transport- und Verteilungssystems, das die äußere mit der inneren Atmung und auf der Substanzebene den Zellstoffwechsel mit der Substanzaufnahme, der Verdauung und der Ausscheidung verbindet. Die durch die Substanzverbrennung realisierte Wärme und Energie wird in energiereichen Verbindungen (z. B. dem Adenosintriphosphat – ATP) als »Potenzial« gespeichert. Dem ATP kommt in der Muskelphysiologie die energetisch zentrale Rolle zu. Die aus dem ATP freigesetzte Energie ermöglicht die wiederholte Interaktion der Muskeleiweiße Aktin und Myosin, die letztlich zur Muskelverkürzung führen. Das ATP hat für die Muskulatur eine sog. Weichmacherfunktion, die die durch ein Nervenaktionspotenzial eintretende Erstarrung der Muskulatur in Verkürzung durch Energie- und Wärmebereitstellung überwindet und so die äußere Arbeit in der Bewegung und die damit einhergehende Durchwärmung realisiert (Küchler 1983, S. 134 ff.; Rohen 2007, S. 247 ff.). Dieser Ermöglichungsprozess aus dem Stoffwechsel kommt letztendlich erst in der Leichenstarre zum Erliegen, wo die Prozessdynamik der in den Bewusstseinsorganen beheimateten formenden Kräfte die Oberhand über die ermöglichende Dynamik des Stoffwechselbereichs erlangt (Rohen 2007, S. 245; Edelhäuser 2015).

In der menschlichen Bewegung kommt es also zu einem Zusammenspiel seelisch-geistiger, durch wiederholte Funktionsausübung formend wirkender, Wesensebenen des Menschen mit räumlich-zeitlichen – physiologischen und biochemischen – Lebensprozessen, die zusammen zu einer in die Welt eingepassten, gestalteten Bewegung des Menschen führen (▶ Abb. 8.6). Die rhythmischen Prozesse von Herzschlag und Atmung und die damit verbundene Aktivität des Blutkreislaufs, des zentralen Transport- und Verteilungssystems des Organismus zwischen Nervensystem und Stoffwechselsystem, werden zur leiblichen Grundlage und zu einem leiblichen Zentrum des Gefühls- und Empfindungslebens des Menschen (Nummenmaa et al. 2014). Das autonome Nervensystem spielt dabei eine wichtige Rolle in der Vermittlung von Körperzuständen und Emotionen (Levenson 2003).

Wird dieser Ansatz, der sich aus der phänomenologischen Analyse von Wahrnehmen und Bewegen und aus der Bezugnahme zu deren leiblichen Grundlagen ergibt, zum Verständnis des lebendigen und beseelten Organismus weiterverfolgt, so kommt man zu einer Erweiterung des etablierten Organ- und Organismusverständnisses. Das menschliche Nervensystem bzw. das Zentrale Nervensystem wird in dieser Betrachtungsweise in seiner vollen Funktion erst erfasst, wenn man es als Zusammenwirken von Stoffwechseltätigkeit, rhythmischen Prozessen und Vorstellungstätigkeit versteht. Bildbewusstsein, Bildhaftigkeit und Vorstellungen gehören notwendig zu einem wirklichkeitsbasierten Organverständnis des menschlichen ZNS. Ohne die Einbeziehung von Vorstellungen in unterschiedlicher Bewusstseinshelligkeit (Wachheit, Traumstufe, bildloser Schlaf) ist das Zentralnervensystem als Organ nicht vollständig gedacht. Die kausale Ableitung von Vorstellungen aus Stoffwechseltätigkeit und Rhythmus ist nicht möglich. Der fortgesetzte Versuch verhindert die adäquate Fragestellung nach den notwendigen Bedingungen zum Zustandekommen von Wahrnehmungen und Vorstellungen.

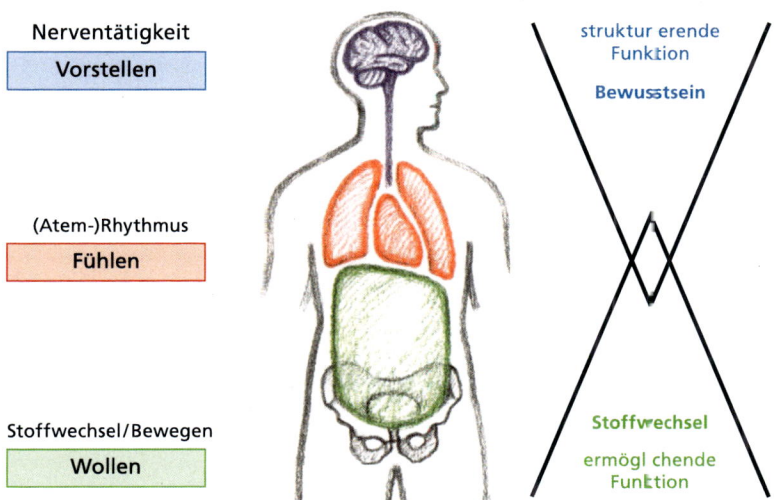

Abb. 8.6: Das Realisieren von Bewegungen erfordert das Ineinandergreifen der formenden, strukturgebenden Funktion der Vorstellung, vermittelt über das Nervensystem, und der ermöglichenden Funktion der Stoffwechselorgane (Zeichnung des menschlichen Organismus aus Rohen 2007, S. 32).

In Bezug auf die Stoffwechselorgane des Menschen stellt sich nach dieser Betrachtung die Frage, ob nicht auch allen tief im Unterbewussten ablaufenden physiologischen Stoffwechselprozessen und den beteiligten Stoffwechselorganen (Magen, Pankreas, Leber, Darm usw.) eine bildhafte Bewusstseins- und Gestaltungsebene zugrunde liegen könnte, die zu einer Prozessordnung im Sinne eines menschlich oder tierisch beseelten Organismus führt. Denn auch im Stoffwechselbereich wird der Gestaltkreis von Wahrnehmen und Bewegen im gegenseitigen Bedingungsverhältnis durchgängig realisiert. So stellen bei der Verdauung sowohl die Sinnesorganisation mit Geschmacks-, Tast- und Geruchswahrnehmungen im prä-oralen und oralen Bereich, wie auch die abtastende und chemisch analysierende Funktion des Magens und des oberen Dünndarms die Grundlage für Wahrnehmungen dar, deren effektorischer Schenkel in der zum jeweiligen Nahrungsangebot spezifischen Ausschüttung von Verdauungssubstanzen wie Pankreassekret, Gallensubstanz und Dünndarmsekreten besteht. Auch dabei ist das Wechselverhältnis von Wahrnehmen und Bewegen realisiert, wenn auch die Wahrnehmungs- und Vorstellungsleistungen auf einem unter der Traumstufe liegenden Bewusstseinshelligkeitsniveau anzunehmen sind und das Bewegen durch die Drüsensekretion ersetzt wird.

Führt man diese Gedanken weiter, kommt man dazu, bei allem physiologischen Geschehen im Tierreich, das mit einem Nervensystem oder den Vorstufen dazu vergesellschaftet ist, eine durch inneres Bild-, Vorstellungs- oder Wahrnehmungsbewusstsein strukturierte Gestaltung der Stoffwechselprozesse anzunehmen.

Ermüdung, die nach längeren Phasen von Wachsein auftritt, signalisiert auf allen Ebenen des Organismus das Bedürfnis nach Zurückdrängung der strukturierenden, formenden und devitalisierenden Prozesse, die mit Bewusstsein einhergehen. Erholung beschreibt das Überhandnehmen der vitalisierenden, regenerierenden, ermöglichenden Stoffwechselprozesse und das Zurückdrängen der bewusstseinsermöglichenden Physiologie.

In anschaulicher Weise kann dieses Zusammenspiel vor allem in den rhythmischen Organen, z. B. im Prozess des Ein- und Ausatmens beobachtet werden: In der Einatmung kommt es zu einer leichten Zunahme von erlebter Bewusstseinshelligkeit, verbunden mit Anspannung und Bereitschaft. Im Gegensatz dazu geht die Ausatmung mit Entspannung, Lösung und einem leichten Abdämmern des Bewusstseins einher. Diese die Aus- und Einatmung rhythmisch begleitenden Bewusstseinsveränderungen finden sich in jedem Atemzug. Sie zeigen sich auch in etwas längeren Zeitintervallen in den Zyklen von erhöhter Wachheit und kurzfristiger Entspannung während einzelner Arbeitsphasen (ca. 10–15 Minuten), dann noch länger in den 90-minütigen »Basic Rest Activity Cycles« und letztendlich im circadian orientierten Wach-Schlaf-Rhythmus des Menschen.

In Bezug auf die Herz-Kreislauf-Funktionen signalisieren erhöhter Tonus, Kontraktilitätszunahme, Anspannung der glatten Muskulatur und Steigerung des Blutdrucks die Zunahme von Wachheit; wohingegen Entspannung, Abnahme der Blutdruckamplituden und des mittleren Blutdrucks und der Rückgang der kardialen Kontraktilität die entspannende und bewusstseinsferne Physiologie charakterisieren. Tagesanstieg und Nachtabsenkung des mittleren Blutdrucks im Zusammenhang mit Wachen und Schlafen sind urbildlich greifbarer Ausdruck der physiologischen Prozessgesten zwischen Leben und Erleben.

Eine umfangreiche Ausarbeitung der funktionellen Dreigliederung mit dem Schwerpunkt auf funktionell anatomischen Darstellungen findet sich in den Anatomielehrbüchern von Johannes Rohen (Rohen 2001, 2005; Rohen und Lütjen-Drecoll 2000, 2004); eine übersichtliche Zusammenfassung in dessen »Morphologie des menschlichen Organismus« (Rohen 2007). Von psychologischer Seite beschreiben Weger und Wagemann (2015) einen Forschungsansatz, der die Introspektion einbezieht und nach leiblichen, seelischen und geistigen Aspekten psychologischer Fragestellungen differenziert. Eine fundierte anthroposophisch-geisteswissenschaftliche und philosophisch-ideengeschichtliche Zusammenschau des Konzepts der funktionellen Dreigliederung und dessen Entwicklung liefert die umfängliche Arbeit von Peter Selg »Vom Logos menschlicher Physis« (Selg 2000).

Das Konzept der funktionellen Dreigliederung kann auch bei ethischen Fragestellungen, z. B. im Zusammenhang mit Fragen nach dem Organismusverständnis beim Hirntodkonzept, Anregungen bieten (Edelhäuser 2014). Insbesondere für den Bereich der Therapie kann die Orientierung an der funktionellen Dreigliederung und das darin verankerte Zusammenspiel von Wahrnehmen und Bewegen hilfreich sein, wie der Autor in einer Ausarbeitung für die neurologische Rehabilitation gezeigt hat (Edelhäuser 2016). Der Gestaltkreis von Wahrnehmen und Bewegen und die zugehörigen Organismussysteme sind für neurologisch rehabilitative Prozesse unmittelbar relevant und in der Gestaltung der Therapie im Bewegungs- und Wahrnehmungstraining nutzbar.

Die Zusammengehörigkeit von Wahrnehmen und Bewegen und die durch diese Funktionen ermöglichte Weltverwurzelung des menschlichen Bewusstseins und des menschlichen Ich finden in der Dreigliederung des Organismus ihre adäquate leibliche Entsprechung und Komplementierung. Über die Wahrnehmung erreicht der Mensch ein Bewusstsein der Welt und seiner selbst, über das Bewegen Gestaltungsmöglichkeiten in der Welt.

9 Wahrnehmen und Bewegen – zentrale Prozesse der Leibgestaltung im Lebenslauf

In entsprechendem Sinne umfänglich verstanden kann Bewegung als *die* zentrale Geste der Leibergreifung angesehen werden – und das differenzierte Erlernen der unterschiedlichen Bewegungsgestalten als ein »den Leib verfügbar machen« für variable innere Orientierungen und das dazugehörige flexible Verhaltens- und Bewegungsrepertoire (Rosslenbroich 2007, siehe dort insbesondere Kapitel 11 und 12). Autonomiezunahme wird bei Rosslenbroich in der Evolution beschrieben; in der individuellen Bewegungsentwicklung des aufwachsenden Menschen bildet sie sich ebenfalls ab (McShea 2015). In der Bewegungsgestaltung drückt sich zunächst weit mehr als im Erwerb der kognitiven Fähigkeiten die Individualität des Menschen aus. Auf erstaunliche Weise kranial beginnend und nach kaudal fortsetzend und damit den kranio-kaudalen zeitlichen Gradienten der Embryonalentwicklung (Rohen und Lütjen-Drecoll 2004, S. 55) wiederholend ergreift der Säugling in der frühkindlichen Bewegungsentwicklung über die Augenkontrolle, die Kopfkontrolle, die Kopf-Rumpf-Aufrichte, das Einbeziehen-Lernen der Hände ins Gesichtsfeld, die strukturierten Greifbewegungen und dann über den Erwerb des ersten Stehens und Gehens innerhalb des ersten Lebensjahres seinen Leib (Holle 2011). Durch das Verfügbarmachen von Bewegung »in« seinem Leib erfährt er mit diesen Funktionen, noch in weitgehend unreflektierter Weise, in steigendem Umfang sich und die Welt (Stern 2010).

Durch eine gleichsam verfeinerte Bewegungsentwicklung erwirbt das Kleinkind die Muttersprache: zunächst ganz in der Nachahmung und im Lautieren, dann im Bilden von Silben, Wörtern und einfachen Sätzen und dann zunehmend im Erfüllen des Gesprochenen mit Bedeutung. Weit vor dem inhaltlichen Sprechen wird über die Nachahmung entlang einer »primären Intersubjektivität« (Fuchs 2013, S. 188 ff.) und als Fortsetzung der pränatalen Symbiose in einer »Zwischenleiblichkeit« erlernt, die Bewegungsgesten der Mitmenschen zu »lesen« und es wird eine Gebärdenkommunikation erworben (Fuchs 2013, S. 191 f.). Wahrnehmen und Bewegen sind in einen affektiven Interaktionsraum aus Gesten zwischen den Beteiligten eingespannt. Mit der Realisation von Bedeutung und der Inhaltlichkeit von Gesten kann dann der symbolische Spracherwerb erfolgen (Fuchs 2013, S. 210 f.). Zunehmender symbolischer Spracherwerb lässt die Zeige-, Ausdrucks- und Gebrauchsgesten (Fuchs 2013, S. 210 f.) in den Hintergrund als begleitende Gesten treten. Versteht man Gesten als leibliche Bewegung, Gefühlsausdruck und inhaltliche Darstellung in einem, so zeigt sich ein Weg von der leiblich gestischen zur inhaltlich-symbolischen Kommunikation. Die Gefühle und ihr gemeinsamer Raum bilden die einhüllende Sphäre dieser Entwicklung. Mit der zunächst vorherrschenden Gestensprache und dem darauf aufbauenden Sprechen erwirbt sich das Kind die Fähigkeit zu differenzierter Sozialgestaltung in der »wachsenden« menschlichen Mitwelt (Stern 2010, S. 231 ff.). Symbolisches Vorstellen und psychische Repräsentationen beginnen um die Mitte des zweiten Lebensjahres (Stern 2010, S. 231 und 239 ff.). »Und schließlich verfügt das Kind mit der Entwicklung der Sprache sowie des symbolischen Denkens nun über ein Instrumentarium, mit dessen Hilfe es die Realität verzerren und transzendieren kann« (Stern 2010, S. 258).

Eine Verfeinerung des Bewegungsgeschehens führt, ausgehend vom Gehen als der leiblich-räumlichen Bewegung über das Sprechen als bereits sinngetragene, aber noch leibgestützte Bewegung, hin zum Denken als der nun weitgehend von äußeren räumlich-zeitlichen Bedingungen »entmaterialisierten«, rein innerlichen Bewegung innerhalb der Vorstellungen. Diese Entwicklung umfasst mehr oder weniger in Jahresabschnitten die »ersten drei Jahre des Kindes« (König 2013). Was zunächst als Leib- und dann als Sprachbewegung vorausgeübt wurde, wird in der Denk*bewegung* fortgeführt.

Dort findet das Erlebnis von Hervorbringen und Gewahrwerden, von vorbewusstem Erzeugen und bewusstem Erfahren des in der Spiegelung Erzeugten seinen tiefsten Grund: Das in der Denkbewegung willentlich sich betätigende Wesen gelangt an den Ergebnissen, an den Gedankeninhalten und Gedankenformen, wahrnehmend zum Erlebnis einer Urheberschaft, eines »Selbst«, eines tätigen Ich-Wesens. Es erfährt sich aktiv in der Vorstellungsbildung tätig, am gewordenen Bild und Gedanken Bewusstsein erlangend – wie der rückwärts gehende und auf seine Fußspuren im Sande blickende Läufer, der sich als Verursacher der Spuren weiß, weil sie seine intentionalen Richtungswechsel folgegetreu abbilden. Diese Erfahrung vollzieht sich in der gleichen Wechselbeziehung von Hervorbringen und Bewusstwerdung, wie es beim Gestaltkreis für Bewegen und Wahrnehmen beschrieben wurde. Im Bilde des rückwärts im Sand Gehenden und auf die von ihm erzeugten Spuren Blickenden wird das Verhältnis des leistenden Wesens zur Denkerfahrung und zum Leib, der im Bild gesprochen die Spuren im Sande ermöglicht, deutlich (siehe dazu auch Heusser und Selg 2011). – Am und mit dem Leib erwirbt das zweieinhalb- bis dreijährige Kind eine erste leise Ich-Vorstellung und zieht mit dem ersten »Ich will« aus dem Umkreis des »Hans will« in den Mittelpunkt eines zentrierten Bewusstseins und eines perspektivisch vom Leib ausgehenden Erlebens der Welt.

Die wesentlichen Stufen der Leibergreifung im Gehen, Sprechen und Denken stellen gleichzeitig zentrale Schritte der Ich-Erfahrung und Bewusstwerdung dar. Sie brauchen als Entwicklungsbedingung die soziale menschliche Gemeinschaft. Ohne menschliche Mitwelt im Sinne eines »sozialen Uterus« können diese zentralen Gesten der Autonomisierung und Individualisierung nicht erworben werden. Mit der Entwicklung eines Vorstellungsbewusstseins wird der von Anfang an in diesem Prozess gestaltend tätige, leistende Pol der Subjektivität sich anfänglich selbst gewahr. Alle folgenden Jahre der Entwicklung können als zunehmende Ausdifferenzierung dieses Prozesses gesehen werden. Aus einer »Vorübung« in Wachstumsbewegungen und leiblichen Bewegungen werden seelisch geistige Fähigkeiten später gleichsam »herausgezogen«. Interessanterweise schwindet mit dem bewussten Erfassen des einem Sachverhalt zugrunde liegenden Begriffs (z. B.

einer Spielregel) sofort die Ausdehnung der Hirnregionen, die mit der Erfassung der Aufgabe beschäftigt waren (Pascual-Leone et al. 1994). Der leiblich organische Lebensprozess tritt in seiner Ausdehnung zurück und macht bewusster Erfassung Platz.

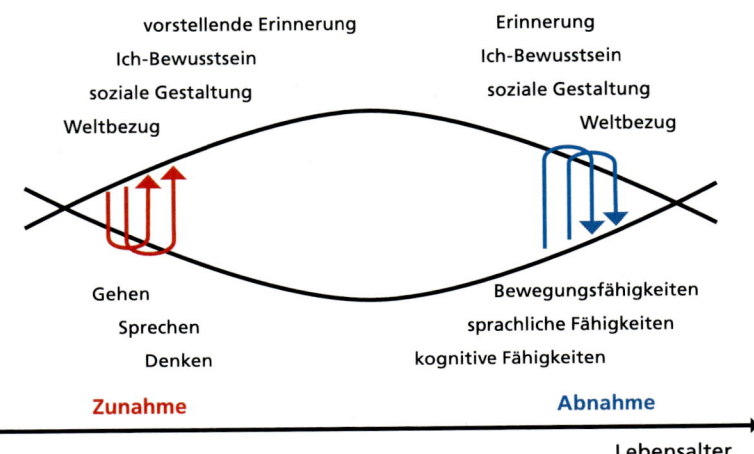

Abb. 9.1: Bewegungsentwicklung als *die* große leibgestaltende Funktion im Lebenslauf des Menschen – durch die sukzessive Entwicklung von Gehen, Sprechen und Denken.

Das Gehirn bleibt dabei auch im Erwachsenenalter ein auf die Anregung aus der Welt und durch den Leib angewiesenes Organ. Die erforderliche Ruhigstellung eines Armes bei einem Knochenbruch im Gips führt schon nach wenigen Tagen (untersucht wurde 16 Tage nach Eingipsen) zur Abnahme von Kortexmasse, die mit dem ruhiggestellten Arm korrespondiert und zur Zunahme von Substanz in Hirnregionen, die mit der dann mehr gebrauchten kontralateralen Hand in Verbindung stehen (Langer et al. 2012). In Umkehrung der oft verbreiteten neurobiologischen Mutmaßungen, dass das Gehirn die Welt in ihrer erlebbaren Struktur hervorbringe, ist es tatsächlich vielmehr so, dass die von einem intentionalen Wesen realisierten Weltbezüge ganz wesentlich das Gehirn in seinen Ausprägungen und Spezialisierungen ausformen. Fast möchte man sagen, dass der intensive Gebrauch und die mannigfaltigen Sinneserfahrungen die Ausdifferenzierung des Gehirns hervorbringen, denn ähnlich einem Muskel, der durch Nichtgebrauch zunehmend schwindet, ist auch das Gehirn in erheblichem Maße in seiner Organbildung auf einen funktionellen Gebrauch angewiesen. Differenzierte und umfangreiche Bewegung und körperliche Belastung lassen die Großhirnrinde in ihrer Dicke wachsen (Erickson et al. 2010, 2014). Das erfolgreiche Erlernen des Londoner Stadtplans für die Taxifahrerprüfung dieser riesigen Stadt führt zu einer Dickenzunahme im Hippokampus des Temporallappens, der Hirnregion, die mitbeteiligt ist bei Lernprozessen (Maguire et al. 2006).

Am Ende des Lebens erfolgt ein graduelles Zurücknehmen der leiblichen Bewegungsfähigkeiten und der seelisch-geistigen Fähigkeiten, in demenziellen Entwicklungen beschleunigt. So wie aufrechter Gang, Sprechen und Denken nur im Zusammenhang mit und in einer menschlichen Mitwelt wechselweise vom Ich zum Du entwickelt werden konnten, so bedarf der im Alter oft in spiegelbildlicher zeitlicher Folge auftretende Abbau erneut eines intensiveren Umsorgens und eines Mittragens des alten Menschen in der Sozialgemeinschaft. Spiegelbildlich zur frühen Entwicklung bedarf es eines teilweisen Übernehmens von Ich-Funktionen durch die Sozialgemeinschaft – soll es zu einem Altwerden in Würde kommen. Dies gilt umso mehr beim bedroht und beschleunigt alt werdenden Menschen mit Demenz. Er braucht vielfältige und umfängliche Begleitung in sozialer Gemeinschaft. Die in geeigneter Weise helfend und therapeutisch eingesetzten Grundgesten von Gehen, Sprechen und Denken, vor allem einer regelmäßigen sinngetragenen körperlichen Bewegung, können den Zeitpunkt des Auftretens und den Verlauf von demenziellen Erkrankungen mildern, wie mittlerweile in sehr vielen Studien gezeigt werden konnte (Larson et al. 2006, Siegmund-Schultze 2013, Watt et al. 2019; Hollstein 2019). Damit wird bereits die therapeutische Dimension deutlich, die aus der Entwicklung ermöglichenden und Gesundheit erhaltenden Funktion leiblicher Bewegung hervorgeht (Angevaren et al. 2008; Langlois et al. 2013; Bherer 2015).

10 Zur therapeutischen Physiologie der Bewegung

In diesem Kapitel wird der Frage nach der gesundheitsfördernden Bedeutung der Bewegung nachgegangen. Dabei werden die unterschiedlichen Aspekte von Bewegungen, die bislang analysiert und erarbeitet wurden, auf ihre Relevanz in der therapeutischen Verwendung betrachtet.

10.1 Bewegung und ihre Bedeutung für Prävention und Kuration in der Medizin

»Bewegung wirkt wie ein Medikament« titelte Siegmund-Schultze (2013) im Deutschen Ärzteblatt. Körperliche Aktivität und Bewegung sind für die Menschen von großer therapeutischer Relevanz. Es gibt eine kaum mehr zu übersehende Fülle von empirischen Arbeiten, die zeigen, dass Bewegung gleichermaßen in Prävention und Therapie bei unterschiedlichsten Erkrankungen wirksam und hilfreich ist (Leyk 2009; Naci und Ioannidis 2013; Siegmund-Schultze 2013; Hollstein 2019). Nach neueren Übersichten bewegen sich mittlerweile weltweit ein Viertel der Menschen zu wenig (Guthold et al. 2018), in Deutschland sind es sogar mehr als die Hälfte der Menschen, die die Bewegungsempfehlungen der WHO (World Health Organization 2010) nicht erreichen (Hollstein 2019).

Der präventive Effekt von Bewegung für arteriosklerotische Erkrankungen (Schlaganfall, Herzinfarkt, koronare Herzkrankheit, periphere arterielle Verschlusskrankheit, Bluthochdruck) ist lange bekannt (Arem et al. 2015; Lee et al. 2014). Dies ist verständlich durch den Gefäß- und Herz-Kreislauf-trainierenden Effekt der Bewegung. Auch die präventive Wirkung der Bewegung bei Adipositas und Diabetes mellitus Typ II ist durch den verstärkten Energieverbrauch und die Wärmegenerierung verständlich. Erstaunlicher ist, dass Bewegung auch für Tumorerkrankungen (Moore et al. 2016), für Depression (Colberg et al. 2010), für Demenz nicht vaskulärer Ätiologie (Hörder et al. 2018), für chronischen Rückenschmerz und für viele andere nicht unmittelbar Herz-Kreislauf bezogene Erkrankungen eine krankheitsvermeidende Wirkung zeigt (Hollstein 2019).

In vielen Studien wurde gezeigt, dass regelmäßige Bewegung auch zur Therapie dieser Erkrankungen einen relevanten Beitrag leisten kann. So ist eine therapeutische Wirkung von Bewegung neben dem bekannten Einsatz bei den Folgen eines

Schlaganfalls, nach Herzinfarkt, bei einer Herzkranzgefäß-Erkrankung (Fiuza-Luces et al. 2018), bei Übergewicht, bei Diabetes mellitus und bei peripherer arterieller Verschlusskrankheit, auch bei Tumorerkrankungen (Garcia und Thomson 2014), bei der die Tumorerkrankung häufig begleitenden chronischen Müdigkeit (Fatigue), bei Depression und anderen psychiatrischen Störungen wie Schizophrenie, Demenz und bei Rückenschmerz gezeigt worden (Naci und Ioannidis 2013). Bei agitierten Demenzformen ist die Bewegungstherapie sogar der medikamentösen Therapie vorzuziehen (Watt et al. 2019). Therapeutische Effekte werden häufig bereits bei ein- bis dreimal pro Woche leichter bis mittlerer körperlicher Belastung von 30 Minuten Dauer beobachtet. Generell lässt sich sagen, dass durch mehrmals pro Woche stattfindende, regelmäßige Bewegung eine steigende Lebenserwartung und eine sinkende Erkrankungshäufigkeit beobachtet werden können (Wen et al. 2011). Regelmäßiger Ausdauersport verlängert die Telomere in den einzelnen Zellen, was mit einer erhöhten Zellvitalität und Lebensdauer in Zusammenhang gebracht wird (Werner et al. 2019; Hollstein 2019).

Arbeitsgruppen auf dem Gebiet der Ernährungs- und Bewegungsforschung kamen in den letzten Jahren sogar zu der Schlussfolgerung, dass Ruhe und Sitzen nicht nur das Fehlen von Bewegung darstellen, sondern per se quasi als Schädigung – als Noxe – für den menschlichen Organismus anzusehen sind (Patel et al. 2010; Ross et al. 2016). Bei Männern, die sechs oder mehr Stunden pro Tag im Sitzen verbrachten, war die Sterblichkeit um 20 Prozent höher als bei Männern, die maximal nur drei Stunden pro Tag saßen. Der relative Unterschied betrug bei den untersuchten Frauen sogar 40 Prozent (Patel et al. 2010) Menschen, die im Schnitt mehr als acht Stunden pro Tag sitzen, weisen ohne sportlichen Ausgleich sogar eine über 80 Prozent erhöhte Sterblichkeit auf (Stamatakis et al. 2019). Daraus lässt sich als These ableiten, dass regelmäßige und geeignete Bewegung das »natürliche« organismische Verhalten des Menschen im Wachen darstellt – und dass Bewegungsarmut selbst pathogen wirkt und nicht nur ein Fehlen von Bewegung bedeutet (Taylor et al. 2013). Bewegungsarmut, im Speziellen Sitzen, kann oder muss wie ein »Krankheitserreger« aufgefasst werden. »Sitting too much kills« formuliert Levine (2015, S. 1751).

Auch von dieser Seite her ist daher die Frage nach einem umfassenden anthropologischen Verständnis der menschlichen Bewegung von Belang. Wieso kann Bewegung in so unterschiedlichen Krankheitsentitäten eine wichtige Rolle in Prävention und Kuration (Therapie) spielen? Ein Grund wird in der evolutionären Vergangenheit des Menschen und damit in seiner genetischen Veranlagung gesehen (Hollstein 2019). Der Mensch hat sich als elementar auf Bewegung veranlagtes und angewiesenes Wesen entwickelt. Daher ist das theoretische Grundkonzept, das generelle Verständnis der menschlichen Bewegung von so großem Belang. Wird die Bewegung als intentionales Planen und Vorstellen und als willensdurchsetzte Realisation aufgefasst oder nur als ein rein mechanisches – Handlungsintentionen und Gefühle ausblendendes – Geschehen betrachtet? Dies macht einen zentralen Unterschied bis in die Therapiegestaltung hinein (Edelhäuser 2018).

Man kann bei den beobachteten Effekten zunächst generell die Frage stellen, warum Bewegung bei so vielen und so unterschiedlichen Krankheitsentitäten präventive und kurative Wirkungen zeigt – von psychiatrischen Erkrankungen über die Herz-Kreislauf-Erkrankungen bis hin zu Krebserkrankungen. Die breitgefächerte Wirksamkeit lässt einen übergeordneten Faktor, ein generalisiertes Geschehen vermuten. Dieser großen Bedeutung entspricht, dass Bewegungsmangel an fünfter Stelle der wichtigsten Krankheitsursachen in Westeuropa steht und neben dem Tabakrauchen einen der wichtigsten beeinflussbaren Risikofaktoren darstellt (Naci und Ioannidis 2013). Der vielfache Einsatz von Bewegung als Therapeutikum wird so verständlich. »Individuelle Trainingsempfehlungen sollten die Bedeutung von Medikamentenverordnungen haben« folgert der Bericht zu einem diesbezüglichen Forum der Bundesärztekammer (Siegmund-Schultze 2013, S. A271). Die folgenden Abschnitte gehen deshalb der Frage nach, warum der Bewegung eine so umfassende Bedeutung in der Prävention und Therapie unterschiedlicher Erkrankungen zukommt.

10.2 Zum Körperbezug von Bewusstsein und Emotionen

Es ist wahrscheinlich für den therapeutischen Nutzen von Bewegung nicht belanglos, ob Patienten interessenbezogene und empfindungsgetragene Handlungen – z. B. Gartenarbeit, Naturspaziergänge oder vergleichbare Bewegungen – ausführen, oder ob diese nur an der pro Zeiteinheit geleisteten Arbeit auf dem Ergometer, mit Blick auf einen Fernsehapparat oder die Übungsraumwand, orientiert werden. Mehrere Studien konnten zeigen, dass Wandern in der Natur oder sogar nur der Blick in die Natur die Regulationen des autonomen Nervensystems und damit Atmungs- und Herzratenvariabilitäts-(HRV-)Parameter im Sinne einer gesteigerten Vagusaktivität verändern (Brown et al. 2013; Gladwell et al. 2012). Dies wird im Sinne von mehr Entspannung und Erholung gedeutet. In einer eigenen Studie konnten wir den Einfluss unterschiedlich farbigen Lichts beim Sehen auf die kardio-respiratorische Koordination und damit auf das autonome Nervensystem zeigen (Edelhäuser et al. 2013). Gefühle und Emotionen haben einen spezifischen Bezug zu Körperfunktionen und werden subjektiv insbesondere in den Veränderungen von Herz-Kreislauf- und Atmungsparametern in der Brustregion wahrgenommen (Nummenmaa et al. 2014; Rainville et al. 2006). In der Studie von Nummenmaa et al. (2014) – siehe dazu ▶ Abb. 10.1 – zeigten sich viele Emotionen bezüglich des Leiberlebens im Brustbereich konzentriert. Hingegen war die Emotion »Freude« im gesamten Körper spürbar. Bis in die Finger- und Fußspitzen empfanden die Teilnehmer bei »Freude« erhöhte Körperaktivität. Am stärksten war diese erhöhte Aktivität dabei im Kopf und im Brustbereich erlebbar. Bei den Basisemotionen und den meisten anderen Emotionen zeigte sich der Brustraum als besonders aktiv, weil sich Atmung und Herzschlag veränderten (»corresponding to changes in breathing and heart rate«)

(Nummenmaa et al. 2014, S. 3). Den physiologischen Hintergrund für das Leiberleben und die Leibbezogenheit von Gefühlen könnte die Verknüpfung von Leib, Bewegung, Gefühlen und Gedanken durch das vegetative Nervensystem darstellen (Damasio und Carvalho 2013; Kreibig 2010).

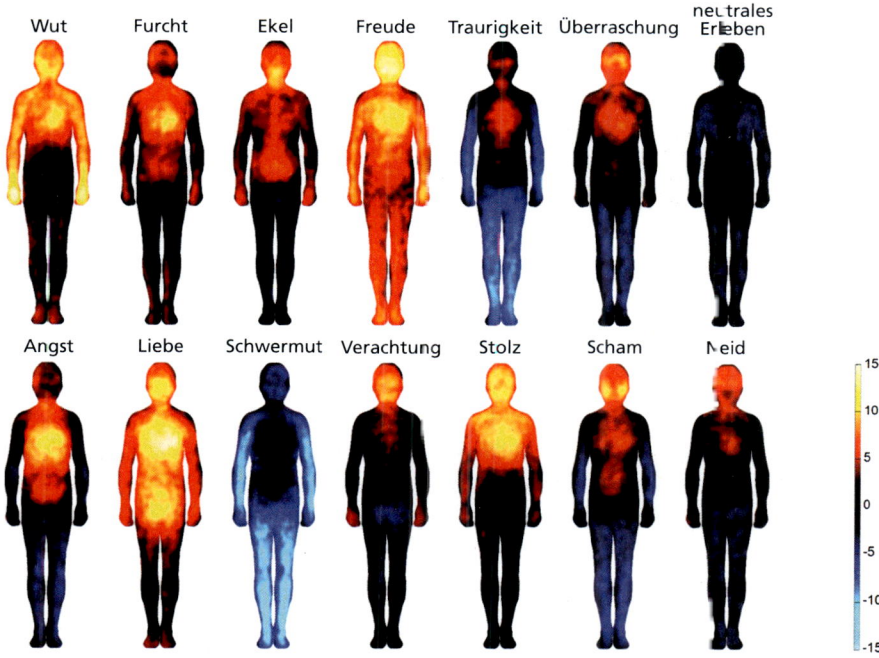

Abb. 10.1: Gefühle werden im Körper wahrgenommen. Die Körperbilder zeigen, wo die Versuchsteilnehmer eine gesteigerte Körperaktivität wahrnahmen (rot) und wo die Körperwahrnehmung sich abschwächte (blau). Die Ergebnisse für die Basisemotionen Wut, Furcht, Ekel, Freude, Traurigkeit und Überraschung sind in der oberen Reihe aufgeführt. In der unteren Reihe kommen die Leiberfahrungen komplexerer Gefühle zur Darstellung: Angst, Liebe, Schwermut, Verachtung, Stolz, Scham und Neid (Nummenmaa et al. 2014, S. 647, Übersetzung des Autors).

Lassen sich also durch den Bezug der Emotionen zu Leib und Bewegung Aspekte gewinnen, die die Wirksamkeit der Bewegung für die unterschiedlichen Krankheitsentitäten besser verstehbar machen und zu neuen Hypothesen und Forschungen zur präventiven und kurativen Bedeutung von Bewegung Anlass geben können? Verfolgen wir zunächst diese Frage.

10.3 Bewegungsvorstellung, Bewegung und autonomes Nervensystem

Das Autonome Nervensystem (ANS) stellt einen Zusammenhang her zwischen den zentralen stoffwechselbezogenen Systemen (Lunge, Herz und Kreislauf, Darm, Leber usw.) des Organismus und dem zentralen Nervensystem (ZNS). Es zeigt eine zentrale (Hypothalamus und Limbisches System), eine mittlere rückenmarksbezogene (spinotegmentaler Bereich des ANS einschließlich Rauten- und Mittelhirn) und eine periphere Organisationsstufe (intramurales, organbezogenes ANS) (Rohen 2001). Das ANS wird moduliert durch Reflexschleifen, durch hypothalamische Zentren, durch Hirnstammregionen und durch afferente und efferente Verbindungen in die Peripherie. So organisiert z. B. der Baroreflex, ein autonomer, kardiovaskulärer Reflex in der Blutdruckregulation, Verbindungen zwischen den Barorezeptoren in den Karotiden und zentralnervösen Prozessen und involviert dabei sympathische und parasympathische efferente Verbindungen (Guyenet 2013). Das Konzept einer kontinuierlichen Verbindung zwischen physiologischen Körperfunktionen und dem ZNS wurde durch neuere Ergebnisse und »brain imaging«-Studien ausgedehnt und umfasst mittlerweile mehrere zentralnervöse Zentren. So wird verstehbar, dass auch die Aktivierung und die Modulation von höheren Hirnzentren die kardiovaskuläre Situation und Reaktion beeinflussen und gestalten. Eine Einflussnahme von kortikalen und subkortikalen Regionen auf die Herzfrequenzmodulation konnte in Studien gezeigt werden, die »brain-imaging« und periphere Untersuchungsmethoden wie z. B. die Herzratenvariabilität gleichzeitig verwendeten (Beissner et al. 2013). Dabei wurde deutlich, dass der insuläre Kortex, der cinguläre Kortex und die Amygdalaregion sensorische und emotionale Zustände mit der kardiovaskulären Aktivität und der Herzratenvariabilität über das ANS verbinden (Critchley et al. 2003). Die Herzratenvariabilität kann dabei als ein globaler Marker von Stress und Gesundheit dienen (Thayer et al. 2012). Sie bildet den Funktionszustand des ANS umfassend ab und ermöglicht dadurch eine integrierende Erfassung von Wahrnehmungs-, Bewegungs-, Leibwahrnehmungs- und Gedächtnis-Systemen in ihrer Wirkung auf das ANS. Eine zentrale Rolle spielt dabei das Vagus System (Thayer et al. 2012, S. 754). Die Aktivität des ANS korreliert unter anderem direkt mit Bewegungsbeobachtungen und Bewegungsvorstellungen (Collet et al. 2013). Bei selbstinduzierten Bewegungen, aber auch schon bei Bewegungsvorstellungen, kommt es zu einer unmittelbaren Mit-Innervation des ANS (Collet et al. 2013, S. 5 f. und S. 12 ff.).

Kognitive und affektive Aspekte und deren neuronale Repräsentationen nehmen so über das ANS Einfluss auf die Herz-Kreislauf-Aktionen und auf weitere Körperfunktionen (Critchley 2009). Umgekehrt nehmen die physiologischen Prozesse und Zustände des Körpers über vegetative und nichtvegetative Afferenzen Einfluss auf Vorstellungen, Empfindungen und Motivation (Critchley 2009; Craig 2002).

Die kardiale Aktivität wird dabei efferent durch das sympathische und parasympathische ANS moduliert. Daraus entwickeln sich von Schlag zu Schlag unterschiedliche Veränderungen des kardialen Rhythmus. Diese Veränderungen können durch die sog. Herzratenvariabilität erfasst und dargestellt werden. Durch die Ableitungen eines Elektrokardiogramms (EKG) ist die Variabilität der Herzfrequenz bzw. der Herzschlagfolge entweder auf der Zeit- oder auf der Frequenzachse analysierbar (Task Force of the European Society of Cardiology and the North American Society of Pacing and Electrophysiology 1996). Mit dieser Methode und weiteren mathematischen Spezifizierungen, z. B. der Analyse der symbolischen Dynamik der Herzschlagfolge (Cysarz et al. 2015a, 2015b), können unterschiedliche Aspekte der Variation der Herzfrequenz analysiert werden.

10.4 Eurythmie als Therapie durch innere und äußere Gestaltung der Bewegung

In der Eurythmie liegt eine Bewegungsform vor, die den intentionalen, den emotionalen und den leiblichen Aspekt einer Bewegung gleichermaßen berücksichtigt. Sie soll daher hier beispielhaft für ideell und künstlerisch orientierte Bewegungstherapien betrachtet werden. Die Heileurythmie oder Eurythmietherapie ist hervorgegangen aus der Eurythmie als künstlerischer Ausdrucksform. In der Kunsteurythmie wird versucht, vergleichbar z. B. dem Ausdruckstanz oder dem Ballett, inneren Bewegungen in der Sprache oder in der Musik einen äußeren leiblichen Ausdruck zu verleihen. Der menschliche Leib in Haltung und Bewegung dient dabei als Ausdrucksmittel. Es wird eine Toneurythmie von einer Lauteurythmie unterschieden. In der Lauteurythmie wird ausgehend von den elementaren Lautgesten das Bewegungsrepertoire erforscht, das der Sprache und ihren Elementen einen gesamtleiblichen Bewegungsausdruck verleiht. Ausgehend von Konsonanten und Vokalen werden dazu passende Bewegungsgesten erarbeitet, die den vorstellungsbezogenen, den emotionalen und den Willensanteil der sprachlichen Elementargesten (der Laute) in Haltung und Bewegung ausdrücken. Entsprechendes wird in der Toneurythmie mit Tonfolgen, Intervallen und Musik unternommen. Dabei werden Melodie, Harmonie und Rhythmus unterschieden. In der eurythmischen Darstellung werden »Bewegung, Gefühl und Charakter« als Gestaltungsebenen differenziert gehandhabt. Damit wird ein Bezug gesucht zu den Bewusstseinsaspekten von Vorstellung, Gefühl (Emotion) und Wollen (von Laue und von Laue 2006).

Im Sinne der im ▶ Kapitel 8 beschriebenen funktionellen Dreigliederung verstanden wird in der Eurythmie versucht, die drei Ebenen Vorstellen, Empfinden und Bewegen (Wollen) gleichermaßen anzusprechen. Dabei wird bei der Gestaltung der Bewegungsfolgen auf die Ausbildung von Emotionen, die durch Bilder und Vorstellungen angeregt werden, geachtet. In der Sprache der Bewegungsforschung ausgedrückt heißt dies, dass bei der Eurythmie die gedankliche Bewegungsvorstellung (»mental motor imagery«), der emotionale Aspekt von Bewegungen und der leibliche Bewegungsvollzug gleichermaßen aktiviert werden und dass der Anteil des »mental imagery« eine besondere Beachtung findet. Für die in die Umwelt eingegliederte Bewegung bildet das Konzept des »mental motor imagery« als Vorstellung die »Brücke« zwischen Leib, Innenwelt und Umwelt (Jeannerod und Frak 1999). Es besteht ein enger Zusammenhang zwischen der Beobachtung einer Fremdbewegung (action observation), der Bewegungsvorstellung (mental motor imagery) und der Bewegungsnachahmung (Vogt et al. 2013). Studien zur Bewegungsvorstellung zeigen eine verstärkte kortikale Aktivität einzelner Regionen bei Bewegungsbeobachtung und Bewegungsvorstellung und weisen auf eine partielle Überlappung dieser Prozesse in der Gehirnaktivität hin (Vogt et al. 2013).

Die Eurythmie kann daher als ein Mind-Body-Verfahren angesehen werden, das innere Bilder, Emotionalität und Leibbewegungen gemeinsam gestaltet. Der Dreiklang aus Bewegungsvorstellung, Emotion und Leibbewegung ist als Geste oder Gebärde in der darstellenden Kunst (Hammacher 2005, S. 22) und in der Ausdrucksforschung (Goldin-Meadow 2014, 2010) bekannt. Die Rolle der Bewegung beim Wahrnehmen und Verstehen von Gesten ist Gegenstand aktueller Kommunikationsforschung (Zhen et al. 2019; Brooks und Goldin-Meadow 2015; Ping et al. 2014).

In einem gewissen Sinn sind die Eurythmie und die Eurythmietherapie vergleichbar den aus dem asiatischen Raum bekannten Bewegungstherapieformen Tai Chi und Qi Gong. Diese gehen jeweils aus Selbstverteidigungs- oder Kampfsportsystemen hervor und versuchen ebenfalls eine Gestaltung der Bewegung über die Entwicklung innerer Bilder und emotionaler Anteilnahme. Für Tai Chi und Qi Gong liegt bereits eine Vielzahl von physiologischen und klinischen Studien vor. Auch existieren Review-Arbeiten, die mehrere Studien zu unterschiedlichen Krankheitsentitäten zusammenfassen. Es zeigen sich positive Ergebnisse für das Fibromyalgie-Syndrom (Lauche et al. 2013) und für die Prävention von Herz-Kreislauf-Erkrankungen existiert sogar eine systematische Cochrane Review (Hartley et al. 2015). Diese konstatiert eine teilweise Evidenz für die Wirksamkeit von Qi Gong in der Primärprävention von Herz-Kreislauf-Erkrankungen. Prinzipielle Überlegungen zur Wirksamkeit von meditativ begleiteter Bewegung finden sich bei Russell und Arcuri (2015) und zu den Auswirkungen von Mind-Body-Therapien auf das Immunsystem haben Morgan et al. (2014) eine Übersicht erarbeitet.

Anhand dieser Studien kann die zukünftige Bedeutung von achtsamen und gestalteten Bewegungsübungen erahnt werden. Im Gegensatz zu den kampfsportbasierten, ritualisierten Bewegungsformen gehen die Eurythmie und die Eurythmietherapie aus einem künstlerischen Gestaltungsansatz und der Verwendung des eigenen Leibes als künstlerisches Ausdrucksmittel hervor. Der eigenständige Wert der Eurythmie als Bewegungstherapie liegt in der Anknüpfung an künstlerisches Empfinden und an sprachliche und musikalische Ausgangspunkte.

10.5 Untersuchungen zur therapeutischen Physiologie der Bewegung

Um eine Basis für ein physiologisches Verständnis der Wirkung von meditativen und emotionsbegleiteten Bewegungsformen in der Therapie zu entwickeln und um die Bedeutung induzierter Bewegungsvorstellungen bei der Ausführung der Bewegungen untersuchen zu können, werden in unserer Arbeitsgruppe Studien zur Eurythmietherapie durchgeführt. Dabei steht zunächst nicht die therapeutische Wirksamkeit im Vordergrund der Untersuchungen, sondern der Versuch, aus den einzelnen bewusst geführten Bewegungselementen physiologische Wirkungen im Sinne einer therapeutischen Physiologie zu erfassen. Da das autonome Nervensystem u. a. durch Bewegung (körperliche Aktivität), Emotionen und Vorstellungsanteile angesprochen wird und emotionsbegleitete Vorstellungen, wie oben erwähnt, insbesondere im Brustbereich und im Zusammenspiel von Herzschlag und Atmung ihren Niederschlag finden (Nummenmaa et al. 2014), wurde für die Untersuchungen ein Design entwickelt, das die Herzratenvariabilität und die Atmung bei Bewegungen von gesunden Probanden erfasst. Im Sinne der anthroposophischen Konzeption der Leibbezogenheit von kognitiven, emotionalen und willensmäßigen Aspekten wird dabei das mittlere System mit seinem spezifischen Bezug zur rhythmischen Organisation des Menschen im Brustbereich untersucht. Hier findet das Zusammenspiel von kognitiven, d. h. Nerven-Sinnes-System betonten, und willensorientierten, d. h. Bewegungssystem bezogenen Aktivitäten statt. Herzschlag und Atmung werden beide sowohl von kognitiven wie von stoffwechselbezogenen Veränderungen beeinflusst. Im rhythmischen System mit seiner Zentrenbildung von Atmung und Herzfunktion im Thoraxraum werden diese beiden Aspekte integriert.

Als Grundlage für das Verständnis der nachfolgenden Beschreibung der Studie zur Eurythmietherapie werden zunächst Wirkungen einfacher Alltagsbewegungen auf die Herzschlagfolge betrachtet (Bernardi et al. 1991). ▶ Abb. 10.2 zeigt Beispiele für die unmittelbare Wirkung unterschiedlicher Alltagsbewegungen auf die momentane Herzschlagfolge, dargestellt als RR-Intervalle, die die Zeiten zwischen zwei aufeinanderfolgenden R-Zacken im EKG angeben. RR-Intervalle und die Angabe von Schlägen/Min. stehen in einem reziproken Verhältnis zueinander. Längere RR-Intervalle sind gleichbedeutend mit einer niedrigeren Herzfrequenz, kürzere RR-Intervalle entsprechen einer schnelleren Herzfrequenz.

Ein RR-Abstand von 1200 / 1000 / 800 / 600 Millisekunden (ms) entspricht einer Herzfrequenz von 50 / 60 / 75 / 100 Schlägen pro Minute.

Die Pfeile in der Grafik mit unterlegten Großbuchstaben markieren unterschiedliche Alltagsbewegungen. Unterhalb der Herzratenkurve ist die Atemfolge als Pneumogramm, als Abfolge der Atemzüge gemessen von Inspiration zu Inspiration in Sekunden (II [s]), dargestellt.

Ein II-Intervall von 8 / 6 / 4 / 2 Sekunden entspricht einer Atemfrequenz von 7,5 / 10 / 15 / 30 Atemzügen pro Minute.

Betrachten wir zum Verständnis der Wirkung von Bewegungen auf Herzschlag und Atmung die ▶ Abb. 10.2 genauer. Zwischen dem Beginn der Grafik

10 Zur therapeutischen Physiologie der Bewegung

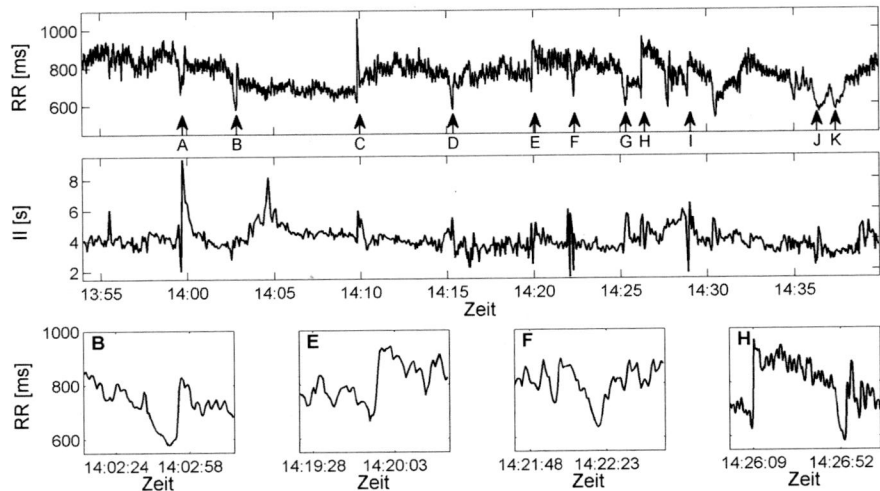

Abb. 10.2: Auswirkung unterschiedlicher Alltagsbewegungen auf die momentanen Änderungen der Herzschlagfolge (dargestellt als RR-Intervalle in Millisekunden) (oberes Diagramm) und die momentane Atmungsrate gemessen als Zeiten zwischen aufeinanderfolgenden Inspirationsbeginnen (II-Intervalle in Sekunden; mittleres Diagramm). Die Pfeile markieren Änderungen der Körperhaltung (z. B. Aufstehen, Hinsetzen, Bücken) bzw. der Bewegung (z. B. Arme-Heben). Die Diagramme in der unteren Zeile zeigen vergrößerte Ausschnitte zu den angegebenen Pfeilen (B entspricht »Aufstehen vom Stuhl in den Stand«; E entspricht »Hinsetzen auf den Stuhl«; F entspricht »Bücken während des Sitzens auf dem Stuhl«; H entspricht »Bücken aus dem aufrechten Stand und anschließendes Aufrichten«). Weitere Informationen im Text.
Bedeutung der Pfeile:
A: Recken der Arme während des Sitzens auf dem Stuhl
B: Aufstehen vom Stuhl in den aufrechten Stand, anschließend Stehen
C: Hinsetzen auf den Stuhl; die markante Verlängerung dauert einige RR-Intervalle und zeigt anschließend wieder den normalen transienten Verlauf
D: Aufstehen vom Stuhl in den aufrechten Stand, anschließend langsames Gehen
E: Hinsetzen auf den Stuhl (Beendigung des langsamen Gehens)
F: kurzes Bücken auf dem Stuhl, danach wieder Sitzen auf dem Stuhl
G: Aufstehen vom Stuhl in den aufrechten Stand, anschließend Stehen
H: Bücken aus dem Stand (Oberkörper gebeugt, Beine gestreckt), anschließend wieder aufrechter Stand
I: Hocke aus dem Stand (Oberkörper weitgehend aufrecht), danach wieder aufrechter Stand.
J: Hinaufsteigen eines Treppenabsatzes, danach Gehen in der Ebene
K: Hinaufsteigen des zweiten Treppenabsatzes, danach Gehen in der Ebene, danach Treppen wieder hinabsteigen

und Pfeil B wurde eine sitzende Haltung eingenommen. Dabei sind die RR-Intervalle länger und die Herzfrequenz niedriger als im Stehen, das zwischen B und C erfolgte. Während des Sitzens findet sich eine V-förmige Musterbildung in der Herzschlagfolge, markiert durch den Pfeil A. Diese entspricht einem Recken der Arme nach oben im Sitzen einhergehend mit einem tiefen Atemzug (wie zum Beispiel beim »Aufzeigen« mit beiden Armen). Dabei findet sich im EKG eine Verkürzung der RR-Intervalle, d. h. eine Beschleunigung der Herzfrequenz und nach dem Herabnehmen der Arme eine Verlangsamung mit Zurückkehren zum Ausgangsniveau. Das Recken der Arme nach oben ist verbunden mit einem tiefen Atemzug, dies dokumentiert die gleichzeitige Verlängerung des Atemintervalls in der Atemkurve unter A.

Aufstehen vom Sitzen in den Stand (Pfeile B, D und G) führt zu einer charakteristischen Musterbildung mit einer kurzzeitigen deutlichen Verkürzung der RR-Intervalle für einige Herzschläge, gefolgt von einer Zunahme auf eine etwas schnellere Herzfrequenz als das Ausgangsniveau. Dies entspricht einer Orthostase-Reaktion. Beim Hinsetzen auf den Stuhl werden die RR-Intervalle länger bzw. die Herzfrequenz sinkt (Pfeile C und E). Im Sitzen den Oberkörper nach vorne kippen und nach unten greifen (entspricht einem Bücken vom Stuhl zum Boden), zeigt eine Verkürzung der RR-Intervalle für einige Herzschläge (Pfeil F). Wird aus dem Stand eine gebückte Haltung mit nach vorne gebeugtem Oberkörper und gestreckten Beinen eingenommen (wie sie z. B. beim Aufheben eines Gegenstands vom Boden vorkommt), erzeugt dies eine sofortige deutliche Verlängerung der RR-Intervalle (Pfeil H). In der Aufzeichnung folgt dann ein In-die-Hocke-Gehen bei aufrechtem Oberkörper (Pfeil I). Dies zeigt eine vergleichbare, aber etwas schwächer ausgeprägte Reaktion als die Beugung des Oberkörpers aus dem Stand (Pfeil H). Nach beiden Aktionen wird durch das anschließende Aufrichten des Oberkörpers bzw. durch das Aufstehen aus der Hocke eine Orthostase-Reaktion ausgelöst, sichtbar durch die Verkürzung der RR-Intervalle für einige Herzschläge (die »Zackenbildung« mit verkürzten RR-Intervallen kurz nach den Pfeilen H bzw. I). Die Herzschlagfolge ähnelt dabei dem Muster nach dem Aufstehen aus dem Sitzen (Pfeile B und D). Die physiologische Beanspruchung durch das Ersteigen zweier Treppen und die damit einhergehende Beschleunigung der Herzfrequenz zeigen die Muster über den Pfeilen J und K. Die Beschleunigung der Herzfrequenz ergibt sich aus der Belastung durch das Treppauf-Gehen. Danach folgt durch langsames Gehen jeweils eine Erholung. Die Erholung wird durch die langsam ansteigende Dauer der RR-Abstände ansichtig.

Aus den hier an einer Einzelperson in typischer Weise beschriebenen Musterbildungen häufiger Alltagsbewegungen wird deutlich, dass viele im Alltag vorkommende Bewegungen einen relevanten Einfluss auf die Regulationsdynamik des Herz-Kreislauf-Systems haben. Im Gegensatz dazu zeigen gleichförmige Belastungen, wie sie beim Treten auf dem Fahrradergometer oder beim Laufen in der Ebene mit gleicher Geschwindigkeit vorkommen, keine vergleichbare unmittelbare Regulationsdynamik des Herz-Kreislauf-Systems. Hier ändert sich ohne spezifische Musterbildung lediglich die Herzfrequenz in Abhängigkeit von der Belastung.

In der zweiten Zeile der ▶ Abb. 10.2 ist die simultan gemessene Atmung als Pneumogramm parallel zu der darüber dargestellten RR-Folge visualisiert. Das Pneumogramm zeigt, dass viele der herzfrequenzmodulierenden Alltagsbewegungen gleichzeitig einen deutlichen Einfluss auf die Atmung im Sinne von Beschleunigung und folgender Verlangsamung haben. Insbesondere die mit Arme-

Heben oder Arme-Senken verbundenen Bewegungen zeigen große Veränderungen in den Atemintervallen (Pfeile A, F und I).

Die hier an der Aufzeichnung eines Probanden demonstrierte charakteristische Musterbildung der Herzschlag- und Atemfolge bei Alltagsbewegungen legt nahe, dass die gezielte Wiederholung und Verstärkung bestimmter Bewegungsabläufe zu einer spezifischen Inanspruchnahme der Regulationsdynamik des Herz-Kreislauf-Systems führen könnte. In der unteren Zeile der ▶ Abb. 10.2 wurden zur Verdeutlichung charakteristische Muster der Herzschlagfolge und die zugehörigen Alltagsbewegungen durch eine veränderte Zeitskala vergrößert dargestellt. Heileurythmische Übungen entsprechen nun in ihrer Wirkung auf die Herzschlagfolge solchen einzelnen Bewegungssequenzen. In der Heileurythmie werden Bewegungssequenzen spezifisch ausgestaltet und rhythmisch wiederholt. Wie bei den Alltagsbewegungen sollten auch für die Heileurythmieübungen messbare Veränderungen in der Herzraten- und Atemvariabilität erfassbar werden.

Teilaspekte von physiologischen Wirkungen heileurythmischer Übungen wurden bereits in früheren Untersuchungen analysiert. Unter anderem konnte gezeigt werden, dass Heileurythmieübungen im Vergleich zu einem im Mittel ähnlich belastenden Ergometer-Training zu deutlich größeren und zu zyklischen Variationen in der Herzschlagfolge führen (Seifert et al. 2009). Nach einer sechswöchigen Durchführung von Heileurythmieübungen (mit insgesamt zehn Stunden Trainingsanteil) zeigte sich in einer Untersuchungsgruppe von Frauen eine Vergrößerung der gesamthaften Herzratenvariabilität, was üblicherweise als eine Verbesserung der autonomen Regulationslage im Sinne einer größeren Entspannung und einer Zunahme des Vagotonus interpretiert wird (Seifert et al. 2012). Ebenfalls konnte eine verbesserte Erholungsreaktion in der Herzratenvariabilität im Nachtschlaf nach einer heileurythmischen Übungsbehandlung während des vorhergehenden Tags gezeigt werden (Seifert et al. 2013).

In einer eigenen Studie zur Heileurhythmie fanden wir messbare und spezifisch auf die jeweilige Bewegung bezogene Veränderungen in der Herzschlagfolge (Edelhäuser et al. 2015). Dabei wurden gesunde Versuchspersonen in einem dreiarmigen Design untersucht. Die heileurythmische Bewegungsdurchführung mit den eurythmietypischen begleitenden Vorstellungs- und Emotionsaspekten wurde einer genau gleichen Bewegungsdurchführung, aber jetzt ohne die spezifischen mentalen, meditativen Anteile gegenübergestellt (Heileurythmie-Übung versus Kontrollübung 1). Im dritten Arm wurde eine vergleichbare körperliche Aktivität durch Treten auf der Stelle, also ohne die spezifischen heileurythmischen Bewegungen, durchgeführt (Kontrollübung 2).

Untersucht wurden zwei Heileurythmieübungen mit deutlich unterschiedlichen Bewegungsabfolgen, die in Voruntersuchungen aus einer Reihe von Übungen ausgewählt worden waren. Beide Übungen werden in der Heileurythmie häufig verwendet. Die eine Übung bestand aus einer festgelegten Abfolge unterschiedlicher Arm- und Beinstellungen (Übung »Ich denke die Rede«, ▶ Kap. 10.5.1). Dabei gehört zu jeder Stellung ein kurzer Satz verbunden mit einem inneren Bild. Der Satz wird von der Therapeutin vorgesprochen, von den Versuchspersonen gehört. Die zweite Übung bestand aus einer kontinuierlichen dynamischen Bewegungssequenz, die ein In-die-Hocke-Gehen beinhaltet (»Migräne B«, ▶ Kap. 10.5.2). Die gesamte Übung wurde wiederum mit dazugehörigen inneren Bildern, die von der Therapeutin vorgegeben wurden, gestaltet. Im Folgenden werden die beiden Übungen genauer beschrieben.

10.5.1 »Ich denke die Rede«

Wie bei allen Heileurythmieübungen ist die Ausgangsposition dieser Übung der aufrechte, ausbalancierte, ruhige Stand (▶ Abb. 10.3 A, Bild 1). In der Folge werden sechs unterschiedliche Körperstellungen mit einer übungstypischen Dynamik eingenommen (Bilder 2 bis 7). Jede dieser Stellungen wird für einige Sekunden gehalten und innerlich begleitet von einem zugehörigen Spruch und einer Vorstellung mit innerem Bild. Die Sequenz endet, indem die Ausgangsposition wieder eingenommen wird (Bild 8). Die Endposition dient gleichzeitig als Ausgangspunkt für einen neuen Zyklus der Übung.

10.5.2 »Migräne B«

Diese Übung besteht aus einer fließenden, langsamen, kontinuierlichen Bewegung, verbunden mit intensiven inneren Bildern und Gefühlen. Ausgangspunkt ist auch hier der aufrechte, ruhige Stand (▶ Abb. 10.3 B, Bild 1). Aus dem Stand kommt es zu einem In-die-Hocke-Gehen mit gebeugten Knien bei gleichzeitig aufrechter Haltung des Oberkörpers. Dabei vollführen die Arme eine weiträumig einschließende Bewegung von außen nach innen, wie beim Einhüllen mit einem Mantel vor dem Brustbereich (Bilder 2 bis 5). Bis hierher wird die Bewegung mit einer deutlichen inneren Spannung durchgeführt. Anschließend folgt ein Beugen des Oberkörpers einschließlich des Kopfs auf die Knie verbunden mit einem gleichzeitigen Lösen der inneren Spannung, einer Öffnung der Arme und einem Abgeben des »Innenraums« auf den Boden hin (Bilder 6 und 7). Die jeweiligen Bewegungsabschnitte werden durch zugehörige Vorstellungen und Emotionen, die verbal von der Therapeutin vermittelt werden, begleitet (»aus dem Umkreis wird Licht und Wärme vor der Brust versammelt, in einen großen Mantel eingehüllt und anschließend auf dem Boden entlassen und ausgebreitet«). Die Bewegungsfolge endet, indem die Ausgangsposition im ruhigen, ausbalancierten Stand wieder eingenommen wird (Bild 8). Aus dieser Endposition erfolgt eine erneute Bewegungssequenz in gleicher Abfolge.

Zur quantitativen Erfassung von bewegungsabhängigen Änderungen der RR-Intervalle während der Heileurythmieübungen und den Kontrollübungen 1 und 2 wurde die Herzratenvariabilität analysiert. Die Analyse der Herzratenvariabilität schien angemessen, da einerseits, wie oben beschrieben, die Bewegungssequenzen der Heileurythmieübungen zu Variationen in den RR-Intervallen führen können (vgl. ▶ Abb. 10.2). Zum anderen war die Frage, ob die rhythmische Wiederholung der Bewegungsabfolge der Heileurythmieübungen zu zeitsynchronen repetitiven Effekten in der Herzrate und deren Variabilität führen, wie dies die in der ▶ Abb. 10.2 gezeigten Voruntersuchungen nahelegen.

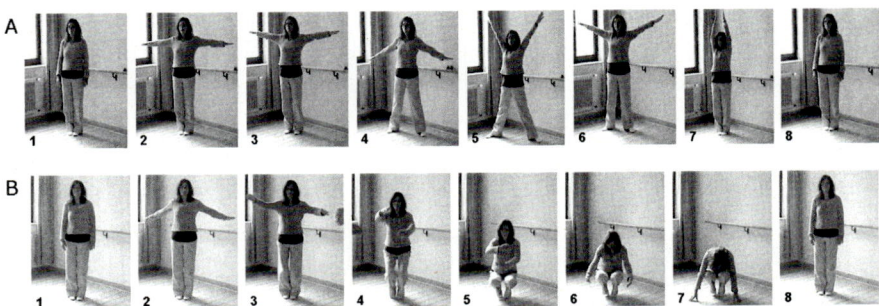

Abb. 10.3: Bewegungssequenzen der Heileurythmieübungen: A – »Ich denke die Rede« und B – »Migräne B«. Die Bewegungssequenzen werden mehrfach wiederholt.

10.5.3 Bewegungsrepetition und ihr Abdruck in der Herzschlagfolge

Am Beispiel einer Versuchsperson sind in ▶ Abb. 10.4 die Variationen der RR-Intervalle (bzw. der Herzschlagfolge) während der beiden Heileurythmieübungen (A und B) und den dazugehörenden Kontrollübungen 1 (C und D) und 2 (E und F) dargestellt. Auf der x-Achse sind dabei für alle Übungsanteile die gleichen Zeitintervalle (480 Sekunden bzw. 8 Minuten), auf der Y-Achse die gleichen RR-Intervalle abgetragen. In den Diagrammen (A) (Heileurythmieübung »Ich denke die Rede«) und (B) (Heileurythmieübung »Migräne B«) sind deutlich repetitive Muster bzw. Oszillationen in den RR-Abständen zu erkennen. Diese werden durch die gleichförmige Wiederholung der einzelnen Bewegungsabfolgen der jeweiligen Heileurythmieübung hervorgerufen.

In den Abbildungen der Heileurythmieübungen sind die einzelnen Wiederholungen durch die gestrichelten vertikalen Linien markiert. Insbesondere in der Übung »Migräne B« (B) zeigen sich ausgeprägte und sehr gleichförmige Wiederholungsmuster. Die RR-Abstände schwanken in dieser Übung zyklisch zwischen 700 und 1200 ms. Das entspricht einer Herzfrequenz von minimal 50 Schlägen und maximal 86 Schlägen pro Minute. In der Kontrollübung 1 (Diagramme C und D) sind die gleichen Bewegungsabfolgen wie in den Heileurythmieübungen ausgeführt worden, jedoch ohne Begleitung und Gestaltung durch innere Bilder. Auffällig ist, dass in beiden Kontrollübungen die jeweilige Bewegungssequenz deutlich beschleunigt wurde, vermutlich aufgrund der fehlenden inneren Gestaltung, sodass in der Bewegungssequenz »Ich denke die Rede« keine spezifischen, auf die Bewegungsrepetition zurückführbaren Muster in der Herzschlagfolge mehr ansichtig werden (Diagramm C). Anders bei der Bewegungssequenz der »Migräne B«-Übung. Hier führt die Kontrollübung 1 zu einer schnelleren Oszillation (30 Repetitionen) mit variabler Ausprägung der Oszillationsmaxima und -minima.

Die quantitative statistische Analyse der Studie bestätigte das grafische Ergebnis der ▶ Abb. 10.4 A bis F. Durch die Heileurythmieübung wird eine rhythmisch reproduzierte Musterbildung in der Herzschlagfolge induziert. In der Kontrollgruppe 1 lässt sich diese Musterbildung bei »Ich denke die Rede« nicht mehr eindeutig analysieren und in der Kontrollgruppe 2 verschwindet sie erwartungsgemäß völlig. Bei der »Migräne B«-Übung bilden sich in der Abfolge der RR-Intervalle sehr deutliche Oszillationen, wie aus ▶ Abb. 10.4 B ersichtlich. Trotz des wiederholten »In die Hocke-Gehens« ergab sich eine niedrigere mittlere Herzfrequenz als in den Kontrollen D und F. Auch in der Kontrollübung 1 (D), der Bewegungsdurchführung ohne innere Bilder und ohne affektive Anteilnahme, zeigt sich noch eine deutliche Musterbildung, deren Abfolge aber jetzt unregelmäßiger und schneller ist, und die dadurch weniger ausgeprägt ist. Die quantitative Analyse bestätigte die sehr große Dynamik dieser Übung in der Herzratenvariabilität. Dieses Ergebnis passt zu vorbekannten Untersuchungen zur Herzkreislaufdynamik, die zeigen, dass beim In-die-Hocke-Gehen sich die Herzrate deutlich verringert und der Blutdruck kurzfristig ansteigt, während beim Aufstehen aus der Hocke die Herzrate ansteigt und der Blutdruck wieder sinkt (O'Donnell und McIllroy 1962; Krediet et al. 2005).

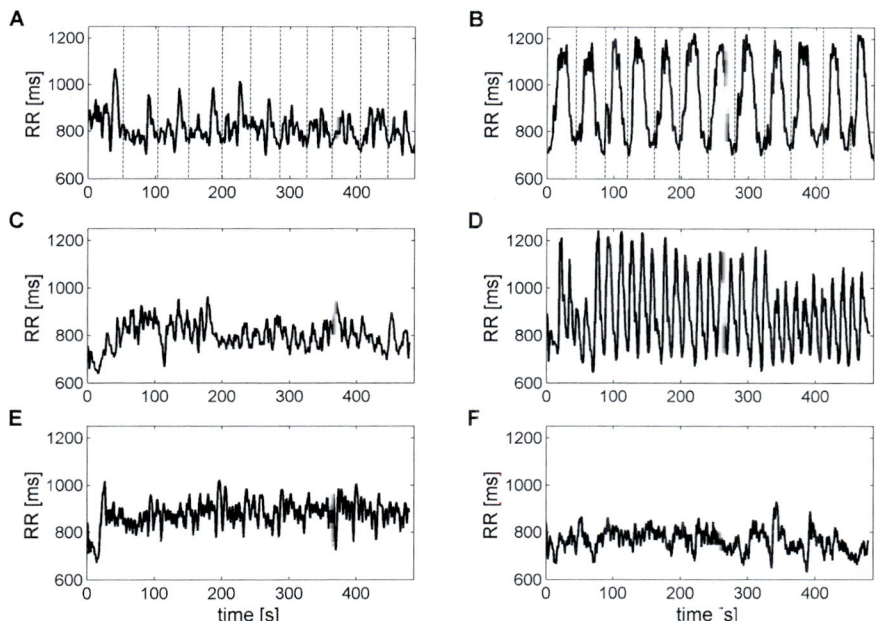

Abb. 10.4: Beispiel der Variationen der RR-Intervalle während der Übungen. Linke Spalte: Heileurythmieübung »Ich denke die Rede« (A), zugehörige Kontrollübung 1 (C) und Kontrollübung 2 (E). Rechte Spalte: Heileurythmieübung »Migräne B« (B), zugehörige Kontrollübung 1 (D) und Kontrollübung 2 (F). In den Diagrammen (A) und (B) zeigen die aufeinanderfolgenden gestrichelten vertikalen Linien Anfang und Ende einer Bewegungssequenz in einer Heileurythmieübung.

Eine geeignete Bewegungssequenz hinterlässt offenbar einen spezifischen »Abdruck« in der Herzschlagfolge und in den daraus berechenbaren HRV Parametern. Wiederholungen der Bewegung zeigen sich auch als Wiederholungen der zugehörigen Herzschlagfolge.

Ein weiteres Ergebnis der Studie ist die deutlich niedrigere Wiederholungsrate der Heileurythmieübungen gegenüber der Kontrollübung 1. Die Aufforderung an die Probanden war jeweils, die Kontrollübungen genau so schnell wie die Heileurythmieübungen durchzuführen. Die aufgezeichneten Unterschiede belegen, dass eine Bewegungsdurchführung mit innerer Bildgestaltung und ausgeprägter Bewegungsvorstellung wesentlich zu einer Verlangsamung derselben beiträgt. Dieses Ergebnis kann auch so interpretiert werden, dass schnelle und hektische Bewegungen möglicherweise mit einem verminderten inneren Gestaltungsaspekt und einer verminderten emotionalen Mitbeteiligung einhergehen.

Aufgrund des in dieser Untersuchung beschreibbaren Zusammenhangs zwischen Bewegungsfolge und Musterbildung in der Herzrate kann die Hypothese formuliert werden, dass die Bewegungssequenz sich in einer bewegungssynchronen Musterbildung in der Herzschlagfolge und deren Variabilität niederschlägt. Die durch diese Studie begründete Hypothese ist durch weitere Untersuchungen zu klären. Daran arbeitet unsere Forschungsgruppe aktuell.

Die unterschiedliche Wiederholungsrate zwischen Verumübung und Kontrollübung 1 ist gleichzeitig ein relevanter Kritikpunkt bezüglich der Untersuchung der Wirkung der Emotionen, da die Kontrollübung 1 in Bezug auf die Geschwindigkeit der Bewegungsrepetition nicht optimal an die Heileurythmie angepasst ist. Somit kann über den Einfluss der inneren Bildgestaltung auf die Herzratenvariabilität unmittelbar durch den Vorstellungs- und Gefühlsanteil nicht weiter gefolgert werden.

10.6 Zusammenschau der Untersuchungen

Alltagshandlungen (bücken, treppensteigen, in die Hocke gehen, zur Decke strecken, tief einatmen, sich hinsetzen, aufstehen, Arme heben usw.) induzieren eine jeweils spezifische Musterbildung in der Herzschlagfolge. Durch einzelne bewusst geführte Übungen, z. B. Heileurythmieübungen, können diese Musterbildungen verstärkt und der Abdruck in der Herzschlagfolge, der Herzrate und der Herzratenvariabilität im Vergleich zu Alltagsbewegungen intensiviert werden. Durch die rhythmische Wiederholung der Bewegungsfolgen wird eine rhythmische Musterbildung in der Herzschlagfolge und der zugehörigen Herzratenvariabilität – und somit in der gesamten Herz-Kreislauf-Regulation – erzeugt. Die unterschiedlichen Heileurythmieübungen hinterlassen dabei nicht nur qualitativ unterschiedliche Musterbildungen in der Herzschlagfolge, sondern diese Unterschiede zeigen sich auch in den berechenbaren Parametern der Herzratenvariabilität. Unterschiedliche körperliche Bewegungsfolgen führen zu unterschiedlichen

Anregungen in der Herzratenvariabilität. Dies bedeutet, dass je nach Heileurythmieübung unterschiedliche Muster in der Herzschlagfolge und damit auch in der Herzkreislaufregulation hervorgerufen werden. Weitere Studien werden zu zeigen haben, ob und wenn ja welche längerfristigen Wirkungen die unterschiedlichen rhythmischen Variationen in der Herz-Kreislauf-Regulation induzieren. Hinweise für längerfristige Wirkungen liegen vor (Seifert et al. 2012, 2013). Aus den hier dargestellten spezifischen Anregungen durch unterschiedliche Übungsmuster sollten sich differenzierte Einsatzmöglichkeiten für einen unterschiedlichen Anregungsbedarf des Herz-Kreislauf-Systems oder des Gesamtorganismus ableiten lassen. Ein zusätzlicher Einfluss von Bewegungsvorstellungen und affektiven Anregungen auf die Herzfrequenzvariabilität fand sich nicht. Die Beeinflussung der Herzfrequenzvariabilität erfolgte in den untersuchten Übungen wesentlich durch die gestaltete Bewegung.

Mit den angeführten Übungen wird besonders die Regulationsdynamik des Herz-Kreislauf-Systems angesprochen, weniger die Ausdauerbelastung. Dabei besteht eine gewisse Übereinstimmung mit den vielfältigen Alltagsbewegungen, die auch weniger die Ausdauerbelastung, als vielmehr die Regulationsdynamik des Herz-Kreislauf-Systems in Anspruch nehmen. In den Heileurythmieübungen werden die Bewegungsmuster in der Dynamik noch verstärkt in einem Maß, wie es im Alltag nicht vorkommt. Durch die Repetition wird der die Regulation trainierende Effekt vermutlich zusätzlich verstärkt. Reine gleichförmige Ausdauerbelastungen (wie sie z. B. beim gleichförmigen Ergometertreten oder beim gleichmäßigen Laufen in der Ebene gegeben sind) nehmen die Regulationsdynamik des Herz-Kreislauf-Systems während der Belastung dagegen wenig in Anspruch. Mit der Heileurythmie und vergleichbaren Mind-Body-Bewegungsübungen ist daher eine Übungsform gegeben, die spezifisch die Regulationsfähigkeit und die Regulationsdynamik des Organismus u. a. im Herz-Kreislauf-Bereich anspricht und beüben kann.

Die Heileurythmie wirkt damit zunächst vorwiegend auf das Rhythmische System. Die bewegungsformenden Aspekte aus dem Nerven-Sinnes-System und die bewegungsermöglichenden Funktionen aus dem Stoffwechselbereich werden in einen intensiven gegenseitigen Bezug und Austausch gebracht. Die rhythmische Wiederholung intensiviert diesen Aspekt. Durch jede gestaltete Bewegung wird eine psychosomatische Wechselwirkung erforderlich. Möglicherweise liegt darin eine der Ursachen für die erstaunlich positive Wirkung von Bewegung in Prävention und Therapie bei so vielen und so unterschiedlichen Erkrankungen.

11 Embodiment-Konzepte als Brücke zwischen Natur- und Geisteswissenschaft

> »Der Geist muss als etwas in den Körper und in die Umwelt Ausgedehntes verstanden werden.«
> (Fingerhut et al. 2013, S. 9)

11.1 Begriffe sind leiberfahren

Embodiment (im Deutschen Verleiblichung) oder Verkörperung (im Lateinischen Inkarnation) bezeichnen eine Hypothese, ein Konzept und einen Forschungsansatz, der in der Philosophie und in den empirischen Wissenschaften, die sich mit kognitiven und psychischen Prozessen befassen, zunehmend Einfluss und Bedeutung gewinnt. »Embodiment berücksichtigt die Tatsache, dass die Psyche stets in einen Körper eingebettet ist« (Tschacher und Storch 2012, S. 259). Der Embodimentansatz entwickelt sich entlang der in einzelnen Elementen untersuchbaren Erfahrung, dass Bewusstsein im Lebensbereich verkörpert auftritt. Dabei werden die Abhängigkeiten oder Verwobenheiten einzelner kognitiver und emotionaler Aspekte mit leiblichen Vorgängen zunehmend verstanden und darstellbar. Der aus dem Ansatz von Descartes sich ergebende Dualismus, der auf der einen Seite eine geistfreie Körperwelt und dieser gegenüber eine körperfreie Geistwelt konstituiert, wird dabei Schritt für Schritt empirisch überwunden und es zeigt sich, dass die einzelnen kognitiven und psychischen Akte mit leiblichen und physiologischen Vorgängen korrelieren, die über die Bindung an das zentrale Nervensystem hinausgehen. Eine Übersicht zu den verschiedenen Embodiment-Ansätzen und eine philosophische Einordnung findet sich in »Philosophie der Verkörperung« (Fingerhut et al. 2013), eine Darstellung der Relevanz für unterschiedliche Lebens- und Forschungsbereiche in »The Implications of Embodiment« (Tschacher und Bergomi 2011) und eine Zusammenstellung der Theorie vorwiegend in Bezug auf Bewegungsforschung in »Embodiment« (Koch 2011).

Einen Ausgangspunkt findet die Überwindung der Leibvernachlässigung für die Bewusstseinsforschung durch das Aufnehmen der leiblichen Aspekte beim Wahrnehmen und Bewegen in die untersuchten Grundlagen für die bewusstseinsbildenden Vorgänge. Damit wird das von Susan Hurley kritisierte Problem, dass das Bewusstsein zwischen Wahrnehmen und Bewegen gleichermaßen eingesperrt sei und Wahrnehmen und Bewegen selbst nur als mechanisch leibliche

Vorgänge angesehen werden, überwunden. Zwischen Wahrnehmen und Bewegen herrscht erstens eine zentrale gegenseitige Abhängigkeit, wie u. a. in der vorliegenden Arbeit gezeigt werden konnte, und zweitens erstrecken sich Bewusstseinsvorgänge in die Wahrnehmungs- und Bewegungsprozesse hinein und damit in die umgebende Welt. Bewusstsein und Selbstbewusstsein zeigen sich nicht mehr eingesperrt zwischen die biologisch oder mechanistisch gedachten Wahrnehmungs- und Bewegungsvorgänge des Organismus, sondern erscheinen eingebettet in die gesamten, auch außerleiblichen Wahrnehmungsvorgänge und in die korrespondierenden leiblichen Zustände. Sie interagieren durch die menschlichen Handlungen mit der umgebenden Welt. Indem man die beteiligten Bewusstseinsvorgänge jeweils mit im Blick hält, kann man von embodied cognition, embodied perception und embodied motion sprechen (Hurley 2013).

Ein weiterer wesentlicher Aspekt im Embodiment-Konzept ist der Leibbezug von Emotionen und Gefühlen. Die Verleiblichung von Gefühlen und Emotionen zeigt sich z. B. in der Mimik und im zugehörigen mimischen Ausdruck, in der Körperhaltung, in Körpergesten (von Abwehr bei Niedergeschlagenheit und Resignation hin zu Jauchzen und Springen bei Freude), in Herzschlag und Atmung, in der Anspannung oder Dynamik der quer gestreiften Körpermuskulatur oder in der Dynamik des Verdauungssystems mit den großen Verdauungsdrüsen in seinen unterschiedlichen Anteilen. Dabei ist für die Embodiment-Theorie nicht entscheidend, dass diese körperlichen Reaktionen oder Mitreaktionen bei Gefühlsregungen bestehen, sondern dass sie zentrale und unverzichtbare Grundlage für die im Bewusstsein erlebten Emotionen, Gefühle und Affekte darstellen. Bestimmte Aspekte des leiblichen Lebens erwecken nicht Gefühle, sondern sind in ihrem Sosein Gefühlsgrundlage und ein wesentlicher Teil des Gefühlserlebens ist das Mit-Erfahren leiblicher Zustände (Craig 2002). Craig benennt dabei neben der Propriozeption, die sich auf die Bewegungsorganisation bezieht, die von ihm so benannte Interozeption als Sinn für die physiologischen Zustände des gesamten Organismus und betitelt seinen diesbezüglichen Aufsatz in Nature Neuroscience mit »How do you feel?«.

Im interkulturellen Vergleich fand eine finnische Arbeitsgruppe weitgehend vergleichbare Körperregionen, die bei Basisemotionen wie z. B. Traurigkeit, Ärger, Angst, Freude, Liebe usw. als leiblicher Erlebensraum beim Auftreten dieser Emotionen als aktiv oder passiv, erwärmt oder abgekühlt beschrieben werden (Nummenmaa et al. 2014). Dies zeigt ▶ Abb. 10.1. Somatosenorisches Feedback könnte die Basis für das emotionale Erleben dieser Gefühle als Bewusstseinszustände sein. Bei den meisten Basisemotionen werden der Oberkörper und besonders der Zusammenhang mit dem sich verändernden Herzschlag und der Atmung als intensiver leiblicher Bezugspunkt angegeben.

Es ist dabei offensichtlich ein Resonanzverhältnis zwischen Gefühl, Bewusstsein und Körperzuständen gegeben. Einerseits benötigen die erlebbaren Gefühle die leibliche Grundlage und diese wird entlang der Wahrnehmung oder der sich verändernden Gefühlslage modifiziert, andererseits wirken gleichzeitig die leiblichen Zustände auf das Gefühlserleben und beeinflussen es deutlich. Dazu gibt es eine ganze Reihe von Untersuchungen, die zeigen wie z. B. der selektive Gebrauch der Streckermuskulatur des Arms im Vergleich zur Beugemuskulatur auf der psychischen Seite entweder mehr ein Annäherungs- oder – beim Gebrauch der Strecker – ein Vermeidungsverhalten induzieren (Tschacher und Storch 2012). Ein weiterer häufig untersuchter Aspekt des Leibbezugs von Gefühlen ist die faziale Feedback-Hypothese. Die entsprechende Ausformung und Bewegung der mimischen Muskulatur zeigt sich als wirksam für unser Erleben von Gefühlen. Durch geeignete Körper-Manipulationen, z. B. das Falten-Ziehen der Stirn oder das Halten eines Stifts mit den Zähnen (das zur Anspannung der sonst beim Lachen verwendeten mimischen Muskulatur führt) oder das Halten eines Stifts mit den Lippen (das zur Anspannung der sonst mit einem traurigen Affekt verbundenen mimischen Muskulatur führt) werden entsprechende emotionale Erlebnisse induziert (Niedenthal 2007). Eine Reihe weiterer körperbezogener affektiver und kognitiver Experimente findet sich bei Koch (2011).

Über den Leibbezug der Emotionen werden auch kognitive Aspekte des erlebten Leibes gut nachvollziehbar: So zeigen Havas et al. (2010) und Davis et al. (2010), dass eine Lähmung der mimischen Muskulatur – die ja unmittelbar unsere seelischen Affekte wie Weinen, Freude, Traurigkeit, Lachen, Erschrecken usw. zum Ausdruck bringt – nicht nur mechanische Störungen der Gesichtsbewegungen zur Folge hat, sondern dass nach einer kosmetischen Glättung der Stirn durch Botulinustoxin größere zeitliche Latenzen auftreten, schlechte oder traurige Nachrichten beim Lesen zu verstehen. Bis zu diesen Studien wurden Sprache und Sprachverstehen nicht unmittelbar in Zusammenhang mit der mimischen Muskulatur gebracht. Nun fand sich, dass der affektive Gehalt von Sprache sich auch auf die mimische Mitreaktion abstützt. Die Autoren konnten zeigen, dass das Verstehen von affektivem Inhalt entsprechender Worte oder Textteile beim Lesen deutlich verzögert ist, wenn die mimische Muskulatur durch z. B. Botulinustoxin gelähmt ist. Über den affektiven Gehalt von Sprache und kognitiven Inhalten ist vermutlich auch der Bezug zu Körpergesten und Körperhaltungen zumindest anteilig zu verstehen. Zum Empfinden und inhaltlichen Erfassen affektiver Sprachwendungen braucht man den Bewegungsorganismus der mimischen Muskulatur. Vermutlich wird der Bewegungsorganismus des ganzen Leibes gebraucht, um affektive Aspekte der Sprache und des Denkens leiblich zu begleiten. Schließlich drücken Gesten gerade den emotionalen und den inhaltlichen Aspekt von Gedanken leiblich aus.

Aber nicht nur die leiblichen Grundlagen von Gefühlen und gefühlsbezogenen Gedanken werden zunehmend empirisch zugänglich, sondern auch die leibbasierten und damit in der Bewegungs- und Willensorganisation des Menschen verankerten Grundlagen höherer, abstrakter Gedanken, zum Beispiel mathematisch-geometrischer Überlegungen. Wie bereits früher erwähnt, argumentieren Smetacek und Mechsner (2004) in einem Nature-Aufsatz, dass unser propriozeptives und somatosensorisches System, das die Bewegungswahrnehmung des Körpers und darauf aufbauend die Fülle der Bewegungen des Menschen ermöglicht, auch die Wurzel für unser Verständnis physikalischer Gesetzmäßigkeiten sein könnte, da den elementaren Begriffsbildungen wie Körper, Druck, Bewegung, Gewicht, Schwere (dem spezifischen Gewicht entsprechend) im und am Leib erfahrene alltägliche Bewegungen entsprechen, wie sie z. B. beim Abschätzen eines Gewichts oder dem Erfassen des spezifischen Gewichts durch Umgreifen stattfinden. Auf dem leiblichen Erleben aufbauend könnten sich durch Abstraktion die elementaren Begriffe und Konzepte der Mechanik und Bewegungslehre entwickelt haben, die zum Ausgangspunkt für die moderne Physik wurden. Ähnliche Überlegungen hatte Steiner in seiner Vortragsfolge »Allgemeine Menschenkunde als Grundlage der Pädagogik« (Steiner 2015) und in einer Reihe anderer Werke bereits vor fast 100 Jahren geäußert.

In einem Konzeptaufsatz in Nature mit dem Titel »Mind-grasping gravity. Is the mind's balance, and hence its functioning, derived from that of the body?« fragt Smetacek (2002), ob nicht die Urteilsfähigkeit im Denken und Wahrnehmen und damit letztendlich eine wesentliche gedankliche Funktion, die im Abwägen von Gleichgewichtslagen z. B. in Rechtsfragen, in jeglicher Urteilsbildung, letztendlich auch im Verwenden des »ist gleich«-Zeichens in der Mathematik vorliegt, aus der physischen Gleichgewichtslage unseres Organismus abgeleitet sein könnte, die wir als aufrechte Wesen stetig aktiv aufrecht erhalten müssen und die wir in der frühen Bewegungsentwicklung aufwendig und umfänglich zu meistern gelernt haben. Damit wäre über die Bewegungsorganisation und den daraus in die Sprache und die Begrifflichkeit eingehenden Leibbezug auch die Willens- und Bewegungssphäre des Menschen Grundlage für Embodiment. Dieser Aspekt wurde bereits in ▶ Kapitel 8 berührt.

Fingerhut, Hufendick und Wild benennen in ihrer Zusammenfassung vier unterschiedliche Arten der Konzeption von Embodiment:

1. Der ausgedehnte Geist (*extended mind*). In der Regel wird hier auf Computer- oder Gehirnmodelle rekurriert.
2. Verkörperung als Einbettung in Leibprozesse und deren Umgebung (*embedded mind*). Dieser Ansatz besagt, dass Aspekte unserer Umgebung (z. B. Werkzeuge) kognitive und mentale Akte und Prozesse unterstützen, ohne jedoch schon Teil oder Grundlage der mentalen Vorgänge zu sein.
3. Verkörperung als *embodied mind*, ein Konzept, das im Speziellen die leiblichen Grundlagen und den Beitrag des Körpers bzw. Leibes beim Zustandekommen und in der Ausformung von mentalen Zuständen betont.
4. Das Konzept des Enaktivismus (*enactive mind*), der sich als Kognition in der Wahrnehmung, in der Bewegung und in deren Zusammenhang »ausgegossen« sieht. Bewusstsein wird aus seiner körperbezogenen isolierten Position befreit und in Verbindung mit dem aktiven Gestalten von Umweltbezügen durch Wahrnehmen und Bewegen gebracht. Die Theorien zum enaktiven Geist haben als wesentlichen gemeinsamen Bezugspunkt, dass die Welt in Akten (enaktiv) hervorgebracht und gestaltet und nicht nur passiv in der Wahrnehmung entgegengenommen wird.

Alle vier Ansätze werden zusammenfassend auch als 4E-Ansatz beschrieben (Fingerhut et al. 2013, S. 64).

Ein umfangreich ausgelegtes Konzept des Embodiment kann insofern eine Brücke zwischen Natur- und Geisteswissenschaft schlagen, als relevante erkenntniswissenschaftliche Fragestellungen, wie z. B. die in der vorliegenden Arbeit behandelte Bedeutung der Bewegung beim Zustandekommen von Wahrnehmungen, der Bezug leiblicher Vorgänge zu kognitiven und emotionalen Bewusstseinsprozessen, generell die Rückwirkung leiblicher Vorgänge auf Bewusstseinsprozesse und die Wirkung von Bewusstseinsaspekten auf leibliche Prozesse auf diesem Weg untersuchbar werden. Eine Vermittlung von Naturwissenschaft und Geisteswissenschaften kann insofern stattfinden, als auf der einen Seite die phänomenal und introspektiv zu differenzierenden Gegebenheiten des Bewusstseins, der Wahrnehmung und des Selbstbewusstseins in ihren Nuancierungen dargestellt und beschrieben werden können. Auf der anderen Seite können diese introspektiv differenzierten Bewusstseinsphänomene dann in einem korrelativen Ansatz auf empirischem Weg leiblichen Vorgängen gegenübergestellt werden. Dieser Ansatz bietet eine Basis für weiterführende empirische Arbeiten, in denen sich die Wechselwirkung zwischen psychischen und leiblichen Vorgängen konkret und in Teilschritten empirisch untersuchen lässt. Die hier angeführten Arbeiten aus dem Bereich der Embodimentforschung sind nur einige wenige Beispiele eines bereits sehr umfangreichen empirischen Forschungsfeldes.

11.2 Verständigung zwischen Anthropologie und Anthroposophie

In der Anthroposophie liegt ein umfangreiches Verkörperungskonzept bereits seit Anfang des 20. Jahrhunderts mit der funktionellen Dreigliederung vor. Dieses Konzept fasst den gesamten Leib als Grundlage und Resonanzorgan für die seelischen und kognitiven Vorgänge von Denken, Fühlen und Wollen.

Mit dem anthroposophischen Dreigliederungsmodell ist eine Anregung zur Erweiterung der Anthropologie insofern vorhanden, als neben den kognitiven und emotionalen Aspekten hier auch eine Konzeption der Verkörperung der willentlichen bzw. volitionalen Seite des Seelischen in leibliche Vorgänge entwickelt ist. Die leibliche Seite der seelischen Willenssphäre ist in den Bewegungs- und Stoffwechselvorgängen des Organismus zu sehen, die leiblichen Grundlagen für die Emotionen und Affekte, für das Gefühlsleben im Seelischen, sind in den rhythmischen Prozessen des Organismus – konzentriert vor allem in Herzschlag und Atmung – gegeben und die leibliche Seite des Vorstellens, der Wahrnehmungsvorstellungen und der vorstellenden Denkprozesse, ist analog zu den in der biologischen Psychologie etablierten Anschauungen in den Prozessen des Nervensystems zu finden. Genauer wurde dieses Embodiment-Konzept bereits in ▶ Kapitel 8 in der Beschreibung der funktionellen Dreigliederung ausgeführt.

Durch die funktionelle Dreigliederung Rudolf Steiners und den Gestaltkreisansatz von Viktor von Weizsäcker wird insofern eine zentrale Erneuerung – und in gewissem Sinn eine Wieder-Erinnerung an das Konzept der Selbstbewegung des Organismus bei Aristoteles – eingebracht, als auf die spontan-aktive Seite des Organismus als zentrale Geste des Lebendigen verwiesen wird, die nicht aus anderen Faktoren abgeleitet werden kann. In der vorliegenden Arbeit wurde gezeigt, dass die Selbstbewegung des Organismus der Wahrnehmung (Rezeptivität) und der damit gegebenen Beeinflussung des Organismus aus der Umwelt als gleichberechtigter Ausgangpunkt zur Seite zu stellen ist. Dies zeigt sich insbesondere in den Untersuchungen zur Entwicklung der menschlichen Fähigkeiten. Die beiden Aspekte des Verhaltens zur Umwelt stehen dabei in einem sich gegenseitig begründenden Wechselverhältnis.

In der empirischen und theoretischen Psychologie wurden Willensaspekte lange Zeit wenig behandelt, wie die bereits erwähnte Zusammenschau von Heckhausen, Gollwitzer und Weinert (1987) belegt.

Das Wiederaufgreifen der Selbstbewegung als zentrales Element lebendiger Organismen und im Besonderen als zentrales Element der seelischen und geistigen Funktionen kann eine wesentliche Erweiterung des Embodiment-Ansatzes für die Humanwissenschaften darstellen. Auf der psychischen Seite entspricht dem leiblichen Phänomen der Selbstbewegung die Ebene der Willensfähigkeit, der Fähigkeit Vorgänge und Prozesse zu initiieren. Auf der gedanklich-geistigen Seite tritt der Wille als Denkwille ebenfalls vorgangs- und prozessinitiierend in Erscheinung.

Die anthroposophische Anregung im Konzept der funktionellen Dreigliederung ist dabei insbesondere in der leiblichen Verankerung der Willensprozesse in den zur Bewegung veranlagten oder die Bewegung ermöglichenden Körperorganen – vorwiegend in der Muskulatur – zu sehen. Dazu gehören bereits auf zellulärer Ebene glattmuskuläre kontraktile Zellen, daraus resultierende Zellverbände und damit die ganze in den vegetativen Leibesvorgängen wirkende glattmuskuläre Motorik, z. B. der Peristaltik. Diese Bewegungsvorgänge sind im Wesentlichen unbewusste Prozesse. Der bewussten Handlungsplanung und Motorik zugänglich ist die den Leib über Haltung und Bewegung in die Umwelt einbettende Skelettmuskulatur. Mit dieser Konzeption kann der Organismus vollumfänglich als Resonanzraum und Widerlager und so als Grundlage für Bewusstseins- bzw. seelische Prozesse in ihrer ganzen Spannbreite von Wahrnehmen, Vorstellen, Fühlen und Wollen gesehen werden.

Es zeigt sich dabei für den Willen, für das Vermögen zu Spontaneität und Eigenbewegung, ein Dreischritt von der leiblichen Bewegung zur seelischen Fähigkeit des Willens im Handeln bis hin zur Willensbewegung im Denken. Diese Ebenen werden in der leiblichen Entwicklung nacheinander und aufeinander aufbauend durchlaufen. Zunächst entwickeln sich die leiblichen Bewegungsvorgänge, darauf aufbauend werden intendierte und gezielte Handlungen möglich und wiederum darauf aufbauend kommt es zunehmend zu einem Handeln in der Vorstellung, in den eigenen Denkbewegungen. In der Abfolge von Gehen, Spracherwerb und Denken in den ersten Lebensjahren wird diese Entwicklungsfolge exemplarisch anschaulich.

Das moderne naturalistische Verständnis des Menschen ergibt sich aus der immer umfangreicheren Anwendung der naturwissenschaftlichen Bilder und Methoden in Biologie und Psychologie. In der Entwicklung der Naturwissenschaft hat sich zunächst das Konzept der Newtonschen Mechanik etabliert und verbreitet. Es wurde zum Ausgangspunkt einer mathematischen Naturbeschreibung und zum Modell für die folgenden Weiterentwicklungen in der Naturforschung. In der Newtonschen Mechanik kommt das aristotelische Konzept der Selbstbewegung nicht mehr vor. Es gibt dort nur noch verursachte Bewegungsänderung oder den Zustand geradlinig gleichförmiger Bewegung. Mit diesem Konzept wurde ein Teil der anorganischen Verhältnisse mathematisierbar und beschreibbar im Sinne einer Mechanik. Aristoteles hatte sein Konzept der Selbstbewegung an der Betrachtung des Lebendigen entwickelt. Mit der Anwendung der neuzeitlichen Naturwissenschaft auf die Biologie und lebendige Organismen wurde der Aspekt der Selbstbewegung zunehmend weniger beachtet und konnte schließlich keine Konzeptualisierung in den Lebenswissenschaften mehr finden, da er in den paradigmatisch auftretenden Leitwissenschaften Physik und Chemie nicht vorkommt. Bei Johannes Müller, einem wesentlichen Begründer der modernen Physiologie im 19. Jahrhundert, findet sich noch der Versuch, über den Begriff der Intentionalität den Aspekt der Selbstbewegung und der Selbstverursachung in der Humanbiologie aufrechtzuerhalten (Kienle 1966, 1968). In der Folge geriet dieses Element weitgehend oder vollständig aus dem Blick der wissenschaftlichen Biologie, Psychologie und Anthropologie. Es gibt bis auf Ausnahmen auch keine Modelle, die die Selbstbewegung umfänglich als wissenschaftliches Konzept erfassen und beinhalten. Eine solche Ausnahme war Viktor von Weizsäcker. Aber sein Gestaltkreisansatz fand wenig Verständnis und geringe Verbreitung.

Die Alltagserfahrung des Lebendigen, die Spontaneität, findet keine Abbildung in den grundlegenden Modellen der anorganischen Naturwissenschaft und den darauf aufbauenden Konzeptionen des Menschen. Entsprechend dem Verlust der in der äußeren Natur nicht mehr auffindbaren Selbstbewegung entfaltete die Anwendung dieses naturwissenschaftlichen Forschungskonzepts auf die Biologie und die Humanwissenschaften folgerichtig die Auffassung, dass auch der menschliche Organismus sowie die psychischen und geistigen Aspekte des Menschen und der Lebewesen ausschließlich durch Umgebungsreize bedingt und durch die innere Konstellation der Materie konstituiert werden. Das im Lebendingen stets vorhandene und erfahrbare Element der spontanen Eigenaktivität blieb unberücksichtigt.

Über diese Aspekte in einen Austausch zu kommen und einen Dialog zu entwickeln, kann eine Brücke zwischen anthropologischer und anthroposophischer Blickweise auf den Menschen mit dem Ziel einer umfassenden Anthropologie bilden. Die ideellen anthroposophischen Konzepte können als Anregungen für empirische Forschungsfragen verstanden werden. Ein dogmatisierender, fixierender und tradierte Standpunkte bewahrender Zugang kann so von allen Seiten im Blick auf die zentrale und umfassende Frage: »Wer ist der Mensch?« aufgegeben werden. Zu suchen sind empirisch nachweisbare, tragfähige Konzeptionen. Von anthroposophischer Seite können auf diesem Weg Anregungen zu Forschungen im Embodiment-Ansatz ergänzt werden. Umgekehrt können die idealistischen Konzeptionen der Anthroposophie auf diesem Weg eine empirische Einbettung, Ausdifferenzierung und Konkretion erfahren.

12 Zusammenschau und Resümee

Gemäß dem die empririschen Wissenschaften aktuell prägenden, letztlich mechanistischen Paradigma, das sich noch vielfach in physiologischen, psychologischen und medizinischen Vorstellungen und Lehrbüchern tradiert findet, werden menschliche Bewegung und Wahrnehmung als ableitbare Folgen äußerer Reize und im ZNS fixierter Abläufe verstanden, die den Organismus zur Reaktion und in Bewegung bringen. Wahrnehmen und Bewegen werden dabei getrennt behandelt und untersucht. Dieser Ansatz führt notwendigerweise zur Forderung von im Nervensystem gespeicherten »motorischen Programmen« für die Bewegung und zum passiven Verständnis von Wahrnehmungen als Folge von physikalisch gedachten äußeren Reizen und deren naturgesetzlicher Verarbeitung. Reize, Verarbeitungs-Programme im ZNS und deren Interaktion sind in dieser Konzeption die Ursache für Wahrnehmen und Bewegen des Menschen. Eine Selbstbewegung gibt es nicht.

In der vorliegenden Analyse zeigt sich eine grundlegende gegenseitige Beziehung von Wahrnehmen und Bewegen. Selbstbewegung ist ein für die menschliche Entwicklung konstitutiver Faktor, der nicht aus anderen Ursachen abgeleitet werden kann. Im so entwickelten neuen Paradigma wird das menschliche Handeln als intentionales Verhalten eines erlebenden und leiblichen Wesens zugänglich, das im Handeln einen sinnhaften und zielorientierten Weltbezug realisiert. Die Orientierung des menschlichen Handelns an Zielen zeigt die ideelle Verursachung der menschlichen Handlungen. Ziele ergeben sich aus einer Bedeutungsvergabe. Bedeutung ist eine rein inhaltliche, mit anderen Worten geistige Kategorie. Man kann die Verursachung und Orientierung der menschlichen Bewegung nicht in materiellen Größen von Raum, Zeit und Energie hinreichend abbilden. In Inhalten lebt, bewegt und entwickelt sich das selbstbewusste menschliche Wesen. Insofern lebt im zielorientierten Handeln das Ich des Menschen. Wenn der Mensch seine Handlungsmotive in den Mitmenschen und in der Welt findet, lebt er mit seinem Ich im Wahrnehmen und Bewegen in der Welt.

Die menschliche Bewegung als zentrale Inkarnationsgeste eines Ich-Wesens in Raum und Zeit immer detaillierter zu verstehen, ist eine Aufgabe zukünftiger, auf Leib, Seele, Geist und deren Zusammenspiel gerichteter Forschung (Weger et al. 2021). Die Ergebnisse dieser Forschung können wesentliche Elemente eines Embodiment-Konzepts werden, das die physisch-leibliche und die seelisch-geistige Seite des Menschen in einen den ganzen Leib, nicht nur das Gehirn, einbeziehenden funktionellen Zusammenhang bringt. Individuelle Zielsetzungen und Sinngebung werden in ihrer Bedeutung für die leibliche Gesundheit im Sinn einer therapeutischen Physiologie verständlich. Die Bewegung zeigt sich als zentrale Geste des Embodiment in der Entwicklung des Menschen. Daraus wird die therapeutische Bedeutung der menschlichen Bewegung verständlich, auf umfängliche Weise zugänglich und für die Patienten in der Therapie als Anregung zur Selbstbewegung einsetzbar.

Dank

Danken möchte ich an dieser Stelle für die Freundschaft und die Unterstützung beim Werden dieser Arbeit und die Umsetzung einer gemeinsamen Vision mit dem Integrierten Begleitstudium Anthroposophische Medizin und Psychologie meinen Kolleginnen und Kollegen Christian Scheffer, Diethard Tauschel, Gabriele Lutz, David Hornemann, Ulrich Weger, Terje Sparby und Dirk Cysarz. Mein Dank gilt auch allen weiteren und den früheren Mitarbeiterinnen und Mitarbeitern im Begleitstudium: Melanie Neumann, Gudrun Roling, Myriam Valk-Draad, Miriam Thye, Alfred Längler, Jannis Keuerleber, Sonny Jung, Daniela Lang, Sophia Matthiessen, Rebekka von Oettingen und Johanna Hueck.

In besonderer Weise danken möchte ich Nicole Lampe, die mir vielfach beim Erstellen des Manuskripts und ganz häufig spontan bei unverhofft sich ergebenden Diktaten geholfen und zur Seite gestanden hat. Ebenfalls ein ganz besonderer Dank gilt Barbara Pfrengle-Längler, die seit vielen Jahren unser Sekretariat in ganz selbstloser Weise und mit großer Hilfsbereitschaft gestaltet und unsere Finanzen in die rechte Buchführung gebracht hat.

Auch möchte ich an dieser Stelle für die Unterstützung durch ein Stipendium der Software AG-Stiftung danken. Namentlich nennen möchte ich dabei insbesondere Herrn Dirg-Lothar Ollinger, Frau Eller und ganz besonders Herrn Dr. h. c. Peter M. Schnell, den selbstlosen Stifter der Software AG-Stiftung.

Mein ganz besonderer Dank gehört Dirk Cysarz, mit dem ich schon vor Beginn des Begleitstudium-Projekts gemeinsame Forschungsfragen und gemeinsame Forschungsprojekte verfolgen konnte und mit dem in den letzten Jahren der Aufbau einer Grundlagenarbeit zum Organismusverständnis und der Bedeutung der zeitlichen Strukturen im Organismus auf der Basis von Analysen der Herzfrequenzvariabilität möglich geworden ist. Für seinen Beitrag in den gemeinsam realisierten Projekten der letzten Jahre und der Unterstützung bei dieser Arbeit danke ich ihm herzlich. Ebenso gebührt mein besonderer Dank Professor Peter Heusser, an dessen Lehrstuhl und in dessen Betreuung diese Arbeit Gestalt annahm. Für die Begleitung und Unterstützung danke ich ihm sehr. Danken möchte ich auch dem 2019 verstorbenen Professor Peter Matthiessen für vielfältige Gespräche zu diesem und vielen weiteren Themen im Umkreis der Suche nach einer wahrheitsgemäßen und zukunftsfähigen Menschenerkenntnis und ihrer Umsetzung in der Medizin und in der medizinischen Ausbildung. Professor Wolfgang Schad danke ich für die Einladung, zu diesem Thema bei einem Symposium 2011 in Stuttgart vorzutragen und das Vorgetragene auszuarbeiten. Auch danke ich ihm für die freundschaftlichen Begegnungen in den vergangenen Jahren und wiederholte Gespräche zum hier behandelten Thema.

Ebenfalls danke ich herzlich meinen Freund Knut Humbroich für den vielfältigen Austausch, nicht zuletzt zu den hier behandelten Gedanken, aber auch für die therapeutische Unterstützung, Anregung und Hilfestellung im klinischen Alltag und der Arbeit mit den Patienten, in der sich doch erst die reale Tragfähigkeit unserer expliziten und impliziten anthropologischen Konzeptionen zeigen kann und muss.

Ganz besonders danken möchte ich Professor Peter Selg, mit dem mich seit dem Studium eine intensive Freundschaft und ein Begleiten im Geiste bei dem auf unterschiedlichen Wegen verfolgten gemeinsamen Bemühen um die Realisierung von tragfähigen Zukunftsimpulsen verbindet.

Danken möchte ich aber auch meiner während der letzten Monate der Erstellung dieser Arbeit verstorbenen Tante Rosemarie Bock aus Dortmund, die sich – trotz ihres Alters von 92 Jahren und dem inhaltlich nicht mehr Eingehen-Können auf die hier behandelten Fragen und trotz einer erheblichen Erkrankung in ihren letzten Lebenswochen – nach dem Fortgang meiner Arbeit erkundigte und mir dadurch neue Kraft zukommen ließ.

Vielen herzlichen Dank auch an Frau Brutler, Frau Winkler, Herrn Dr. Poensgen und die weiteren Mitarbeiterinnen und Mitarbeiter des Kohlhammer Verlags für die stets hilfreiche und zuvorkommende Zusammenarbeit beim Erstellen des Manuskripts für die Buchpublikation.

Am Ende, aber nicht zuletzt, möchte ich ganz herzlich Ruth Richter danken, die mir in der Schlussphase der Manuskripterstellung für das Buch wesentliche Hilfe und Unterstützung zukommen ließ.

Allen Genannten und vielen weiteren ungenannten hilfreichen Gesprächs- und Diskurspartnerinnen und -partnern in den letzten Jahren sei hiermit ein herzlicher Dank gesagt.

Witten/Herdecke, im Frühjahr 2022
Friedrich Edelhäuser

Literatur

Adams SC, Kiefer M (2012) Testing the attentional boundary conditions of subliminal semantic priming: the influence of semantic and phonological task sets. Front Hum Neurosci 29(6): 241.
Adams RA, Shipp S, Friston KJ (2013) Predictions not commands: active inference in the motor system. Brain Structure and Function 218(3): 611–643.
Albin RL, Albers JW, Greenberg HS, Townsend JB, Lynn RB, Burke JM, Alessi AG (1987) Acute sensory neuropathy-neuronopathy from pyridoxine overdose. Neurology 37(11): 1729–1732.
An der Heiden U (2005) Zirkuläre Kausalität in Gesundheit und Krankheit. In: Matthiessen P (Hrsg.) Auf der Suche nach den Ursachen – Zur Problematik des Kausalitätsbegriffs in der Medizin. Frankfurt am Main: VAS.
Angevaren M, Aufdemkampe G, Verhaar HJ, Aleman A, Vanhees L (2008) Physical activity and enhanced fitness to improve cognitive function in older people without known cognitive impairment. Cochrane Database Syst Rev 16(3): CD005381.
Arcila-Londono X, Lewis RA (2012) Guillain-Barré syndrome. Semin Neurol 32(3): 179–186.
Arem H, Moore SC, Patel A, Hartge P, Berrington de Gonzalez A, Visvanathan K, Campbell PT, Freedman M, Weiderpass E, Adami HO, Linet MS, Lee IM, Matthews CE (2015) Leisure time physical activity and mortality: a detailed pooled analysis of the dose-response relationship. JAMA Intern Med 175: 959–67.
Arizpe J, Kravitz DJ, Yovel G, Baker CI (2012) Start position strongly influences fixation patterns during face processing: Difficulties with eye movements as a measure of information use. PLoS One 7(2): e31106.
Auersperg AP, Derwort A, Schrenk M (1960) Beitrag zur Psychophysiologie der intentionalen Blickbewegung. Der Nervenarzt 31(20): 241–253.
Auersperg AP, Sprockhoff H (1935) Experimentelle Beiträge zur Frage der Konstanz der Sehdinge und ihrer Fundierung. Pflügers Archiv für die ges. Physiologie 236(1): 301–320.
Bahill AT, Adler D, Stark L (1975) Most naturally occurring human saccades have magnitudes of 15 degrees or less. Investigative Ophthalmology 14(6): 468–469.
Baker LR (1998) The first-person perspective – A test for naturalism. American Philosophical Quarterly 35(4): 327–348.
Bandura A (1994) Self-efficacy. In: Ramachaudran VS (Ed.) Encyclopedia of human behavior New York Academic Press. Vol. 4, S. 71–81. (Reprinted in Friedman H [Ed.] (1998) Encyclopedia of mental health. San Diego Academic Press.)
Basfeld M (1997) Phänomen – Element – Atmosphäre. Zur Phänomenologie der Wärme. In: Böhme G, Schiemann G (Hrsg.) Phänomenologie der Natur. Frankfurt am Main: Suhrkamp TB Wissenschaft. S. 190–212.
Basfeld M (1998) Wärme: Urmaterie und Ich-Leib. Beiträge zur Anthropologie und Kosmologie. Stuttgart: Freies Geistesleben.
Beissner F, Meissner K, Bär KJ, Napadow V (2013) The autonomic brain: an activation likelihood estimation meta-analysis for central processing of autonomic function. J Neurosci 33(25): 10503–10511.
Békésy G von (1970) Physiologie der Sinneshemmung. München: Goldmann.

Berger H (1929) Über das Elektroenkephalogramm des Menschen. In: Arch f Psychiatr 87: 527–570.
Bernardi L, Valle F, Coco M, Calciati A, Sleight P (1991) Physical activity influences heart rate variability and very-low-frequency components in Holter electrocardiograms. Cardiovasc Res 32(2): 234–237.
Bernstein N (1967) The co-ordination and regulation of movements. Oxford, UK: Pergamon Press.
Bernstein N (1975) Bewegungsphysiologie. In: Pickenhain L, Schnabel G (Hrsg.) Sportmedizinische Schriftenreihe Bd. 9. Leipzig: Johann Ambrosius Barth.
Bherer L (2015) Cognitive plasticity in older adults: effects of cognitive training and physical exercise. Ann N Y Acad Sci 1337: 1–6.
Birbaumer N, Schmidt RF (2010) Allgemeine Sinnesphysiologie und Grundlagen der Wahrnehmungspsychologie. In: Birbaumer N, Schmidt RF (Hrsg.) Biologische Psychologie. Heidelberg: Springer. S. 297–320.
Blume T (2003) Phänomenologie. In: Rehfus WD (Hrsg.) Handwörterbuch Philosophie. Göttingen: Vandenhoeck & Ruprecht/UTB. S. 531–535.
Bockemühl J (1997) Aspekte der Selbsterfahrung im phänomenologischen Zugang zur Natur der Pflanzen, Gesteine, Tiere und der Landschaft. In: Böhme G, Schiemann G (Hrsg.) Phänomenologie der Natur. Frankfurt am Main: Suhrkamp TB Wissenschaft. S. 149–189.
Bockemühl M (1985) Die Wirklichkeit des Bildes. Bildrezeption als Bildproduktion – Rothko, Newman, Rembrandt, Raphael. Stuttgart: Urachhaus.
Böhme G (1997) Phänomenologie der Natur – ein Projekt. In: Böhme G, Schiemann G (Hrsg.) Phänomenologie der Natur. Frankfurt am Main: Suhrkamp TB Wissenschaft. S. 11–43.
Böhme G, Schiemann G (Hrsg.) (1997) Phänomenologie der Natur. Frankfurt am Main: Suhrkamp TB Wissenschaft.
Bolanowski SJ, Verrillo RT, McGlone F (2004) Passive, active and intra-active (self) touch. Behav Brain Res 148(1–2): 41–45.
Borji A, Itti L (2014) Defending Yarbus: Eye movements reveal observers' task. J Vis 14(3): 29.
Braitenberg V (1994) Das Hirn ist in der Seele (Interview). In: Im Gehirn. NZZ Folio Nr. 3, 6–12.
Brooks N, Goldin-Meadow S (2015) Moving to Learn: How Guiding the Hands Can Set the Stage for Learning. Cogn Sci (online first), doi: 10.1111/cogs.12292.
Brown DK, Barton JL, Gladwell VF (2013) Viewing Nature Scenes Positively Affects Recovery of Autonomic Function Following Acute-Mental Stress. Environ Sci Technol 47 (11): 5562–5569.
Brück K, Golenhofen K, Hildebrandt G (Hrsg.) (1988) Herbert Hensel – Physiologie und Sinnestheorie. Marburg: Physiologisches Institut, Philipps Universität.
Brueckner A (2016) Skepticism and Content Externalism. In: The Stanford Encyclopedia of Philosophy (Winter 2016 Edition), Zalta EN (ed.). (https://plato.stanford.edu/archives/win2016/entries/skepticism-content-externalism/, Zugriff am 17.09.2020).
Buchanan I (1992) Geschichtlicher Abriss der Duplizitätstheorie von der Renaissance bis zur Gegenwart. In: Schad W (Hrsg.) Die menschliche Nervenorganisation und die soziale Frage. Teil 1 Ein anthropologisch-anthroposophisches Gespräch. Stuttgart: Freies Geistesleben. S. 31–65.
Buchli AD, Schwab ME (2005) Inhibition of Nogo: a key strategy to increase regeneration, plasticity and functional recovery of the lesioned central nervous system. Ann Med 37 (8): 556–567.
Büssing A, Kröz M, Michalsen A (2020) Die Behandlung chronischer Rückenschmerzen durch nicht-pharmakologische Interventionsverfahren: ein Wirksamkeitsvergleich von Heileurythmie, Yoga und Standart-Physiotherapie (RCT). YES-Studie. DRKS-ID der Studie: DRKS00004651 (https://www.drks.de/drks_web/navigate.do?navigationId=trial.HTML&TRIAL_ID=DRKS00004651, Zugriff am 26.09.2020).

Büssing A, Ostermann T, Edelhäuser F (2009) Klinische Studien zur Heileurythmie – Aspekte für zukünftige Planungen. Der Merkurstab 62(3): 234–238.
Bushdid C, Magnasco MO, Vosshall LB, Keller A (2014) Humans Can Discriminate More than 1 Trillion Olfactory Stimuli. Science 343(6177): 1370–1372.
Buzsáki G, Draguhn A (2004) Neuronal Oscillations in Cortical Networks. Science 304 (5679): 1926–1929.
Caramia M, Gigli GL, Zarola F, Parisi L, Bernardi G, Rossini PM (1987) Acute sensory neuronopathy; a case report. Electroenceph C in Neurophysiol 66(5): S17–S18.
Castelhano M, Mack M, Henderson J (2009) Viewing task influences eye movement control during active scene perception. J Vis 9(3): 6.
Causer J, McCormick SA, Holmes PS (2013) Congruency of gaze metrics in action, imagery and action observation. Front Hum Neurosci 7: 604.
Christian P (1994) Die Coincidentialkorrespondenz als Ausgangspunkt der psychophysiologischen Interpretation des bewusst Erlebten und des Bewußtseins. In: Oettingen-Spielberg T zu, Lang H (Hrsg.) Leibliche Bedingungen und personale Entfaltung der Wahrnehmung. Würzburg: Königshausen und Neumann. S. 29–39.
Christian W (1948) Vom Wertbewusstsein im Tun. In: Weizsäcker V vor (Hrsg.) Beiträge aus der allgemeinen Medizin 4 Stuttgart Enke. S. 1–20.
Chua LK, Dimapilis MK, Iwatsuki T, Abdollahipour R, Lewthwaite R, Wulf G (2019) Practice variability promotes an external focus of attention and enhances motor skill learning. Hum Mov Sci Apr;64: 307–319.
Churchland P (2013) Touching a nerve: The Self as Brain. New York, USA: W. W. Norton & Company.
Cochen V, Arnulf I, Demeret S, Neulat ML, Gourlet V, Drouot X, Moutereau S (2005) Vivid dreams, hallucinations, psychosis and REM sleep in Guillain–Barré syndrome. Brain 128(11): 2535–2545.
Colberg SR, Sigal RJ, Fernhall B, Regensteiner JG, Blissmer BJ, Rubin RR, Chasan-Taber L, Albright AL, Braun B (2010) Exercise and type 2 diabetes: the American College of Sports Medicine and the American Diabetes Association: joint position statement. Diabetes Care 33: e147–167.
Cole J (1995) Pride and a Daily Marathon. Cambridge, USA: The MIT Press.
Cole JD, Katifi HA (1991) ›Evoked Potentials‹ in a subject with a Large Fibre Peripheral Neuropathy. Electroencephalography and Clinical Neurophysiology 80(2): 103–107.
Cole JD, Sedgwick EM (1992) The perceptions of force and of movement in a man without large myelinated sensory afferents below the neck. J Physiol 449: 503–515.
Collet C, Di Rienzo F, El Hoyek N, Guillot A (2013) Autonomic nervous system correlates in movement observation and motor imagery. Front Hum Neurosci 7: 415.
Craig AD (2002) How do you feel? Interoception: the sense of the physiological condition of the body. Nat Rev Neurosci 3(8): 655–666.
Critchley HD (2009) Psychophysiology of neural, cognitive and affective integration: fMRI and autonomic indicants. Int J Psychophysiol 73(2): 88–94.
Critchley HD, Mathias CJ, Josephs O, O'Doherty J, Zanini S, Dewar BK, Shallice T, Dolan RJ (2003) Human cingulated cortex and autonomic control: converging neuroimaging and clinical evidence. Brain 126(10): 2139–2152.
Cysarz D, Edelhäuser F, Van Leeuwen P (2015b) Strategies of symbolization in cardiovascular time series to test individual gestational development in the fetus. Philos Trans A Math Phys Eng Sci 373(2034) 20140087
Cysarz D, Van Leeuwen P, Edelhäuser F, Montano N, Somers VK, Porta A (2015a) Symbolic transformations of heart rate variability preserve information about cardiac autonomic control. Physiol Meas 36(4): 643–657.
Damasio A, Carvalho GB (2013) The nature of feelings: evolutionary and neurobiological origins. Nat Rev Neurosci 14(2): 143–152.
Davis JI, Senghas A, Brandt F, Ochsner KN (2010) The effects of Botox injections on emotional experience. Emotion 10(3): 433–440.
Derwort A (1948) Zur Psychophysik der handwerklichen Bewegungen bei Gesunden und Hirngeschädigten. Beiträge zur allgemeinen Medizin Heft 4. Stuttgart: Enke. S. 21–72.

Dietz V, Sinkjaer T (2012) Spasticity. Handb Clin Neurol 109: 197–211.
Edelhäuser F (1996) Aufbau und Evaluation eines Meßplatzes zur quantifizierenden Erfassung von Spastik. Inauguraldissertation zur Erlangung des Grades eines Doktors der Medizin der Universität Witten/Herdecke.
Edelhäuser F (1998) Intentionalität und Bewegung. Viktor von Weizsäckers Gestaltkreis als intentionaler Akt. In: Schwaetzer H, Stahl-Schwaetzer H (Hrsg.) L'homme machine? Anthropologie im Umbruch. Ein interdisziplinäres Symposion. Hildesheim: G. Olms. S. 109–131.
Edelhäuser F (2010) Chronobiologische Perspektive auf den menschlichen Organismus zum Verständnis anthroposophisch-therapeutischer Maßnahmen am Beispiel der Heileurythmie. In: Weißkircher A, Warning A (Hrsg.) Forschungswege in der Eurythmietherapie. Frankfurt am Main: Peter Lang. S. 41–53.
Edelhäuser F (2014) Person und Bewusstsein im »Hirntod«-Konzept aus neurologischer Perspektive. Der Merkurstab 67(5): 349–361.
Edelhäuser F (2015) Die menschliche Bewegung und die Funktion der motorischen Nerven. Der Merkurstab 68(3): 184–190.
Edelhäuser F (2016) Therapeutische Möglichkeiten in der neurologischen Rehabilitation: Die Aufgaben des Nervensystems beim Wahrnehmen und Bewegen. Der Merkurstab 69: 332–344.
Edelhäuser F (2018) Zeit und Zeiterfahrung in der Wahrnehmung. In: Kortum R, Wohler D, Gruber H (Hrsg.) Zeit und Zeiterfahrung in den Künstlerischen Therapien. Ein interdisziplinärer Dialog. Berlin: EB-Verlag Dr. Brandt. S. 15–54.
Edelhäuser F, Bovelet M, Heusser P, Cysarz D, Büssing A (2010) Measures of physical and emotional warmth and coldness. European Journal of Integrative Medicine 2(4): 208–209.
Edelhäuser F, Hak F, Kleinrath U, Lühr B, Matthiessen PF, Weinzirl J, Cysarz D (2013) Effects of colour light on cardiorespiratory coordination. Evid Based Complement Alternat Med 2013: 810876.
Edelhäuser F, Minnerop A, Trapp B, Büssing A, Cysarz D (2015) Eurythmy therapy increases specific oscillations of heart rate variability. BMC Complement Altern Med 15: 167.
Erickson KI, Leckie RL, Weinstein AM (2014) Physical activity, fitness, and gray matter volume. Neurobiol Aging 35(Suppl 2): 20–28.
Erickson KI, Raji CA, Lopez OL, Becker JT, Rosano C, Newman AB, Gach HM, Thompson PM, Ho AJ, Kuller LH (2010) Physical activity predicts gray matter volume in late adulthood: the Cardiovascular Health Study. Neurology 75(16): 1415–1422.
Fingerhut J, Hufendiek R, Wild M (Hrsg.) (2013) Philosophie der Verkörperung. Berlin: Suhrkamp.
Fiuza-Luces C, Santos-Lozano A, Joyner M, Carrera-Bastos P, Picazo O, Zugaza JL, Izquierdo M, Ruilope LM, Lucia A (2018) Exercise benefits in cardiovascular disease: beyond attenuation of traditional risk factors. Nat Rev Cardiol 15: 731–43.
Förster E (2011) Die Wissenschaftlichkeit der Anthroposophie. Anmerkungen zu Steiners »Bologna Vortrag«. Die Drei 6: 27–38.
Frank C, Land WM, Popp C, Schack T (2014) Mental representation and mental practice: Experimental investigation on the functional links between motor memory and motor imagery. PLoS One 9(4): e95175.
Fuchs T (2005) Ökologie des Gehirns – Eine systemische Sichtweise für Psychiatrie und Psychotherapie. Nervenarzt 76(1): 1–10.
Fuchs T (2013) Das Gehirn – ein Beziehungsorgan. Eine phänomenologisch-ökologische Konzeption. 4., aktualisierte und erweiterte Auflage. Stuttgart: Kohlhammer.
Fuchs T (2021) Das Gehirn – ein Beziehungsorgan. Eine phänomenologisch-ökologische Konzeption. 6., erweiterte und aktualisierte Auflage. Stuttgart: Kohlhammer.
Gallagher S, Cole J (1995) Body Image and Body Schema in a Deafferented Subject. The Journal of Mind and Behavior 16(4): 369–390.
Gandolla M, Ferrante S, Molteni F, Guanziroli E, Frattini T, Martegani A, Ferrigno G, Friston K, Pedrocchi A, Ward NS (2014) Re-thinking the role of motor cortex: context-sensitive motor outputs? Neuroimage 91: 366–374.

Garcia DO, Thomson CA (2014) Physical activity and cancer survivorship. Nutr Clin Pract 229(6): 768–779.
Gazzaniga M (2012) Die Ich-Illusion. München: Carl Hanser.
Gegenfurthner KR (2006) Gehirn & Wahrnehmung. Frankfurt am Main: Fischer.
Gibson JJ (1962) Observations on active touch. Psychol Rev 69(6): 477–491.
Gladwell VF, Brown DK, Barton JL, Tarvainen MP, Kuoppa P, Pretty J, Suddaby JM, Sandercock GR (2012) The effects of views of nature on autonomic control. Eur J Appl Physiol 112(9): 3379–3386.
Gögelein C (1972) Zu Goethes Begriff von Wissenschaft. Auf dem Weg seiner Methodik der Farbstudien. Einzelarbeit aus dem Max-Planck-Institut zur Erforschung der Lebensbedingungen der wissenschaftlich-technischen Welt. Hrsg. von C. F. von Weizsäcker. München: Carl Hanser.
Goethe JW von (1998) Autobiographische Einzelheiten. Glückliches Ereignis. In: Goethe Werke – Hamburger Ausgabe; Band 10: Autobiographische Schriften II. München: C.H. Beck. S. 538–542.
Goethe JW von (2002a) Bedeutende Fördernis durch ein einziges geistreiches Wort. In: Goethe Werke – Hamburger Ausgabe; Band 13: Naturwissenschaftliche Schriften I; Allgemeine Naturwissenschaft – Morphologie – Geologie – Farbenlehre, Didaktischer Teil. München: C.H. Beck. S. 38.
Goethe JW von (2002b) Der Versuch als Vermittler von Objekt und Subjekt; In: Goethe Werke München Hamburger Ausgabe; Band 13: Naturwissenschaftliche Schriften I; Allgemeine Naturwissenschaft – Morphologie – Geologie – Farbenlehre, Didaktischer Teil. München: C.H. Beck. S. 10–20.
Goldin-Meadow S (2010) Gestures Role in Creating and Learning Language. Enfance 22(3): 239–255.
Goldin-Meadow S (2014) Widening the lens: what the manual modality reveals about language, learning and cognition. Phil Trans R Soc Lond B 369(1651): 20130295.
Golenhofen K (1978) Die myogene Basis der glattmuskulären Motorik. Klinische Wochenschrift 56(5): 211–224.
Golenhofen K (1984) Grundlagen der Motorik: Quergestreifte und glatte Muskulatur. In: Haase J (Hrsg.) Arbeitsbuch Physiologie, Band 3 Neurophysiologie. München, Wien, Baltimore: Urban und Schwarzenberg.
Golenhofen K (2004) Basislehrbuch Physiologie. München: Urban & Fischer.
Gruters KG, Murphy DLK, Jenson CD, Smith DW, Shera CA, Groh JM (2018) The eardrums move when the eyes move: A multisensory effect on the mechanics of hearing. Proc Natl Acad Sci USA Feb 6;115(6): E1309–E1318.
Guinan JJ (2006) Olivocochlear efferents: anatomy, physiology, function, and the measurement of efferent effects in humans. Ear & Hearing 27(6): 589–607.
Guthold R, Stevens GA, Riley LM, Bull FC (2018) Worldwide trends in insufficient physical activity from 2001 to 2016: a pooled analysis of 358 population-based surveys with 1.9 million participants. Lancet Glob Health 6: e1077–86.
Gutland G (1983) Bewegung und motorischer Nerv – geschichtliche Entwicklung und anthroposophische Vorstellungen des Bewegungsproblems. Dissertation, Universität Düsseldorf.
Gutland G (1994) Spuren des menschlichen Bewusstseins. Abbau- und Aufbauvorgänge bei der Bewusstseinsentfaltung. Der Merkurstab 3: 256–268.
Guyenet PG (2013) The sympathetic control of blood pressure. Nat Rev Neurosci 7: 335–346.
Hammacher W (2005) Die Grundelemente der Sprachgestaltung und Schauspielkunst nach Rudolf Steiner, Band 1. Dornach: Verlag am Goetheanum.
Hamre HJ, Kiene H, Ziegler R, Tröger W, Meinecke C, Schnürer C, Vögler H, Glockmann A, Kienle GS (2014) Overview of the Publications From the Anthroposophic Medicine Outcomes Study (AMOS): A Whole System Evaluation Study. Glob Adv Health Med 3 (1): 54–70.
Hamre HJ, Kiene H, Glockmann A, Ziegler R, Kienle GS (2013) Long-term outcomes of anthroposophic treatment for chronic disease: a four-year follow-up analysis of 1510 pa-

tients from a prospective observational study in routine outpatient settings. BMC Res Notes 6: 269.

Handwerker HO (2000) Allgemeine Sinnesphysiologie. In: Schmidt RF, Thews G, Lang F (Hrsg.) Physiologie des Menschen. Berlin: Springer. S. 195–215.

Hartley L, Lee MS, Kwong JS, Flowers N, Todkill D, Ernst E, Rees K (2015) Qigong for the primary prevention of cardiovascular disease. Cochrane Database Syst Rev 6: CD010390.

Havas DA, Glenberg AM, Gutowski KA, Lucarelli MJ, Davidson RJ (2010) Cosmetic use of botulinum toxin – A affects processing of emotional language. Psychol Sci 21(7): 895–900.

Hayashibe M, Shimoda S (2014) Synergetic motor control paradigm for optimizing energy efficiency of multijoint reaching via tacit learning. Front Comput Neurosci 8: 21.

Heckenmueller EG (1965) Stabilization of the retinal image: A review of method, effects, and theory. Psychol Bull 63: 157–169.

Heckhausen H (1987a) Perspektiven einer Psychologie des Wollens. In: Heckhausen H, Gollwitzer PM, Weinert FE (Hrsg.) Jenseits des Rubikon: Der Wille in den Humanwissenschaften. Berlin: Springer. S. 121–142.

Heckhausen H (1987b) Intentionsgeleitetes Handeln und seine Fehler. In: Heckhausen H, Gollwitzer PM, Weinert FE (Hrsg.) Jenseits des Rubikon: Der Wille in den Humanwissenschaften. Berlin: Springer. S. 142–175.

Heckhausen H, Gollwitzer PM, Weinert FE (1987) Jenseits des Rubikon: Der Wille in den Humanwissenschaften. Berlin: Springer.

Heckmann C, Gutenbrunner C (2013) Funktionelle Hygiogenese. Grundlagen der adaptiven Normalisierung. Bad Homburg: VAS.

Heller MA (1986) Central and peripheral influences on tactual reading. Percept Psychophys 39(3): 197–204.

Hensel H (1955) Mensch und warmblütige Tiere. In: Precht H, Christophersen J, Hensel H (Hrsg.) Temperatur und Leben. Berlin: Springer. S. 329–466.

Hensel H (1962) Sinneswahrnehmung und Naturwissenschaft. Studium Generale 15: 747–758.

Hensel H (1966) Allgemeine Sinnesphysiologie. Hautsinne, Geschmack, Geruch. Berlin: Springer.

Hensel H (1968) Phänomen, Modell, Experiment. Hippokrates 39(6): 197–205.

Hensel H (1989) Die Sinneswahrnehmung des Menschen. Nach einem Referat auf dem 1. Symposium der Freien Europäischen Akademie der Wissenschaften am 25.11.1977 in Herdecke/Ruhr. In: Kienle G, Hensel H, Schäfer KE Wissenschaft und Anthroposophie. Impulse für neue Wege der Forschung (Hrsg.: Stave U im Auftrag der Freien Europäischen Akademie der Wissenschaften) Stuttgart: Urachhaus. S. 45–69.

Heusser P (2011) Anthroposophische Medizin und Wissenschaft. Beiträge zu einer integrativen medizinischen Anthropologie. Stuttgart: Schattauer.

Heusser P, Selg P (2011) Das Leib-Seele-Problem: Zur Entwicklung eines geistgemäßen Menschenbildes in der Medizin des 20. Jahrhunderts. Arlesheim: Verlag des Ita Wegman Institutes.

Heusser P, Scheffer C, Neumann M, Tauschel D, Edelhäuser F (2012) Towards non-reductionistic medical anthropology, medical education and practitioner-patient-interaction: the example of Anthroposophic Medicine. Patient Educ Couns 89(3): 455–460.

Hildebrandt G (1987) The autonomous time structure and its reactive modifications in the human organism. In: Rensing L, an der Heiden U, Mackey MC (Eds.) Temporal disorder in human oscillatory systems. Berlin: Springer. S. 160–175.

Hildebrandt G (1994) Die Zeitgestalt des Menschen. In: Tycho de Brahe Jahrbuch für Goetheanismus. Niefern-Öschelbronn: Tycho-Brahe. S. 23–57.

Hildebrandt G, Moser M, Lehofer M (1998) Chronobiologie und Chronomedizin. Stuttgart: Hippokrates.

Hörder H, Johansson L, Guo X, Grimby G, Kern S, Östling S, Skoog I (2018) Midlife cardiovascular fitness and dementia: A 44-year longitudinal population study in women. Neurology 90: e1298–e1305.

Hohwy J (2009) The neural correlates of consciousness: New experimental approaches needed? Consciousness Cogn 18(2): 428–438.
Holle B (2011) Die motorische und perzeptuelle Entwicklung des Kindes: Ein praktisches Lehrbuch für die Arbeit mit normalen und retardierten Kindern. Weinheim: Belz.
Hollstein T (2019) Sport als Prävention. Fakten und Zahlen für das individuelle Maß an Bewegung. Deutsches Ärzteblatt 116 (35–36): A1544–1548.
Hossner EJ, Wenderoth N (Eds.) (2007) Gabriele Wulf on attentional focus and motor learning. E-Journal Bewegung und Training 1: 1–64. (http://www.sportwissenschaft.de/fileadmin/pdf/BuT/hossner_wulf.pdf, Zugriff am 17.09.2020).
Huber M, Knottnerus JA, Green L, van der Horst H, Jadad AR, Kromhout D, Leonard B, Lorig K, Loureiro MI, van der Meer JW, Schnabel P, Smith R, van Weel C, Smid H (2011) How should we define health? BMJ 343: d4163.
Huber M, van Vliet M, Giezenberg M, Winkens B, Heerkens Y, Dagnelie PC, Knottnerus JA (2016) Towards a ›patient-centred‹ operationalisation of the new dynamic concept of health: a mixed methods study. BMJ Open 12;6(1): e010091.
Humphrey DR, Freund HJ (Eds.) (1991) Motor Control: Concepts and Issues. Report of the Dahlem Workshop on Motor Control: Concepts and Issues. Berlin 1989: Wiley & Sons, Chichester.
Hurley S (2013) Wahrnehmen und Handeln. Alternative Sichtweisen. In: Fingerhut J, Hufendiek R, Wild M (Hrsg.) Philosophie der Verkörperung. Berlin: Suhrkamp. S. 379–412. (Nachdruck von: Hurley S (2001) Perception and Action. Alternative Views. Synthese 291: 3–40.)
Hussy W (2015) Wahrnehmen. In: Fritz A, Tobinski D, Hussy W (Hrsg.) Pädagogische Psychologie. Stuttgart: UTB Basics. S. 42–62.
James W (1890) The Principles of Psychology, Vol 1 und 2. New York Henry Holt and Company.
Jeannerod M (2004) Actions from within. International Journal of Sport and Exercise Psychology 2(4): 376–402.
Jeannerod M, Frak V (1999) Mental imaging of motor activity in humans. Curr Opin Neurobiol 9(6): 735–739.
Kanitz JL, Pretzer K, Calaminus G, Wiener A, Langler A, Henze G, Driever PH, Seifert G (2013) Eurythmy therapy in the aftercare of pediatric posterior fossa tumour survivors–a pilot study. Complement Ther Med 21(Suppl 1): S3–9.
Keller PE, Novembre G, Hove MJ (2014) Rhythm in joint action: psychological and neurophysiological mechanisms for real-time interpersonal coordination. Phil Trans R Soc B 369(1658): 20130394.
Kiefer M (2012) Executive control over unconscious cognition: attentional sensitization of unconscious information processing. Front Hum Neurosci 6: 61.
Kiefer M, Adams SC, Zovko M (2012) Attentional sensitization of unconscious visual processing: Top-down influences on masked priming. Adv Cogn Psychol 8(1): 50–61.
Kienle G (1966) Empfindung und Intentionalität. Zeitschrift für Psychotherapie und Psychosomatik 14: 398–406.
Kienle G (1968) Die optischen Wahrnehmungsstörungen und die nichteuklidische Struktur des Sehraums. Stuttgart: Thieme.
Kienle G (1982) Neue Wege in der Ausbildung zum Arzt von morgen - »Das Modell Herdecke« In: Selg P (2003) Gerhard Kienle – Leben und Werk, Bd 2 Ausgewählte Aufsätze und Vorträge. Dornach: Verlag am Goetheanum. S. 347–354.
Kienle GS, Werthmann PG, Grotejohann B, Kaier K, Steinbrenner I, Voigt-Radloff S, Huber R (2020) A multi-centre, parallel-group, randomised controlled trial to assess the efficacy and safety of eurythmy therapy and tai chi in comparison with standard care in chronically ill elderly patients with increased risk of falling (ENTAiER): a trial protocol. BMC Geriatr Mar 17;20 (1): 108.
Kirchner-Bockholt M (1981) Grundelemente der Heil-Eurythmie. Dornach: Philosophisch-Anthroposophischer Verlag am Goetheanum.
Klockhoff I, Anderson H (1960) Reflex activity in the tensor tympani muscle recorded in man. Acta Otolaryngol 51: 184–188.

Koch I, Keller P, Prinz W (2004) The Ideomotor Approach to Action Control: Implications for Skilled Performance. International Journal of Sport and Exercise Psychology 2: 362–375.

Koch S (2011) Embodiment: Der Einfluss von Eigenbewegung auf Affekt, Einstellung und Kognition: Empirische Grundlagen und klinische Anwendungen. Berlin: Logos.

König K (2013) Die ersten drei Jahre des Kindes: Erwerb des aufrechten Ganges, Erlernen der Muttersprache, Erwachen des Denkens. Stuttgart: Freies Geistesleben.

Kornmeier J, Bach M (2012) Ambiguous figures – What happens in the brain if perception changes but not the stimulus. Frontiers Human Neurosci 6: 51.

Kranich E (2003) Der innere Mensch und sein Leib. Eine Anthropologie. Stuttgart: Freies Geistesleben.

Krediet CT, de Bruin I, Ganzeboom KS, Linzer M, van Lieshout JJ, Wieling W (2005) Leg crossing, muscle tensing, squatting, and the crash position are effective against vasovagal reactions solely through increases in cardiac output. J Appl Physiol 99(5): 1697–1703.

Kreibig SD (2010) Autonomic nervous system activity in emotion: A review. Biol Psychol 84(3): 394–421.

Kröz M, Reif M, Glinz A, Berger B, Nikolaou A, Zerm R, Brinkhaus B, Girke M, Bussing A, Gutenbrunner C et al. (2017) Impact of a combined multimodal-aerobic and multimodal intervention compared to standard aerobic treatment in breast cancer survivors with chronic cancer-related fatigue – results of a three-armed pragmatic trial in a comprehensive cohort design. BMC Cancer 17(1): 166.

Kruger J, Dunning D (1999) Unskilled and unaware of it: how difficulties in recognizing one's own incompetence lead to inflated self-assessments. J Pers Soc Psychol 77(6): 1121–1134.

Küchler G (1983) Motorik. Steuerung der Muskeltätigkeit und begleitende Anpassungsprozesse. Bausteine der modernen Physiologie Bd. 8. Stuttgart: Gustav Fischer.

Kühlewind G (2002) Aufmerksamkeit und Hingabe – Die Wissenschaft des Ich. Stuttgart: Freies Geistesleben.

Kunde W (2006) Antezedente Effektrepräsentationen in der Verhaltenssteuerung. Psychologische Rundschau 57(1): 34–42.

Langer N, Hanggi J, Muller NA, Simmen HP, Jancke L (2012) Effects of limb immobilization on brain plasticity. Neurology 78(3): 182–188.

Langlois F, Vu TT, Chassé K, Dupuis G, Kergoat MJ, Bherer L (2012) Benefits of physical exercise training on cognition and quality of life in frail older adults. J Gerontol B Psychol Sci Soc Sci 68(3): 400–404.

Larson EB, Wang L, Bowen JD, McCormick WC, Teri L, Crane P, Kukull W (2006) Exercise is associated with reduced risk for incident dementia among persons 65 years of age and older. Ann Intern Med 144(2): 73–81.

Latash M (1993) Control of human movement. Urbana, USA: Human Kinetics.

Lauche R, Cramer H, Häuser W, Dobos G, Langhorst J (2013) A systematic review and meta-analysis of qigong for the fibromyalgia syndrome. Evid Based Complement Alternat Med 2013: 635182.

Lauenstein D (1974) Das Ich und die Gesellschaft. Stuttgart: Freies Geistesleben.

Lee DC, Pate RR, Lavie CJ et al. (2014) Leisuretime running reduces all-cause and cardiovascular mortality risk. J Am Coll Cardiol 64: 472–81.

Levenson RW (2003) Blood, sweat, and fears: the autonomic architecture of emotion. Ann N Y Acad Sci 1000: 348–366.

Levine JA (2015) Sick of sitting. Diabetologia 58(8): 1751–1758.

Lex H, Essig K, Knoblauch A, Schack T (2015) Cognitive representations and cognitive processing of team-specific tactics in soccer. PLoS One 10(2): e0118219.

Leyk D (2009) Bedeutung regelmäßiger körperlicher Aktivitäten in Prävention und Therapie. Dtsch Ärztebl Int 106(44): 713–714.

Lötzke D, Heusser P, Büssing A (2015) A systematic literature review on the effectiveness of eurythmy therapy. J Integr Med 13(4): 217–230.

Maguire EA, Woollett K, Spiers HJ (2006) London taxi drivers and bus drivers: a structural MRI and neuropsychological analysis. Hippocampus 16(12): 1091–1101.

Maio G (2014) Medizin ohne Maß. Stuttgart: Trias.
Majorek M (2008) Kann das Gehirn den Geist hervorbringen? Der Merkurstab 61: 241–257.
Majorek M (2012) Does the brain cause conscious experience? Journal of Consciousness Studies 19(3–4): 121–144.
McCulloch G (2003) The Life of the Mind. An Essay on phenomenological externalism. London: Routledge.
McShea DW (2015) Bernd Rosslenbroich: On the origin of autonomy: a new look at the major transitions in evolution. Biol Philos 30(3): 439–446.
Mechsner F (2003) Gestalt Factors in human movement coordination. Gestalt Theory 25(4): 225–245.
Mechsner F (2004a) A perceptual-cognitive approach to bimanual coordination. International Journal of Sports and Exercise Psychology 2: 210–238.
Mechsner F (2004b) Movement guidance by intention. A re-appraisal of Wolfgang Metzger's ideas (invited theoretical paper). Gestalt Theory 26: 209–220.
Mechsner F (2004c) A perceptual-cognitive approach to bimanual coordination. In: Jirsa VK, Kelso JAS (Eds.) Coordination Dynamics: Issues and Trends. New York, USA: Springer.
Mechsner F (2004d) A psychological approach to human voluntary movements. Journal of Motor Behavior 36(4): 355–370.
Mechsner F (2004e) Actions as perceptual-conceptual Gestalts. Journal of Motor Behavior 36(6): 408–417.
Mechsner F (2004f) Bewegende Momente. Geist & Gehirn 7: 46–49.
Mechsner F (2007) Beyond Cartesian solipsism: Is there a direct perception of another person's feelings and intentions? Gestalt Theory 29: 259–282.
Mechsner F (2008) A psychological approach to voluntary movements. In: Morris T, Terry P, Gordon S (Eds.) Sport and Exercise Psychology: International Perspectives. Morgantown, USA: Fitness Information Technology.
Mechsner F (2010) Die Freiheit der Person als wissenschaftliches Basiskonzept. In: Quitterer J, Gasser G (Hrsg.) Die Aktualität des Seelenbegriffes. Paderborn: Schöningh. S. 108–128.
Mechsner F, Kerzel D, Knoblich G, Prinz W (2001) Perceptual basis of bimanual coordination. Nature 414(6859): 69–73.
Mechsner F, Knoblich G (2004) Do muscles matter for coordinated action? Journal of Experimental Psychology – Human Perception and Performance 30(3): 490–503.
Mechsner F, Prinz W (2003) What is coordinated in bimanual coordination? In: Tschacher W, Dauwalder JP (Eds.) The Dynamical Systems Approach to Cognition. Studies of Nonlinear Phenomena in Life Science, Vol. 10. Singapur: World Scientific Press.
Mechsner F, Stenneken P, Cole J, Aschersleben G, Prinz W (2007) Bimanual circling in deafferented patients: evidence for a role of visual forward models. Journal of Neuropsychology 1: 259–282.
Mehoudar E, Arizpe J, Baker CI, Yovel G (2014) Faces in the eye of the beholder: Unique and stable eye scanning patterns of individual observers. Journal of Vision 14(7): 6. doi:10.1167/14.7.6.
Meier-Girard D, Ribi K, Gerstenberg G, Ruhstaller T, Wolf U (2020) Eurythmy therapy versus slow movement fitness in the treatment of fatigue in metastatic breast cancer patients: study protocol for a randomized controlled trial. Trials 21: 612. (https://trialsjournal.biomedcentral.com/articles/10.1186/s13063-020-04542-5, Zugriff am 28.09.2020).
Merleau-Ponty M (2011) Phänomenologie der Wahrnehmung (Phänomenologisch-Psychologische Forschungen Bd. 7). Nachdruck der Übersetzung von Rudolf Boehm 1965. Berlin: De Gruyter.
Metzger W (1975) Gesetze des Sehens. Frankfurt am Main: Waldemar Kramer.
Mitchell JH, Schmidt RF (1983) Cardiovascular reflex control by afferent fibers from skeletal muscle receptors. In: Shepherd JT, Abboud FM, Geiger SR (Eds.) Handbook of Physiology. Section 2: The cardiovascular system. Vol 3: Peripheral circulation and organ blood flow. Am Physiol Soc: 623–658.

Mitroff SR, Sobel DM, Gopnik A (2006) Reversing how to think about ambiguous figure reversals: spontaneous alternating by uninformed observers. Perception 35(5): 709–715.

Moore SC, Lee IM, Weiderpass E, Campbell PT, Sampson JN, Kitahara CM, Keadle SK, Arem H, Berrington de Gonzalez A, Hartge P, Adami HO, Blair CK, Borch KB, Boyd E, Check DP, Fournier A, Freedman ND, Gunter M, Johannson M, Khaw KT, Linet MS, Orsini N, Park Y, Riboli E, Robien K, Schairer C, Sesso H, Spriggs M, Van Dusen R, Wolk A, Matthews CE, Patel AV (2016) Association of Leisure-Time Physical Activity With Risk of 26 Types of Cancer in 1.44 Million Adults. JAMA Intern Med 176: 816–25.

Morgan N, Irwin MR, Chung M, Wang C (2014) The Effects of Mind-Body Therapies on the Immune System: Meta-Analysis. PLoS ONE 9(7): e100903.

Müller J (1840) Handbuch der Physiologie des Menschen für Vorlesungen. Zweiter Band. Coblenz: Verlag von J. Hölscher.

Müller K, Kleiser R, Mechsner F, Seitz RJ (2009) Perceptual influence on bimanual coordination: an fMRI study. Eur J Neurosci 30(1): 116–124.

Müller K, Kleiser R, Mechsner F, Seitz RJ (2011) Involvement of area MT in bimanual finger movements in left-handers: an fMRI study. Eur J Neurosci 34(8): 1301–1309.

Müller O (2003) Wirklichkeit ohne Illusionen I – Hilary Putnam und der Abschied vom Skeptizismus oder Warum die Welt keine Computersimulation sein kann. Paderborn: Mentis.

Müller O (2015) Mehr Licht. Goethe mit Newton im Streit um die Farben. Frankfurt am Main: S. Fischer.

Naci H, Ioannidis JPA (2013) Comparative effectiveness of exercise and drug interventions on mortality outcomes: metaepidemiological study. BMJ 347: f5577.

Nagel T (1974) What is it like to be a bat? The Philosophical Review 83(4): 435–450.

Neundörfer B (1995) EEG-Fibel. Stuttgart, Jena, New York: Gustav Fischer.

Niedenthal PM (2007) Embodying emotion. Science 316(5827): 1002–1005.

Nikolić D, Fries P, Singer W (2013) Gamma oscillations: precise temporal coordination without a metronome. Trends Cogn Sci 17(2): 54–55.

Nishida K (1989) Über das Gute. Eine Philosophie der Reinen Erfahrung. Frankfurt am Main: Insel.

Noe A, Thompson E (2004) Are there neural correlates of consciousness? Journal of Consciousness Studies 11(1): 3–28.

Nummenmaa L, Glerean E, Hari R, Hietanen JK (2014) Bodily maps of emotions. Proc Natl Acad Sci USA 111(2): 646–651.

O'Donnell TV, McIlroy MB (1962) The circulatory effects of squatting. Am Heart J 64: 347–356.

Pascual-Leone A, Grafman J, Hallet M (1994) Modulation of cortical motor output maps during development of implicit and explicit knowledge. Science 263(5151): 1287–1289.

Patel AV, Bernstein L, Deka A, Feigelson HS, Campbell PT, Gapstur SM, Colditz GA, Thun MJ (2010) Leisure time spent sitting in relation to total mortality in a prospective cohort of US adults. Am J Epidemiol 172(4): 419–429.

Penzlin H (2014) Das Phänomen Leben. Grundfragen der theoretischen Biologie. Berlin: Springer Spectrum.

Pereira A Jr. (2013) Triple aspect monism: A framework for the science of human consciousness. In: Pereira A Jr, Lehmann D (Eds.) The Unity of Mind, Brain and World: Current Perspectives on a Science of Consciousness. Cambridge, UK: Cambridge University Press.

Pereira A Jr. (2014) Triple-aspect monism: Physiological, mental unconscious and conscious aspects of brain activity. J Integr Neurosci 13(2): 201–227.

Pernet V, Schwab ME (2012) The role of Nogo-A in axonal plasticity, regrowth and repair. Cell Tissue Res 349(1): 97–104.

Perrot X, Ryvlin P, Isnard J, Guénot M, Catenoix H, Fischer C, Mauguière F, Collet L (2006) Evidence for cortico fugal modulation of peripheral auditory activity in humans. Cereb Cortex 16(7): 941–948.

Perrot X, Collet L (2014) Function and plasticity of the medial olivocochlear system in musicians: a review. Hear Res 308: 27–40.

Petitmengin C, Remillieux A, Cahour B, Carter-Thomas S (2013) A gap in Nisbett and Wilson's findings? A first-person access to our cognitive processes. Consciousness and Cognition 22: 654–669.

Pfurtscheller G, Scherer R, Müller-Putz GR, Lopes da Silva FH (2008) Short-lived brain state after cued motor imagery in naive subjects. Eur J Neurosci 28(7): 1419–1426.

Ping RM, Goldin-Meadow S, Beilock SL (2014) Understanding gesture: is the listener's motor system involved? J Exp Psychol Gen 143(1): 195–204.

Pöppel E (1971) Oscillations as a possible basis for time perception. Studium Generale 24: 85–107.

Pöppel E (1990) A hypotheses concerning timing in the brain. In: Haken H, Stadler M (Eds.) Synergetics of cognition. Springer series in Synergetics Vol. 45. Berlin: Springer. S. 144–149.

Prinz W, Aschersleben G, Hommel B, Vogt S (1995) Handlungen als Ereignisse. In: Dörner D, van der Meer E (Hrsg.) Das Gedächtnis. Probleme – Trends – Perspektiven. Göttingen: Hogrefe. S. 129–168.

Prinz W (2015) Task representation in individual and joint settings. Front Hum Neurosci 9: 268.

Proske U, Gandevia SC (2012) The Proprioceptive Senses: Their Roles in Signaling Body Shape, Body Position and Movement, and Muscle Force. Physiol Rev 92(4): 1651–1697.

Putnam H (1979) The meaning of ›meaning‹. In: Putnam H (Ed.) Mind, Linguage and Reality. Philosophical Papers Vol 2. Cambridge: Cambridge University Press. S. 215–271.

Rabbitt RD, Clifford S, Breneman KD, Farrell B, Brownell WE (2009) Powerefficiency of outer haircell somatic electromotility. PLoS Comput Biol 5(7): e1000444.

Rainville P, Bechara A, Naqvi N, Damasio AR (2006) Basic emotions are associated with distinct patterns of cardiorespiratory activity. Int J Psychophysiol 61(1): 5–18.

Reenpää Y (1962) Allgemeine Sinnesphysiologie. Frankfurt am Main: Vittorio Klostermann.

Rimpau W (2009) Die Krise der Neurologie in erkenntnistheoretischer Weise – Kontroverse zwischen Viktor von Weizsäcker, Kurt Goldstein und Ottfried Förster zum Lokalisationsprinzip. Der Nervenarzt 80(8): 970–974.

Rimpau W, Hontschik B (2008) Viktor von Weizsäcker – Warum wird man krank? Ein Lesebuch. Frankfurt am Main: Suhrkamp.

Rittelmeyer C (2002) Pädagogische Anthropologie des Leibes. Biologische Voraussetzungen der Erziehung und Bildung. Weinheim: Juventa.

Rittelmeyer C (2014) Der menschliche Körper als Resonanzorgan. In: Rittelmeyer C (Hrsg.) Aisthesis. Zur Bedeutung von Körper-Resonanzen für die ästhetische Bildung. Kreaplus (Bd. 3). München: Kopaed.

Rock I, Palmer S (1990) The legacy of Gestalt psychology. Sci Am 263(6): 84–90.

Römpp G (2005) Husserls Phänomenologie. Eine Einführung. Wiesbaden: Marix.

Rohen JW (2001) Funktionelle Neuroanatomie. Stuttgart: Schattauer.

Rohen JW (2005) Funktionelle Anatomie des Menschen: Lehrbuch der makroskopischen Anatomie nach funktionellen Gesichtspunkten. Stuttgart: Schattauer.

Rohen JW (2007) Morphologie des menschlichen Organismus. Stuttgart: Freies Geistesleben.

Rohen JW, Lütjen-Drecoll E (2000) Funktionelle Histologie: Kurzgefasstes Lehrbuch der Zytologie, Histologie und mikroskopischen Anatomie des Menschen nach funktionellen Gesichtspunkten. Stuttgart: Schattauer.

Rohen JW, Lütjen-Drecoll E (2004) Funktionelle Embryologie. Stuttgart: Schattauer.

Rolfs M (2007) In-between Fixation and Movement: On the Generation of Microsaccades and what they convey about saccade preparation. Dissertation, Universität Potsdam. (http://nbn-resolving.de/urn:nbn:de:kobv:517-opus-14581, Zugriff am 26.09.2020).

Ropshkow O (2004) Cochlea-crosssection. (Available under the Creative Commons Attribution-ShareAlike License. https://commons.wikimedia.org/wiki/File:Cochlea-crosssection.png, Zugriff am 26.09.2020).

Rosenkranz K, Rothwell JC (2012) Modulation of proprioceptive integration in the motor cortex shapes human motor learning. J Neurosci 32(26): 9000–9006.

Ross R, Blair SN, Arena R, Church TS, Després J-P, Franklin BA, Haskell WL, Kaminsky LA, Levine BD, Lavie CL, Myers J, Niebauer J, Sallis R, Sawada SS, Sui X, Wisløff U (2016) Importance of Assessing Cardiorespiratory Fitness in Clinical Practice: A Case for Fitness as a Clinical Vital Sign: A Scientific Statement From the American Heart Association. Circulation 134: e653–99.

Rosslenbroich B (1993) Die rhythmische Organisation des Menschen. Aus der chronobiologischen Forschung. Stuttgart: Freies Geistesleben.

Rosslenbroich B (2007) Autonomiezunahme als Modus der Makroevolution. Nürnbrecht: Martina-Galunder-Verlag.

Rosslenbroich B (2014) On the Origin of Autonomy. A New Look at the Major Transitions in Evolution. Cham: Springer.

Roth G, Strüber N (2014) Wie das Gehirn die Seele macht. Stuttgart: Klett-Cotta.

Rothwell JC, Traub M, Day BL, Obesco JA, Thomas PK, Marsden CD (1982) Manual motor performance in a deafferented man. Brain 105(3): 515–542.

Rubin E (1921) Synsoplevede Figurer. Gyldendalske Boghandel, Kopenhagen. Deutsche Übersetzung: Visuell wahrgenommene Figuren. Studien in psychologischer Analyse. Reprint 2012 Ulan Press.

Russell TA, Arcuri SM (2015) A neurophysiological and neuropsychological consideration of mindful movement: clinical and research implications. Front Hum Neurosci 9: 282.

Sandkühler B (1992) Zur Geschichte der Begriffe »motorische« und »sensitive« Nerven. In: Schad W (Hrsg.: Die menschliche Nervenorganisation und die soziale Frage. Teil 1 Ein anthropologisch-anthroposophisches Gespräch. Stuttgart: Freies Geistesleben. S. 13–30.

Schack T, Tenenbaum G (2004a) Perceptual and cognitive control in action – a preface. International Journal of Sport and Exercise Psychology 2: 207–209.

Schack T, Tenenbaum G (2004b) Effect representation an action planning: a preface. International Journal of Sport and Exercise Psychology 2: 343–345.

Schack T, Essig K, Frank C, Koester D (2014) Mental representation and motor imagery training. Front Hum Neurosci 8: 328.

Schack T, Mechsner F (2006) Representation of motor skills in human long-term memory. Neurosci Lett 391: 77–81.

Schad W (1982) Biologisches Denken. In: Schad W (Hrsg.) Goetheanistische Naturwissenschaft. Band 1 Allgemeine Biologie. Stuttgart: Freies Geistesleben. S. 9–25.

Schad W (1997) Die Zeitintegration als Evolutionsmodus. Habilitationsschrift Universität Witten/Herdecke.

Schad W (2001) Die Zeitintegration in den Autonomien und Heteronomien der Organismen. Der Merkurstab 54(2): 85–90.

Schad W (2011) Was bin ich? Wer bin ich? Zum Selbstverständnis des eigenen Ich. Der Merkurstab 64(4): 321–331.

Schad W (2014) Die Doppelnatur des Ich. Der übersinnliche Mensch und seine Nervenorganisation. Stuttgart: Freies Geistesleben.

Scheurle HJ (1984) Die Gesamtsinnesorganisation Überwindung der Subjekt-Objekt Spaltung in der Sinneslehre. Stuttgart: Thieme.

Schmidt RF (1985) Motorische Systeme. In: Schmidt RF, Thews G (Hrsg.) Physiologie des Menschen. Berlin: Springer. S. 87–118.

Schmidt RF, Thews G, Lang F (2000) Physiologie des Menschen. 28. Aufl. Berlin/Heidelberg/New York: Springer.

Schwab ME, Strittmatter SM (2014) Nogo limits neural plasticity and recovery from injury. Curr Opin Neurobiol 27: 53–60.

Seifert G, Hernaiz Driever P, Pretzer K, Edelhäuser F, Bach S, von Laue HB, Längler A, Musial-Bright L, Henze G, Cysarz D (2009) Effects of complementary eurythmy therapy on heart rate variability. Complement Ther Med 17(3): 161–167.

Seifert G, Kanitz JL, Pretzer K, Henze G, Witt K, Reulecke S, Voss A (2012) Improvement of heart rate variability by eurythmy therapy after a 6-week eurythmy therapy training. Integr Cancer Ther 11(2): 111–119.

Seifert G, Kanitz JL, Pretzer K, Henze G, Witt K, Reulecke S, Voss A (2013) Improvement of circadian rhythm of heart rate variability by eurythmy therapy training. Evid Based Complement Alternat Med 2013: 564340.

Selg P (2000) Vom Logos menschlicher Physis: Die Entfaltung einer anthroposophischen Humanphysiologie im Werk Rudolf Steiners. Dornach: Verlag am Goetheanum.

Seung S (2013) Das Konnektom: Erklärt der Schaltplan des Gehirns unser Ich? Heidelberg: Springer Spektrum.

Sharma N, Baron JC (2013) Does motor imagery share neural networks with executed movement: a multivariate fMRI analysis. Frontiers in Human Neuroscience 7: 564.

Sheean G, McGuire JR (2009) Spastic hypertonia and movement disorders: pathophysiology, clinical presentation, and quantification. PM R 1(9): 827–833.

Shin YK, Proctor RW, Capaldi EJ (2010) A review of contemporary ideomotor theory. Psychol Bull 136(6): 943–974.

Siegmund-Schultze N (2013) 37. Interdisziplinäres Forum der Bundesärztekammer: Bewegung wirkt wie ein Medikament. Dtsch Ärztebl 110(7): A271–A272.

Singer W (1985) Hirnentwicklung und Umwelt. Spektrum der Wissenschaft. März: 48–61.

Singer W (2011) Dynamic formation of functional networks by synchronization. Neuron 69(2): 191–193.

Smetacek V (2002) Balance – Mind-grasping gravity? Nature 415(6871): 481.

Smetacek V, Mechsner F (2004) Making sense. Nature 432(7013): 21.

Smith DW, Aouad RK, Keil A (2012) Cognitive task demands modulate the sensitivity of the human cochlea. Front Psychol 3: 30.

Smith DW, Keil A (2015) The biological role of the medial olivocochlear efferents in hearing: separating evolved fuction from exaptation. Front Syst Neurosci 9: 12.

Soechting JF, Flanders M (2008) Sensorimotor control of contact force. Curr Opin Neurobiol 18(6): 565–572.

Sparby T, Edelhäuser F, Weger U (2019) The True Self. Critique, Nature, and Method. Front Psychol Oct 22;10: 2250.

Sporns O, Edelman GM (1993) Solving Bernstein's Problem: A Proposal for the Development of Coordinated Movement by Selection. Child Development 64: 960–981.

Springer A, Brandstädter S, Liepelt R, Birngruber T, Giese M, Mechsner F, Prinz W (2011) Motor execution affects action prediction. Brain Cogn 76(1): 26–36.

Srinivasan S, Keil A, Stratis K, Osborne AF, Cerwonka C, Wong J, Rieger BL, Polcz V, Smith DW (2014) Interaural attention modulates outer hair cell function. Eur J Neurosci 40(12): 3785–3792.

Stamatakis E, Gale J, Bauman A, Ekelund U, Hamer M, Ding D (2019) Sitting Time, Physical Activity, and Risk of Mortality in Adults. J Am Coll Cardiol 73: 2062–72.

Steiner R (1958) Wahrheit und Wissenschaft. Dornach: Verlag der Rudolf Steiner Nachlassverwaltung.

Steiner R (1967) Die Philosophie des Thomas von Aquino. Dornach: Verlag der Rudolf Steiner Nachlassverwaltung.

Steiner R (1977) Geschichtliche Notwendigkeit und Freiheit. Vortrag vom 02.12.1917. Dornach: Rudolf Steiner.

Steiner R (1982) Was kann die Heilkunst durch eine geisteswissenschaftliche Betrachtung gewinnen? Vortrag vom 17.07.1924. In: Anthroposophische Menschenerkenntnis und Medizin. Dornach: Rudolf Steiner.

Steiner R (1983) Von Seelenrätseln. Dornach: Rudolf Steiner.

Steiner R (1984) Die psychologischen Grundlagen und die erkenntnistheoretische Stellung der Anthroposophie. In: Philosophie und Anthroposophie. Gesammelte Aufsätze 1904–23. Dornach: Rudolf Steiner. S. 111–144.

Steiner R (2003) Heileurythmie. Dornach: Rudolf Steiner.

Steiner R (2015) Allgemeine Menschenkunde als Grundlage der Pädagogik: Menschenkunde und Erziehungskunst. Ein pädagogischer Grundkurs. Dornach: Rudolf Steiner.

Steiner R (2021) Die Philosophie der Freiheit. Dornach: Rudolf Steiner.

Sterman AB, Schaumburg HH, Asbury AK (1980) The acute sensory neuronopathy syndrome: a distinct clinical entity. Ann Neurol 7: 354–358.

Stern D (2010) Die Lebenserfahrung des Säuglings. Stuttgart: Klett-Cotta.
Storch M, Tschacher W (2014) Embodied Communication. Bern: Hans Huber.
Task Force of the European Society of Cardiology and the North American Society of Pacing and Electrophysiology (1996) Heart rate variability. Standards of measurement, physiological interpretation, and clinical use. Circulation 93(5): 1043–1065.
Tatler BW, Hayhoe MM, Land MF, Ballard DH (2011) Eye guidance in natural vision: Reinterpreting salience. J Vis 11(5): 5.
Tatler BW, Vincent BT (2008) Systematic tendencies in scene viewing. Journal of Eye Movement Research 2: 1–18.
Tatler BW, Wade NJ, Kwan H, Findlay JM, Velichkovsky BM (2010) Yarbus, eye movements, and vision. Iperception 1(1): 7–27.
Taylor WC, King KE, Shegog R, Paxton RJ, Evans-Hudnall GL, Rempel DM, Chen V, Yancey AK (2013) Booster Breaks in the workplace: participants' perspectives on health-promoting work breaks. Health Educ Res 28(3): 414–425.
Thayer JF, Åhs F, Fredrikson M, Sollers JJ, Wager TD (2012) A meta-analysis of heart rate variability and neuroimaging studies: implications for heart rate variability as a marker of stress and health. Neurosci Biobehav Rev 36: 747–756.
Tschacher W, Bergomi C (Eds.) (2011) The Implications of Embodiment: Cognition and Communication. Exeter: Imprint Academic.
Tschacher W, Storch M (2012) Die Bedeutung von Embodiment für Psychologie und Psychotherapie. Psychotherapie 17: 259–267.
Ulrich M, Adams SC, Kiefer M (2014) Flexible establishment of functional brain networks supports attentional modulation of unconscious cognition. Human Brain Mapping 35(11): 5500–5516.
Varela F, Shear J (Eds.) (1999) The View from Within: First-Person Approaches to the Study of Consciousness. Exeter, UK: Imprint Academic.
Varela F, Thompson W, Rosch E (1991) The embodied Mind. Cognitive Science and Human Experience. Cambridge, USA: MIT Press.
Vaupel P (2000) Funktionen des Magen-Darm-Trakts. In: Schmidt RF, Thews G, Lang F (Hrsg.) Physiologie des Menschen. Berlin: Springer. S. 806–848.
Vidal F, Meckler C, Hasbroucq T (2015) Basics for sensorimotor information processing: some implications for learning. Front Psychol 6: 33.
Vogt S, Di Rienzo F, Collet C, Collins A, Guillot A (2013) Multiple roles of motor imagery during action observation. Front Hum Neurosci 7: 807.
von Laue HB, von Laue EE (2006) Zur Physiologie der Heileurythmie. Dornach: Verlag am Goetheanum.
Wagemann J, Edelhäuser F, Weger U (2019) Outer and inner dimensions of brain and consciousness – refining and integrating the phenomenal layers. Advances in Cognitive Psychology 14: 167–185.
Wahl AS, Omlor W, Rubio JC, Chen JL, Zheng H, Schröter A, Gullo M, Weinmann O, Kobayashi K, Helmchen F, Ommer B, Schwab ME (2014) Neuronal repair. Asynchronous therapy restores motor control by rewiring of the rat corticospinal tract after stroke. Science 344(6189): 1250–1255.
Watt JA, Goodarzi Z, Veroniki AA, Nincic V, Khan PA, Ghassemi M, Thompson Y, Tricco AC, Straus SE (2019) Comparative efficacy of interventions for aggressive and agitated behaviors in dementia. A systematic review and network meta-analysis. Ann Intern Med 171: 633–42.
Weger U, Edelhäuser F (2014) The role of the brain during conscious experience – In search of a new metaphor. J Conscious Stud 21(11–12): 111–129.
Weger U, Herbig K (2019) The self as activity. Review of General Psychology 23: 2, 251–262.
Weger U, Herbig K (2021) The self in the periphery. Review of General Psychology 25: 1, 73–84.
Weger U, Sparby T, Edelhäuser F (2021) Dualistic and Trichotomic Approaches in Psychological Enquiry. European Psychologist 26(2): 85–95.

Weger U, Wagemann J (2015) The behavioral, experiential and conceptual dimensions of psychological phenomena: Body, soul and spirit. New Ideas in Psychology 39: 23–33.

Weigelt M, Rieger M, Mechsner F, Prinz W (2007) Target-related coupling in bimanual reaching movements. Psychological Research 71: 438–441.

Weinert FE (1987) Bildhafte Vorstellungen des Willens. In: Heckhausen H, Gollwitzer PM, Weinert FE (Hrsg.) Jenseits des Rubikon: Der Wille in den Humanwissenschaften. Berlin: Springer. S. 10–26.

Weiss PH, Jeannerod M, Paulignan Y, Freund HJ (2000) Is the organisation of goal-directed action modality specific? A common temporal structure. Neuropsychologia 38(8): 1136–1147.

Weizsäcker V von (1968) Der Gestaltkreis – Theorie der Einheit von Wahrnehmen und Bewegen. Unveränderter Nachdruck der 4. Auflage von 1950. Stuttgart: Thieme.

Weizsäcker V von (1990) Funktionswandel und Gestaltkreis. Wiederabgedruckt in: Achilles P, Janz D, Schrenk M, Weizsäcker CF von (Hrsg.) Viktor von Weizsäcker, Gesammelte Schriften, Bd. 3 Wahrnehmen und Bewegen, die Tätigkeit des Nervensystems, bearbeitet von Janz D, Rimpau W. Frankfurt am Main: Suhrkamp.

Weizsäcker V von (2005) Pathosophie. Wiederabgedruckt in: Achilles P, Janz D, Schrenk M, Weizsäcker CF von (Hrsg.) Viktor von Weizsäcker, Gesammelte Schriften, Bd. 10. Frankfurt am Main: Suhrkamp.

Wen CP, Wai JPW, Tsai MK, Yang YC, Cheng TY, Lee MC, Chan HT, Tsao CK, Tsai SP, Wu X (2011) Minimum amount of physical activity for reduced mortality and extended life expectancy: a prospective cohort study. Lancet 378(9798): 1244–1253.

Werner CM, Hecksteden A, Morsch A, Zundler J, Wegmann M, Kratzsch J, Thiery J, Hohl M, Bittenbring JT, Neumann F, Böhm B, Meyer T, Laufs U (2019) Differential effects of endurance, interval, and resistance training on telomerase activity and telomere length in a randomized, controlled study. Eur Heart J 40: 34–46.

Williams LE, Bargh JA (2008) Experiencing Physical Warmth Promotes Interpersonal Warmth. Science 322(5901): 606–607.

Wilson FR (2000) Die Hand, Geniestreich der Evolution. Ihr Einfluss auf Geist, Sprache und Kultur des Menschen. Stuttgart: Klett-Cotta.

Winges SA (2015) Somatosensory feedback refines the perception of hand shape with respect to external constraints. Neuroscience 293: 1–11.

Wittekind A (2009) Untersuchung der efferenten Beeinflussung der Innenohrfunktion durch Messung otoakustischer Emissionen. Dissertation. Frankfurt am Main: Johann Wolfgang Goethe-Universität.

World Health Organization (2010) Global recommendations on physical activity for health. WHO, Geneva. (https://www.who.int/dietphysicalactivity/publications/9789241599979/en/, Zugriff am 28.09.2020).

Wright RD, Ward LM (2008) Orienting of Attention. Oxford, UK: Oxford University Press.

Wu DW-L, Anderson N C, Bischof W F, Kingstone A (2014) Temporal dynamics of eye movements are related to differences in scene complexity and clutter. Journal of Vision 14(9):8: 1–14. doi:10.1167/14.9.8. (http://www.journalofvision.org/content/14/9/8, Zugriff am 26.09.2020).

Wulf G (2008) Attentional focus effects in balance acrobats. Res Q Exerc Sport 79(3): 319–325.

Wulf G (2009) Aufmerksamkeit und motorisches Lernen. München: Urban und Fischer.

Wulf G, Töllner T, Shea CH (2007) Attentional Focus Effects as a Function of Task Difficulty. Research Quarterly for Exercise and Sport 78 (3): 257–264.

Yang GY, Wang LQ, Ren J, Zhang Y, Li ML, Zhu YT, Luo J, Cheng YJ, Li WY, Wayne PM, Liu JP (2015) Evidence Base of Clinical Studies on Tai Chi: A Bibliometric Analysis. PLoS One 10(3): e0120655.

Yarbus AL (1967) Eye movements and vision. New York: Plenum Press.

Yousif N, Cole J, Rothwell J, Diedrichsen J (2015) Proprioception in motor learning: lessons from a deafferented subject. Exp Brain Res 233(8): 2449–2459.

Zahavi D (2007) Die Lebenswelt. In: Zahavi D (Hrsg.) Phänomenologie für Einsteiger. Stuttgart: UTB. S. 31–35.

Zaretskaya N, Bartels A (2013) Perceptual effects of stimulating V5/hMT+ during binocular rivalry are state specific. Curr Biol 23(20): R919–R920.

Zenner HP (1986) Motile responses in outer hair cells. Hear Res 22: 83–90.

Zenner HP (2000) Die Kommunikation des Menschen: Hören und Sprechen. In: Schmidt RF, Thews G, Lang F (Hrsg.) Physiologie des Menschen. Berlin: Springer. S. 259–277.

Zhen A, Van Hedger S, Heald S, Goldin-Meadow S, Tian X (2019) Manual directional gestures facilitate cross-modal perceptual learning. Cognition 187: 178–187. doi:10.1016/j.cognition.2019.03.004.

Ziegler R, Weger U (2018) First-person experiments in thinking. European Psychologist 23: 189–205.

Ziegler R, Weger U (2019) Exploring conceptual thinking and pure concepts from a first-person perspective. Phenomenology and the Cognitive Sciences 18 (5): 947–972.

Zimmermann M (2000) Das somatoviszerale sensorische System. In: Schmidt RF, Thews G, Lang F (Hrsg.) Physiologie des Menschen. Berlin: Springer. S. 216–235.

Zybowski P (2009) Rezensions- und Rezeptionsgeschichte zu »Der Gestaltkreis. Theorie der Einheit von Wahrnehmen und Bewegen« von Viktor von Weizsäcker. Dissertation. Berlin: Charité Universitätsmedizin.

Sachwortverzeichnis

A

Abbau   138, 140, 151
Adaptation   72, 76, 78
Aktionspotenzial   115, 140
Aktivitätszustand   79
Allgemeine Sinnesphysiologie   35 f., 38 f., 51, 56, 63
Anthropologie   19, 22, 24, 30, 51, 172, 174
Anthropologische Medizin   49
Anthroposophie   11, 123, 172, 174
Äquivalenz   89 f.
Arbeitspunkt   103
Aufmerksamkeitslenkung   27, 73
Aufrechte   81
Augenmotorik   70
Ausdrucksforschung   158
Autonomie   83, 91
Autonomieleistung   80

B

Basilarmembran   72
Basisemotionen   154, 169
Begriffsbildung   20, 35, 79, 121, 170
Bernstein, Nikolai Alexandrowitsch   103, 105
Bewegungsarmut   153
Bewegungsdynamik   67 f., 77
Bewegungsgestaltung   24–26, 51, 70, 87, 97, 106, 114 f., 127, 142, 148
Bewegungskoordination   110–112, 126
Bewegungsmangel   29, 154
Bewegungsmuster   67–69, 111, 167
Bewegungssequenz   163, 165 f.
Bewegungssinn   69, 80, 82, 99
Bewegungssteuerung   26, 28, 70, 97, 103–105, 110, 113, 115–118, 125 f.
Bewegungsstörung   29
Bewegungssystem   21, 129, 143, 159
Bewegungstherapie   24, 29, 153, 158
Biologischer Akt   88
Böhme, Gernot   33 f.
Brentano, Franz   32, 130

C

Christian, Paul   22, 97
Chronobiologie   137
Cole, Jonathan   105, 109

D

Denkbewegung   149
Denktätigkeit   40 f., 45, 47, 49
Derwort, Albert   22
Drehtürprinzip   88
Dritte-Person-Perspektive   32, 35, 59, 67, 123
Dualismus   20, 65, 101, 118, 133, 168

E

Effektoren   56
Efferente Aktivierung   73
Eidetische Variation   33
Eigenaktivität   99, 119, 174
Eigenwärme   79
Elektroenzephalografie (EEG)   134
Embodiment   20 f., 24, 28 f., 48, 50, 52, 168, 171, 173–175
Emotion   21, 154, 157
Erkennen   40 f., 44, 51, 85
Erste-Person-Perspektive   32, 39, 89, 118
Eurythmie   24, 157

F

Faziale Feedback-Hypothese   170
Fingerhut, Joerg   20, 171
Formensehen   68
Fremdbeobachtung   76
Fuchs, Thomas   48, 50, 83, 120, 122
Fühlen   21, 44, 120, 131 f., 140, 172 f.
Funktionelle Dreigliederung   22–24, 129 f., 147, 157, 172
Funktionskreis   84

G

Gebärde 158
Gegebenes 32 f., 40, 43, 45, 48, 92
Gegenständliche Wahrnehmung 61, 99
Gehirn im Tank 20
Gehirnzentrierung 20
Genetische Veranlagung 153
Geruchssinn 60, 76, 99
Gesamtleistung 90
Geschmacksknospen 77
Geschmacksqualität 60, 77
Geschmackssinn 60, 77
Gestalterfassung 90
Gestaltkreis 21 f., 24, 31, 49, 70, 86 f., 89, 91, 106, 122, 124, 126, 129, 146, 149
Gestaltwahrnehmung 96
Geste 125, 148, 158, 172, 176
Glattmuskuläre Motorik 80, 142, 173
Gleichgewichtssinn 27, 60 f., 80 f., 99, 102
Goethe, Johann Wolfgang von 33–35, 44, 47, 57
Golenhofen, Klaus 141, 143
Gollwitzer, Peter Max 37, 130, 173
Grenzvorstellung 92, 96

H

Haarzellen 72 f.
Handeln 21, 25, 45, 53, 84, 91, 113, 119, 124 f., 130, 132, 143, 173, 175
Handlungsinitiierung 26, 119, 130
Handlungsziel 38, 66, 104, 121
Heckhausen, Heinz 37, 130, 173
Hensel, Herbert 12, 24, 35, 48, 51, 61, 63, 65, 79, 118
Herzfrequenzmodulation 156
Herz-Kreislauf-Funktion 146
Herzratenvariabilität 156 f., 159, 162 f., 166
Heusser, Peter 22, 41, 48, 51, 138
Hildebrandt, Gunther 137
Hintergrund 53 f., 71, 90, 93, 95, 99 f., 103, 118, 155
Hurley, Susan 21, 168
Hypothesenbildung 86

I

Ich-Begriff 120
Ich-Erfahrung 119, 149
Ideelle Verursachung 175
Innen-Außen-Relation 59
Innenohr 71, 73, 75, 81
Innenohrfunktion 73

Innervation 72 f., 82, 111, 142, 156
Intentionale Differenzierung 92 f.
Intentionaler Akt 91, 129
Intentionalität 8, 22, 63, 65, 91, 93, 96, 101, 118, 140, 174
Interozeption 80, 169

K

Kategorienfehler 122
Kienle, Gerhard 92, 96
Kippfigur 96
Koch, Sabine 170
Kognition 21, 96, 171
Koinzidenz 90
Konnektom 20
Koordination 110, 143, 154
Körpersinn 80
Korrelative Verhältnisse 83
Kraftsinn 80

L

Labilitätspunkt 81
Lähmung 68, 100, 170
Lauenstein, Dieter 91
Laufzeitdifferenz 71
Lebenslauf 8, 23, 25, 29, 148
Lebensprozesse 83
Lebensweltlich 32
Leibbezug 96, 169–171
Leibergreifung 148
Leibgerichtete Sinne 80
Leibwahrnehmung 80, 100

M

Mathematik 42, 57, 123, 171
Mechsner, Franz 24, 106, 110, 112 f., 117, 170
Mehrdimensionalität 20, 22 f.
Mikrobewegungen 24, 67 f., 70, 76
Mitwelt 19, 50, 122, 125 f., 140, 149, 151
Modalbereich 61
Modalbezirk 61, 77
Modulation 73, 75, 156
Morphologie 34, 137, 147
Motorische Aktion 83
Motorische Einheit 72, 142
Motorische Programme 110, 112, 175
Motorischer Kortex 118
Motorischer Nerv 116
Motorkortex 26
Müller, Johannes 91, 174
Muskelphysiologie 144

Myogene Automatie 141

N

Necker-Würfel 96
Nerven- und Sinnes-System 130
Nervenaktionspotenzial 57, 139 f., 144
Nervensystem 22 f., 26, 49 f., 56, 98, 105, 121, 133–135, 138, 142 f., 154, 172
Nerventätigkeit 132 f., 135, 140
Neuronale Korrelate 120 f.
Neurophysiologie 34, 50, 105, 109, 115
Neurowissenschaften 20, 120
Nishida, Kitaro 40

O

Objektivis-mus 32, 65, 101
Objektrepräsentation 85
Organismuskonzept 22, 28
Organismus-Umwelt-Verhältnis 87
Organsysteme 21, 129, 132
Otoakustische Emissionen 74

P

Peripherie 56, 83, 91 f., 99, 105, 156
Phänomenal Gegebenes 23, 32, 35
Phänomenale Strukturen 35, 60, 63
Phänomenologie 20, 32–35, 50, 59, 63
Phänomenologische Reduktion 23, 61
Philosophie 20, 39 f., 48, 63, 123, 168
Physiologie 20, 24, 30, 32, 34 f., 49, 55 f., 63, 71, 83 f., 103, 115, 135, 137, 146, 152, 159, 174 f.
Pöppel, Ernst 98
Prävention 24, 29, 152, 158, 167
Propriozeption 37, 61, 69, 80 f., 102, 105, 107, 109, 114, 169
Psychologie 20, 30, 32, 37, 55, 57, 93, 113, 115, 172 f.

R

Rasmussen-Nervenbündel 72
Raumbewegung 91
Reenpää, Yrjö 64
Reflexreiz 89
Regelkreis 104
Reizsituation 92
Repräsentation 84, 118
Resonanzorgan 172
Rezeptionszone 76
Rezeptivität 48, 52, 115, 120, 173
Rhythmisches System 130

Rittelmeyer, Christian 68, 90
Rohen, Johannes Wolfgang 21, 147
Rosslenbroich, Bernd 148

S

Schad, Wolfgang 83, 98, 119
Scheurle, Hans Jürgen 61
Schrittmacherzellen 142
Sein 33 f., 43, 58
Selbstbeobachtung 37, 120, 130
Selbstbewegung 88, 90, 143, 172, 174 f.
Selbsterleben 28, 65, 118
Selbst-Kohärenz 86
Selbstwirksamkeit 37 f.
Selg, Peter 147
Sensomotorik 83
Sensomotorischer Regelkreis 107
Sensorische Information 33
Singer, Wolf 98
Sinnesgegebenheit 33, 35, 51, 56, 63
Sinnesmodalitäten 27, 61, 82, 98–100
Sinnesphysiologie 24, 35, 39, 50 f., 55, 57, 62, 89, 93, 96
Skelettmuskulatur 56, 72, 79, 142, 173
Sozialgemeinschaft 151
Steiner, Rudolf 21 f., 24, 37–42, 44, 51, 61, 63, 80, 99, 122 f., 125, 130, 133, 135 f., 138, 141, 143, 172
Stellungssinn 80, 82, 107
Stern, Daniel 85, 119
Stoffwechsel- und Gliedmaßen-System 130
Stoffwechselorgane 126, 133, 136, 140, 146
Stoffwechseltätigkeit 132–135, 140, 145
Stützmotorik 90
Subjekt-Objekt-Beziehung 33, 60
Subjekt-Objekt-Relation 32

T

Tastsinn 62, 80 f., 99
Temperaturempfindung 79
Therapie 24, 29, 147, 152, 157, 159, 167
Thermorezeptoren 79

U

Ur-Phänomen 34

V

Vagusaktivität 154
Varela, Francisco 35
Vergegenwärtigung 53, 86

Verkörperung 168, 171 f.
Verkörperungskonzept 172
Verschmelzungsfrequenz 90
Verschränkung 24, 86, 88, 122
Viszerozeption 80
Von Weizsäcker, Viktor 21 f., 24, 31, 48 f., 70, 86 f., 89 f., 97, 106, 122, 172, 174
Vordergrund 53 f., 71, 83, 93, 95, 99 f., 103
Vorstellen 21, 26, 37, 46, 118, 120, 122, 127, 131 f., 135 f., 140, 149, 153, 157, 173

W

Wach-Schlaf-Rhythmus 146
Wahrnehmungsakt 65, 96, 101
Wahrnehmungsfähigkeit 25, 32, 44
Wahrnehmungsgegenstand 63, 65, 95, 101
Wahrnehmungsmodalität 86
Wahrnehmungsraum 53, 112
Wärmephänomenologie 79
Wärmesinn 78, 80, 99
Waterman, Ian 105, 107, 109, 115 f.
Wechselverhältnis 58, 83, 86, 88 f., 146, 173
Weger, Ulrich 147
Weinert, Franz Emanuel 37, 130, 173
Wesen 11, 20, 33, 44 f., 118–120, 122–125, 149 f., 153, 171, 175
Willenstätigkeit 26
Willkürbewegung 26, 91
Wollen 21, 125, 131 f., 140, 157, 172 f.
Wulf, Gabriele 66

Z

Zeiterleben 60, 98
Zeitintegration 97 f.
Zellstoffwechsel 144
Zentrales Nervensystem 56, 116 f., 143, 156
Zirkuläre Kausalität 83